食管癌免疫治疗临床实践

主　　编　傅志超　曾志勇

副 主 编　陈忠华　庄聪文

编　　委　（按姓氏拼音排序）

蔡履娟　陈菲凡　陈萌萌　陈显成　陈忠华

邓石龙　冯　静　傅志超　李永青　栗　国

连铎煌　林心悦　刘建仁　柳亚明　骆华春

马丹宇　莫　鹏　沈娟娟　沈志勇　王　玲

王鑫鹏　吴梦静　鄢　雪　杨鲸蓉　叶　颖

曾艳静　曾志勇　张美清　钟南保　周顺楷

朱丽君　朱云云　朱正安　庄聪文

科学技术文献出版社
SCIENTIFIC AND TECHNICAL DOCUMENTATION PRESS
·北京·

图书在版编目（CIP）数据

食管癌免疫治疗临床实践 / 傅志超，曾志勇主编. —北京：科学技术文献出版社，2023. 6
ISBN 978-7-5235-0307-2

Ⅰ. ①食… Ⅱ. ①傅… ②曾… Ⅲ. ①食管癌—免疫疗法 Ⅳ. ① R735. 15

中国国家版本馆 CIP 数据核字（2023）第 102696 号

食管癌免疫治疗临床实践

策划编辑：袁婴婴　责任编辑：崔凌蕊　袁婴婴　责任校对：张永霞　责任出版：张志平

出 版 者　科学技术文献出版社
地　　址　北京市复兴路15号　邮编 100038
编 务 部　(010) 58882938，58882087（传真）
发 行 部　(010) 58882868，58882870（传真）
邮 购 部　(010) 58882873
官方网址　www.stdp.com.cn
发 行 者　科学技术文献出版社发行　全国各地新华书店经销
印 刷 者　北京时尚印佳彩色印刷有限公司
版　　次　2023 年 6 月第 1 版　2023 年 6 月第 1 次印刷
开　　本　787 × 1092　1/16
字　　数　230千
印　　张　22
书　　号　ISBN 978-7-5235-0307-2
定　　价　168.00元

主编简介

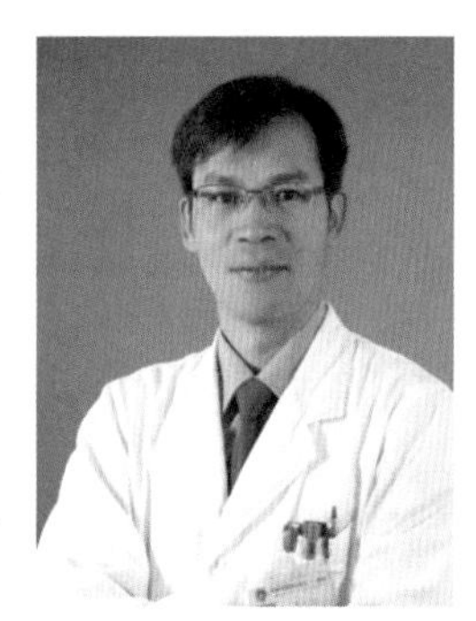

傅志超 副主任医师、博士、硕士研究生导师，中国人民解放军联勤保障部队第九〇〇医院（原南京军区福州总医院）放射治疗科副主任，国家药物临床试验放射治疗专业负责人。兼任福建省抗癌协会理事、福建省抗癌协会第四届放射肿瘤专业委员会副主任委员、福建省抗癌协会第三届鼻咽癌专业委员会副主任委员、福建省医师协会第一届放射治疗科医师分会常务委员、中国抗癌协会肿瘤放射治疗专业委员会食管癌学组委员、福建省医学会放射肿瘤治疗学分会胸部肿瘤学组副组长。

2000 年毕业于第二军医大学，主要从事临床肿瘤放射治疗与综合治疗工作，2017—2020 年担任放疗科负责人，并带领科室荣获集体“三等功”，以第一完成人获福建省抗癌协会科技进步奖“三等奖”1 项、军队医疗成果奖“三等奖”1 项，主编专著 3 部，以第一作者或通讯作者发表论文 30 余篇，被 SCI 收录 10 余篇。

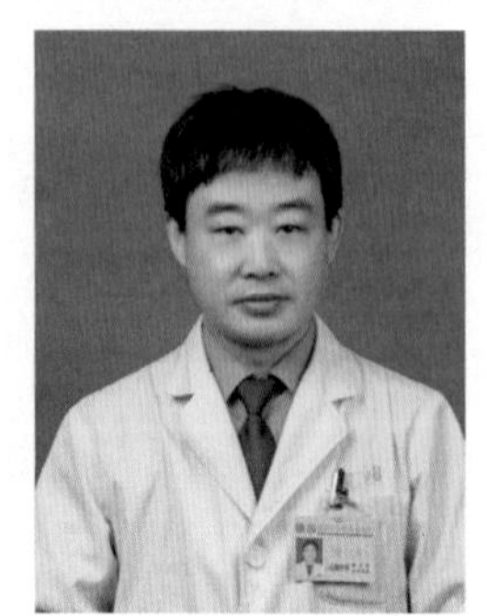

曾志勇 主任医师、医学博士、博士生导师，中国人民解放军联勤保障部队第九〇〇医院心胸外科主任。兼任福建省医学会胸外科分会常务委员、创伤及胸壁学组组长，福建省医师协会胸外科医师分会常务委员。

长期从事心胸外科临床工作，擅长食管癌、肺癌、纵隔肿瘤等胸部肿瘤的微创外科治疗，以及先天性心脏病、瓣膜病、冠心病的手术治疗。专业特色为微创心胸外科手术治疗，常规开展胸腔镜下食管癌根治术、肺叶切除术（肺癌根治术）、纵隔肿瘤切除术、恶性胸腔积液热灌注治疗、手汗症治疗、自发性气胸及肺大疱切除治疗、肺减容术。近年来获各种科技成果及医疗成果奖5项，发表学术论文58篇。

前 言

食管癌目前是我国发病率第六位、死亡率第四位的恶性肿瘤。各个期别的食管癌在外科、放疗科、内科、病理科等多学科的共同参与下，其诊疗水平取得了长足进步，但传统治疗方法很难使患者生存期延长，治疗已到达了瓶颈期。近年来，免疫药物不仅在晚期食管癌治疗领域取得了辉煌的成就，还改写了食管癌的治疗模式。

过去十年来，癌症治疗中最重要的成就无疑是引入靶向T细胞的免疫调节剂来阻断免疫检查点CTLA-4和PD-（L）1。2011年，第一个阻断免疫检查点（CTLA-4）的抗体伊匹木单抗被批准，随后针对PD-1和PD-L1的单克隆抗体也在临床中广泛应用。目前，以T细胞为靶标的单一免疫调节剂或其与化疗联合的治疗方式，已成为约50种癌症类型的一线或二线治疗手段，至此，食管癌免疫治疗也取得了突破性进展，从晚期二三线到一线，再到围手术期等均取得了巨大的进步。

免疫治疗作为食管癌临床治疗的全新领域，临床上出现了很多新的问题、方案和理论知识，需要临床医务工作人员熟悉和了解；在临床用药过程中，也出现了很多原先从未碰到的新情况，特别是很多方案以前从未有过，如方案选择、疗效评估、毒副反应管理等，需要肿瘤专业人员、患者及家属多加关注和对待，否则会出现不必要的损伤，严重时甚至危及患者生命。

本书邀请了我院从事食管癌治疗领域的相关资深专业人员参

与撰写，从临床理论和临床病例两方面进行了总结。临床理论方面，展示了包括食管癌临床免疫治疗在围手术期、不可切除局部晚期、晚期等方面的进展，以及免疫治疗联合抗血管药物和放射治疗的进展、免疫相关毒副反应的管理、免疫治疗的耐药机制及对策等方面的最新成果；临床病例方面，收集了我院35例食管癌免疫治疗典型病例，全面剖析食管癌免疫治疗原则和个体化方案。希望本书能够提高临床医生的系统实战能力，并为相关人员提供一定的参考。

本书在编写过程中，部分专业内容借鉴了相关参考文献和专家评述，在此表示衷心感谢。同时食管癌免疫治疗进展迅速，囿于编者的知识及能力水平，难免存在不足之处，欢迎同道们能够批评指正。

傅志超　曾志勇

2023年4月于福州

目录

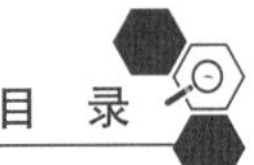

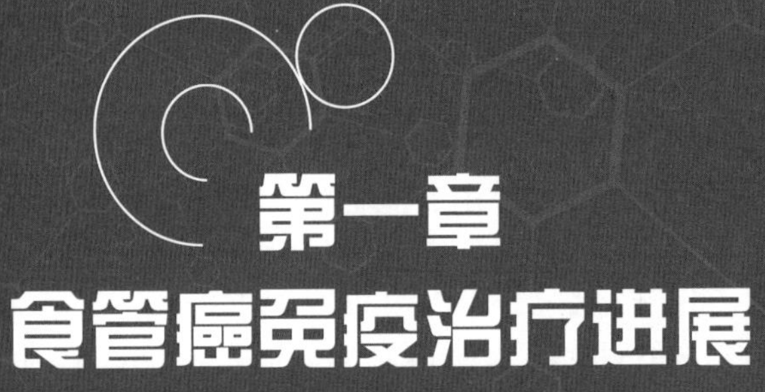

第一章 食管癌免疫治疗进展

第一节 食管癌多学科综合治疗新进展

根据 2019 年国家癌症中心最新发布的数据显示，食管癌目前是我国发病率第六位、死亡率第四位的恶性肿瘤。食管癌需多学科共同参与诊疗，近年来在各个学科的努力下，取得了长足的进步，现在简要介绍以下相关进展。

一、早期食管癌的内镜切除术

早期食管癌内镜切除术（endoscopic resection，ER）包括内镜下黏膜切除术（endoscopic mucosal resection，EMR）和内镜黏膜下剥离术（endoscopic submucosal dissection，ESD）。ER 的适应证是根据淋巴结转移的风险决定的。原位癌或局限在黏膜固有层的早期食管癌很少出现淋巴结转移，因此，ER 是这些早期

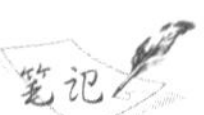

食管癌的适应证。据报道，侵袭黏膜肌层和浸润到黏膜下层（黏膜肌层＜200 μm）的食管鳞状细胞癌（esophageal squamous cell carcinoma，ESCC），患者淋巴结转移的发生率分别为9.3%和19.6%，这些病变被认为是ER的相对适应证。

但是对于cT1bN0M0食管鳞癌接受ER后的治疗如何选择，目前仍存在争议。最近，日本临床肿瘤学小组报道了一项Ⅱ期研究（JCOG 0508）试验结果，旨在评估ER和放化疗（chemoradiotherapy，CRT）联合治疗cT1bN0M0 ESCC患者的疗效和安全性。该研究招募了肿瘤≤5 cm，周长≤3/4的cT1bN0M0 ESCC患者。他们根据病理结果将患者分为3组：A组包括74例切除切缘阴性且无血管侵犯的pT1a患者；B组包括87例切除切缘阴性pT1b或血管侵犯的pT1a患者；C组包括15例切除切缘阳性的pT1b患者。A组仅单纯随访。B组患者接受预防性CRT，放疗方案包括瘤床及淋巴结引流区，剂量为41.4 Gy / 23 f，CF方案同步化疗；C组接受50.4 Gy / 28 f。结果显示B组3年总生存率为90.7%，ER后进行CRT是cT1bN0M0鳞癌有效的食管保留治疗方法。

二、临床Ⅰ期（cT1bN0）ESCC的治疗选择

食管癌根治术是全世界临床Ⅰ期ESCC的标准治疗方法。拒绝手术的患者可考虑选择CRT。当前日本正针对适合手术的T1bN0 ESCC患者开展CRT与单纯手术的对比研究。JCOG 9708 Ⅱ期临床试验针对临床Ⅰ期ESCC进行CRT治疗，其2年和5年总生存率分别为93%和76%，与食管癌根治术相当。最近更新的食管癌切除术与CRT对比的JCOG 0502试验结果显示，CRT组的3年和5年总生存率分别为93.1%和85.5%，而手术组分别为94.7%和

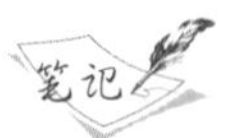

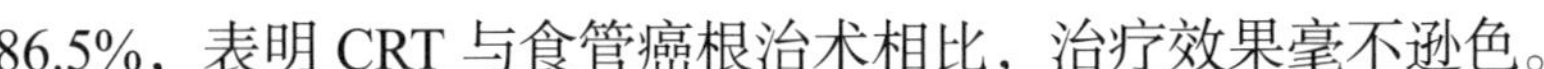

86.5%，表明 CRT 与食管癌根治术相比，治疗效果毫不逊色。

三、局部晚期可切除 ESCC 的新辅助治疗

大量临床数据表明，局部晚期可切除 ESCC 单纯手术的疗效并不令人满意。JCOG 9907 试验比较了临床Ⅱ期 / Ⅲ期 ESCC 患者术前 CF 方案 + 食管癌切除术与食管切除 + 术后 CF 方案的比较，试验表明，术前化疗组的总生存期明显优于术后化疗组，因此 CF 新辅助化疗也是日本Ⅱ / Ⅲ期 ESCC 患者的推荐治疗方法。CROSS 试验比较了单独手术与 40 Gy 放疗联合 TP 方案同步新辅助 CRT 并随后手术的疗效，结果表明术前 CRT 是局部晚期可切除 ESCC 患者的金标准；新辅助 CRT 组中，食管鳞癌有 49% 的病理学完全缓解（pathologic complete response，pCR）率。对于这么高 pCR 率的食管鳞癌患者后续是否需要进行手术，目前有一个 SANO Ⅲ期临床试验正在进行，主要通过超声内镜及 PET-CT 进行临床监测从而避免手术。

四、可手术食管癌根治性放化疗后复发的挽救性手术

拒绝手术或不适合手术的食管癌患者，根治性同步放化疗是食管癌根治术的替代方案。在 JCOG 0502 试验接受同步放化疗患者中，有 21 例（13.2%）复发后接受了挽救性手术，但有严重的手术并发症。有文献报道，大于 60 Gy 的高剂量是术后肺部并发症的重要诱因。RTOG 9405 试验比较了食管癌患者使用大剂量放疗（64.8 Gy）与标准剂量放疗（50.4 Gy）的食管癌局部复发率、生存率和毒副反应，结果表明高剂量并没有生存获益。因此，基于上述结果，改良 RTOG 方案进行了 50.4 Gy 剂量的同步放化疗，51 例患者中有 36 例（70.6%）完全缓解（complete response，

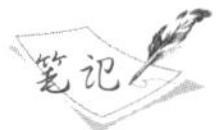

CR），1 年和 3 年总生存期（overall survival，OS）率分别为 88.2% 和 63.8%。进行挽救性食管切除术的 8 例患者均无死亡。这一结果表明，50.4 Gy 剂量的同步放化疗方案对于后续复发进行挽救性手术的患者是有希望的一种选择。

五、初治无法切除 ESCC 的手术转化

随着化疗技术的进步和手术新技术的发展，以前认为无法切除的食管癌病例，现在可在治疗后切除，从而实现临床手术转化。目前临床治疗转化对食管癌患者的临床意义仍不清楚。日本一项多中心Ⅱ期临床试验正在评估 DCF 方案诱导化疗后转化手术对初治无法切除的局部晚期食管鳞癌患者的安全性和有效性。DCF 诱导化疗后，如果可切除，则进行根治性手术；如果不可切除，则进行CRT。入组的48例患者中有20例（41.7%）接受了转化手术，其中 19 例（39.6%）获得了 R0 切除。除接受转化手术的患者外，还有 4 例（8.3%）在 CRT 后完全缓解，入组患者的 1 年总生存率为 67.9%。结果表明，对于不可切除局部晚期的 ESCC 患者，采用 DCF 诱导化疗后手术治疗也是一种有希望的策略。

六、食管癌外科手术进展

世界范围内，应用胸和（或）腹腔镜联合的微创食管切除术（minimally invasive esophagectomy，MIE）越来越多。根据日本胸外科协会的年度报告，2015 年日本对 1036 例浅表食管癌患者（51.3%）和 1734 例局部晚期癌症患者（42.0%）采用了 MIE。两项随机对照试验对 MIE 和开放式食管切除术（open esophagectomy，OE）的疗效进行了比较，MIE 前 2 周内及住院期间的肺部感染明显低于 OE，OE 和 MIE 在无病生存期或 3 年 OS 率方面没有差异。

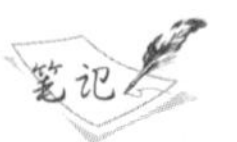

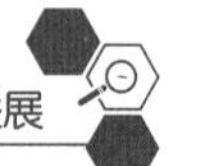

纵隔镜辅助的经食管穿刺食管切除术代表了另一种 MIE 选择，它是一种侵入性较小的操作，通过使用单切口腹腔镜手术设备从颈部创口插入纵隔镜，克服了纵隔淋巴结清扫术的不足。藤原等报道说，新型纵隔镜辅助的经食管穿刺食管切除术切除的纵隔淋巴结中位数为 21，R0 切除率达到 95%，60 例患者中有 4 例发生了术后肺炎（6.7%）。

机器人辅助微创食管切除术（robotic-assisted minimally invasive esophagectomy，RAMIE）是临床又一微创手术的进展，ROBOT 试验对 RAMIE 与开胸食管切除术（open thoracic esophagectomy，OTE）进行了比较，RAMIE 组的总并发症发生率显著低于 OTE 组（59% *vs.* 80%，*P*=0.02）。值得注意的是，RAMIE 组的肺部并发症（32% *vs.*58%，*P*= 0.005）和心脏并发症（22% *vs.*47%，*P*=0.006）均显著低于 OTE 组。尽管这项研究为使用 RAMIE 改善食管切除术的近期疗效提供了证据，但 RAMIE 相对于常规 MIE 的益处尚不完全清楚，其成本效益经常受到挑战。需要进一步研究以阐明 RAMIE 相对于 MIE 的优势。

七、食管癌的免疫检查点抑制剂治疗

免疫检查点抑制剂开启了免疫治疗的新纪元。2019 年，KEYNOTE-181、ATTRACTION-3、ESCORT 三大研究结果相继发布，一致显示免疫治疗相比化疗具有优效性，确立了免疫治疗在食管癌中二线治疗的地位。2020 版美国国立综合癌症网络（National Comprehensive Cancer Network，NCCN）指南和 2020 版中国临床肿瘤学会（Chinese Society of Clinical Oncology，CSCO）指南也对免疫治疗进行了更新，均推荐帕博利珠单抗作为 PD-L1

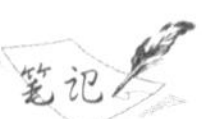

联合阳性分数（combined positive score，CPS）≥ 10 分的晚期食管鳞癌患者的二线治疗方案。2020 年欧洲肿瘤内科学会（European Society for Medical Oncology，ESMO）公布了 KEYNOTE-590 研究结果，这是全球首个应用免疫药物一线治疗局部晚期或转移性食管癌的Ⅲ期临床研究，该研究共入组了 749 例未曾接受药物治疗的不可切除局部晚期或转移性食管癌患者，随机给予帕博利珠单抗 + 顺铂 + 5- 氟尿嘧啶（5-FU）和顺铂 + 5-FU 作为一线治疗。结果显示，帕博利珠单抗联合化疗组患者的客观缓解率（objective response rate，ORR）（研究者评估）达 45%，相比化疗组的 29.3% 有显著提高（$P < 0.0001$），中位总生存时间（median overall survival，mOS）从 9.8 个月提至 12.4 个月，PD-L1 CPS ≥ 10 分的患者，研究组的 mOS 为 13.5 个月，较对照组的 9.4 个月明显提高。2019 年美国临床肿瘤学会（American Society of Clinical Oncology，ASCO）发布的新辅助放化疗联合阿维单抗治疗可切除的局部晚期食管癌及食管胃交界部癌 pCR 率达 43%。2019 年 ESMO 发布的Ⅱ期研究显示，新辅助放化疗联合帕博利珠单抗治疗局部晚期食管鳞癌原发灶 pCR 率达 46.1%，1 年 OS 率达 82.1%。目前，免疫疗法联合同步放化疗治疗不可切除食管癌的多项临床试验正在进行，相关数据值得期待。

八、结论

食管癌的治疗具有挑战性，需要采取多学科诊治（multi-disciplinary treatment，MDT）来改善结果。正在进行的和即将进行的临床试验结果将为不同阶段食管癌的诊断与治疗确定最合适的多学科诊疗策略。

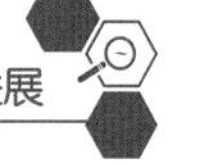

第二节 食管鳞癌的肿瘤免疫微环境和免疫检查点抑制剂

食管癌是世界发病率第八位、死亡率第六位的恶性肿瘤。ESCC 约占所有食管癌的 90%，首诊时往往已经处于晚期。尽管包括手术、化学治疗、放射治疗和化学放射治疗的多学科治疗发展迅速，但食管癌患者的预后仍然较差。传统疗法对食管癌患者的疗效改善有限，而近年来，免疫治疗及靶向治疗推进了 ESCC 的治疗变革。

免疫治疗利用患者自身的免疫系统，通过抑制免疫检查点途径来对抗恶性肿瘤细胞。免疫检查位点抑制剂与程序性死亡受体 1（programmed death-1，PD-1）或程序性死亡配体 1（programmed death-ligand 1，PD-L1）结合，阻断肿瘤细胞对免疫功能的控制，恢复 T 细胞肿瘤活性，激活 T 细胞，从而杀伤肿瘤细胞，正因如此，免疫治疗在临床上产生了令人振奋的疗效，包括食管癌在内等多个癌种均得到证实。但 PD-(L)1 抑制剂的临床疗效率并不高，因此迫切需要确定新的生物标志物以筛选可能对这些药物有反应的患者，并确定是否需要对他们使用联合治疗以克服耐药性。越来越多的证据表明，肿瘤细胞内在因素（如 PD-L1 表达水平、肿瘤突变负荷和微卫星高度不稳定性等）与免疫检查点抑制剂的疗效相关。此外，肿瘤免疫抵抗也可由外在因素引起，包括肿瘤浸润性淋巴细胞（tumor infiltrating lymphocyte，TIL）、肿瘤相关巨噬细胞（tumor-associated macrophage，TAM）和髓系来源抑制细

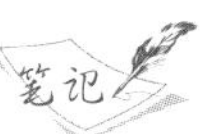

胞（myeloid-drived suppressor cell，MDSC）等，所以，肿瘤细胞内在因素和外在因素均可驱动癌症对免疫检查点抑制剂的耐药性，进一步了解肿瘤免疫微环境变得越来越重要（表 1-2-1）。

表 1-2-1　肿瘤细胞的内在因素和外在因素

内在因素	外在因素
PD-L1 表达水平	肿瘤浸润性淋巴细胞
肿瘤突变负荷	肿瘤相关巨噬细胞
微卫星高度不稳定性	髓系来源抑制细胞
PD-L2 表达水平	微生物

一、免疫检查点抑制剂在食管癌的应用

免疫系统的逃逸或逃避现在被确定为癌症的标志之一。恶性肿瘤细胞通过免疫系统经常使用的自我调节机制来进行免疫破坏。PD-L1 与 PD-1 受体结合并诱导 PD-1 信号转导，导致 T 细胞介导的免疫反应抑制。肿瘤细胞可以通过细胞表面表达 PD-1 配体与表达 PD-1 受体的免疫效应细胞结合来共同选择 PD-1 途径逃避免疫反应。因此，PD-1/PD-L1 通路因其在肿瘤免疫学中的作用和其作为免疫靶点的作用而备受关注。到目前为止，许多临床试验都集中在免疫检查点抑制剂上，包括 ESCC 中的 PD-1/PD-L1 抑制剂。

纳武利尤单抗是一种高亲和力、人源化的 IgG4 单抗 PD-1 抗体。ATTRACTION-01 试验是一项多中心 Ⅱ 期研究，用于评估纳武利尤单抗在食管癌中的安全性和抗肿瘤疗效。该研究包括 65 名难治性或不能耐受标准化疗的晚期 ESCC 患者，结果显示没有观察到与治疗相关的死亡，只有 17 例（26%）患者发生了 3 ～ 4 级不良事件（adverse event，AE），客观缓解率为 17%，其中部分缓解（partial response，PR）8 例，完全缓解（complete remission，

CR）3 例。1 年和 2 年总生存率分别为 45% 和 17%。目前，比较纳武利尤单抗与多西紫杉醇或紫杉醇对氟嘧啶和铂类药物无效的 ESCC 患者的Ⅲ期临床试验（ATTRACTION-03）结果已经公布。在至少 18 个月的随访中，随机接受化疗的患者 mOS 从 8 个月改善到随机使用纳武利尤单抗的 11 个月，相应的死亡风险显著降低 23%（*HR*=0.77，*P*=0.019）。总的来说，纳武利尤单抗可以被认为是一种新的标准二线治疗策略，用以解决晚期 ESCC 患者未得到满足的长期生存需求。

帕博利珠单抗是一种针对 PD-1 强效、高选择性、完全人源化的 IgG4-k 单克隆抗体。KEYNOTE-028 试验是一项多队列Ⅰb 期研究，包括 83 名 PD-L1 阳性、标准化疗失败的食管癌患者，其中 78% 的患者患有 ESSC。中位随访 7 个月，总体缓解（overall response，OR）率为 30%，在 ESCC 患者亚组中为 28%。随后，KEYNOTE-180 试验（Ⅱ期）进一步评估了帕博利珠单抗在晚期 / 转移性食管癌中的安全性和抗肿瘤活性。在 63 名 ESCC 患者中，OR 率为 14%，mOS 为 7 个月。只有 12% 的患者出现 3 级以上的治疗相关 AE，1 人死于肺炎。在 KEYNOTE-180 试验之后，KEYNOTE-181 试验评估了帕博利珠单抗与研究者选择的化疗方案二线治疗晚期 / 转移性食管癌之间的疗效差异。在 ESCC 亚组中，帕博利珠单抗组的 mOS 为 8 个月，化疗组为 7 个月（*HR*=0.78，*P*=0.0095）。这些试验可能表明，帕博利珠单抗可被视为 ESCC 患者的新二线治疗。

其他针对食管癌抗 PD-L1 抗体（如度伐利尤单抗）的临床试验正在进行中。在度伐利尤单抗单药治疗晚期实体瘤的Ⅰ期试

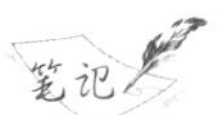

验中，22 名患者中有 7 名出现 2 级治疗相关 AE，1 名患者出现 3 级 AE。1 例患者出现 PR，12 周疾病控制率为 36%。目前，多项临床试验研究了度伐利尤单抗作为单药治疗或与化疗、放化疗联合治疗食管癌的疗效。

近年来，双重免疫检查点抑制剂和免疫治疗联合细胞毒性药物正在研究中，以增加 ESCC 患者对免疫检查点抑制剂的治疗反应。一项随机Ⅲ试验期（CheckMate-648）研究了纳武利尤单抗加伊匹木单抗 [抗细胞毒性 T 淋巴细胞相关蛋白 -4（cytotoxic T-lymphocyte-associated protein-4，CTLA-4）抗体] 或纳武利尤单抗联合氟尿嘧啶加顺铂对比氟尿嘧啶加顺铂治疗晚期或转移性 ESCC 患者，该研究正在进行中。此外，一项随机Ⅲ期试验（KEYNOTE-590）比较了氟尿嘧啶加顺铂加帕博利珠单抗对比氟尿嘧啶加顺铂作为局部晚期 / 转移性食管癌患者的一线治疗。目前，在临床环境中，日本只有抗 PD-1 抑制剂（帕博利珠单抗和纳武利尤单抗）可用于 ESCC 患者。帕博利珠单抗于 2018 年 12 月获得批准，用于治疗具有微卫星高度不稳定性（microsatellite instability-high，MSI-H）或 DNA 错配修复（mismatch repair，MMR）基因缺陷的不可切除 / 转移性实体瘤患者。纳武利尤单抗已于 2020 年 2 月获得批准，用于治疗化疗后进展的不可切除晚期或复发性食管癌患者。

二、肿瘤免疫微环境

虽然免疫检查点抑制剂在人类恶性肿瘤中表现出了显著的临床疗效，但大多数患者仍然表现出初治或获得性耐药。因此应该找到合适的生物标志物来选择对这些药物有反应的患者及克服耐

药性的联合治疗。癌症对免疫检查点抑制剂的耐药性可由肿瘤细胞内在因素（如 PD-L1 表达、肿瘤突变负荷、MSI-H）和促成免疫逃逸的外部因素（如 TIL、TAM、MDSC）共同驱动。因此，肿瘤免疫微环境的概念引起了人们对开发和优化免疫治疗方法、确定预测生物标志物及为特定 ESCC 患者选择最合适的治疗方法越来越多的兴趣。根据肿瘤细胞上 TIL 和 PD-L1 表达的存在与否提出了 4 种不同类型的肿瘤免疫微环境，这种分层可能有助于基于肿瘤免疫学的治疗方法设计，使得免疫联合治疗方案更加合理和有效。

三、肿瘤细胞中的 PD-L1 表达

肿瘤细胞上的 PD-L1 表达是免疫检查点抑制剂治疗效果合理的预测生物标志物之一。事实上，PD-L1 表达对 PD-1/PD-L1 抑制剂的预测作用已在许多研究中得到报道。在关于食管癌的 KEYNOTE-180 试验中，PD-L1 表达使用 CPS 进行评估，该评分定义为 PD-L1 阳性细胞（肿瘤细胞、巨噬细胞和淋巴细胞）的数量除以肿瘤细胞总数。在该试验中，PD-L1 高表达的受试者 1 年 OS 率（35%）高于 PD-L1 低表达的受试者（22%）。Ⅲ期 KEYNOTE-181 试验表明，PD-L1 高表达（即 CPS ≥ 10 分）患者使用帕博利珠单抗的 mOS 为 9.3 个月，而化疗组为 6.7 个月（*HR*=0.69），支持帕博利珠单抗作为 PD-L1 高表达食管癌患者的二线标准治疗是一种新选择。因此，2019 年，美国食品药品监督管理局（Food and Drug Administration，FDA）已批准帕博利珠单抗单药治疗 PD-L1 表达（CPS ≥ 10）的复发性、局部晚期或转移性 ESCC，可单独使用，或作为二线及以上治疗。

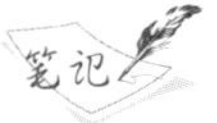

PD-L1 表达不仅可以作为预测标志物，而且可以作为人类癌症的预后标志物。几项关注 PD-L1 表达与食管癌临床结果之间的关系研究得出了不一致的结果。在这些研究的大多数中，PD-L1 过表达与不良临床结果相关。然而，另外两项研究表明，PD-L1 过表达与良好的预后有关。在之前的研究中，使用无偏倚数据库在 305 例治愈性切除的食管癌患者中，发现了 PD-L1 表达与食管癌的不良临床结果相关，支持其作为预后生物标志物的作用。

四、肿瘤细胞中的 PD-L2 表达

PD-L2 还可与 PD-1 受体结合，诱导 PD-1 信号传导和相关的 T 细胞耗竭，以及可逆抑制 T 细胞的活化和增殖。鉴于 PD-L2 对 PD-1 的亲和力高于 PD-L1，PD-L1 和 PD-L2 在 ESCC 中的表达水平可作为免疫检查点抑制剂效用的预测生物标志物。据报道，在头颈部鳞状细胞癌中，PD-L2 状态是独立于 PD-L1 的帕博利珠单抗无进展生存期的重要预测指标。最近的相关研究报道了 PD-L2 和 PD-L1 的表达与食管癌不良临床结果相关。这些研究发现了 PD-L2 和 PD-L1 在肿瘤发展过程中的不同表达模式和对化疗药物反应的不同变化。同时评估 PD-L2 和 PD-L1 可能会导致需要使用 PD-1/PD-L1 信号传导抑制剂的患者数量增加；这些治疗方法可能会对 PD-L1 阴性和 PD-L2 阳性患者产生良好的结果。

五、ESCC 中的人类白细胞抗原

人类白细胞抗原（human leucocyte antigen，HLA）表达的变化是由于肿瘤抗原呈递给 T 细胞中发挥作用，通过影响宿主对肿瘤发展的防御能力而参与人类癌症。Ⅰ类 HLA 基因（如 HLA-A、HLA-B 和 HLA-C）编码所有有核细胞表面上表达的蛋白质，其

将细胞内肽呈递给 $CD8^+$ T 细胞。Ⅱ类 HLA 基因（如 HLA-DR、HLA-DQ、HLA-DP、HLA-DM、HLA-DOA 和 HLA-DOB）编码仅在抗原呈递细胞表面表达的蛋白质，这些蛋白质作为限制 $CD4^+$ T 细胞诱导和增殖的关键元件。几项关注 HLA 表达模式在 ESCC 患者中预后意义的研究报道显示，HLA-A、HLA-B、HLA-C、HLA-F、HLA-DQA1 和 HLA-G 的改变与 ESCC 患者的生存率相关。循环 $CD14^+$、HLA-DR（–/low）、MDSC 是 ESCC 患者预后不良的指标。有趣的是，PD-L1 高表达是 ESCC 和高 HLA 患者Ⅰ类表达的重要独立预后因素。在一项临床前研究中显示，miR-148a 可调节 HLA-G 表达并影响 ESCC 模型中的肿瘤细胞凋亡。

六、肿瘤浸润淋巴细胞

浸润性肿瘤边缘的 TIL 密度可预测对免疫检查点抑制剂的免疫应答。病理检查观察到的形态学淋巴细胞反应可能是宿主对肿瘤细胞免疫应答的一个指标。在最近的一项研究中，研究者对食管癌患者的淋巴细胞对肿瘤的 4 种形态反应（即瘤周反应、巢内反应、淋巴反应、间质反应）进行了评估。在这 4 种反应中，只有瘤周反应与患者的预后有关（多因素 $P < 0.001$）。瘤周反应高的患者 OS 明显长于低反应的患者（多因素 $HR=0.48$，$P < 0.001$）。可以看出，TIL 的不同反应类型会提供不同的免疫应答信息，而不仅仅局限于对淋巴细胞的形态或组织病理学评估。效应 / 细胞毒性 T 细胞（$CD3^+$ 和 $CD8^+$）和记忆性 T 细胞（$CD45RO^+$）在抗肿瘤免疫反应中发挥重要作用。$Foxp3^+$ T 细胞（调节性 T 细胞）具有调节抗肿瘤免疫反应和抑制细胞毒性 T 细胞活性的作用。因此，效应 / 细胞毒性（$CD3^+$ 和 $CD8^+$）、记忆（$CD45RO^+$）和调

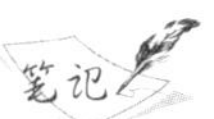

节性（FOXP3$^+$）T 细胞的这些特定亚群被认为是宿主对肿瘤细胞的免疫反应标志物，并可能成为免疫治疗的目标。过去关于食管癌的研究报道了特定 TIL 亚型（如 CD8$^+$、FOXP3$^+$ 淋巴细胞）的浸润物存在或它们的定位与患者的预后相关，包括 CD3$^+$ 或 CD45RO$^+$ 淋巴细胞在内的其他 TIL 亚群似乎与患者的生存无关。

最近的研究根据 TIL 的存在和 PD-L1 的表达描述了 4 种不同免疫类型：Ⅰ型，PD-L1 阳性，存在 TIL，驱动适应性免疫抵抗；Ⅱ型，PD-L1 阴性，无 TIL，表明免疫未知；Ⅲ型，PD-L1 阳性，无 TIL，表明内在诱导；Ⅳ型，PD-L1 阴性，存在 TIL，表明其他抑制因子在促进免疫耐受中的作用。Ⅰ型肿瘤最有可能受益于单药 PD-1/PD-L1 抑制剂，因为这类肿瘤具有预先存在的被 PD-L1 参与关闭的 TIL。在Ⅱ型人群中，由于缺乏预先存在的 TIL，单药免疫检查点抑制剂很可能是无获益的；在这种情况下，为了将 T 细胞带入肿瘤并防止它们被关闭，联合使用抗 CTLA-4 和抗 PD-1 可能是有希望的。在Ⅲ型患者中，仅 PD-L1 阳性不能被认为是抗 PD-1 或抗 PD-L1 治疗反应的预测因素，因为如果肿瘤中没有 TIL，阻断 PD-1 或 PD-L1 将不太可能导致 T 细胞对肿瘤细胞的反应。因此，对于Ⅲ型患者，可能会采用类似的方法来尝试将淋巴细胞招募到肿瘤细胞中。在Ⅳ型患者中，考虑到许多肿瘤在淋巴样细胞和髓样细胞的比例上是不同的，其他抑制途径可能占优势。虽然免疫类型的分类有望为 ESCC 患者制定最佳免疫治疗策略，但在日本临床上可用的免疫治疗药物有限。因此，对于 ESCC 患者来说，迅速获得其他免疫治疗药物是必要的。

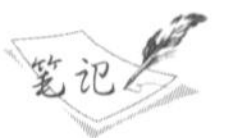

检查这些亚型作为免疫治疗反应的预测标志物，使这种分类

的预后影响得到了检验。根据 PD-L1 表达和 TIL 状态将 305 例食管癌患者分为 4 组，发现这些亚组具有不同的预后特征。在 PD-L1 阳性病例中，TIL 阳性病例（即Ⅰ型）的无病生存期（disease-free survival，DFS）明显好于 TIL 阴性病例（即Ⅲ型）（log-rank P=0.019）。类似地，在 PD-L1 阴性病例中，TIL 阳性病例（即Ⅳ型）的 DFS 显著好于 TIL 阴性病例（即Ⅱ型）（log-rank P ＜ 0.0001）。考虑到 TIL 上 PD-1 在抗肿瘤免疫反应中的作用，更好地了解 TIL 上 PD-1 表达和肿瘤细胞上 PD-L1 状态所定义的这些亚群可能具有临床意义。

七、肿瘤相关巨噬细胞

巨噬细胞在吞噬、抗原提呈、细胞因子和（或）生长因子的产生中起着至关重要的作用，是肿瘤免疫治疗的重要效应者。在微环境刺激下，巨噬细胞分化为抗肿瘤的 M1 或促肿瘤的 M2 表型。TAM 的定义是位于肿瘤内或邻近肿瘤的巨噬细胞。由于 TAM 可以产生包括生长因子、细胞因子和蛋白水解酶在内的各种促肿瘤因子，它们可能成为重新校准肿瘤免疫微环境内免疫反应的靶点。例如，通过分泌细胞因子如集落刺激因子 -1（colony stimulating factor-1，CSF-1），肿瘤细胞可以招募 M2 巨噬细胞并支持肿瘤发生。最近，TAM 靶向治疗，如 CSF-1/CSF-1R 阻断，已在癌症研究中受到重视。一项正在进行的临床试验正在评估 CSF-1R 拮抗剂与 PD-1/PD-L1 抑制剂（NCT02323191）的组合。在这方面，弄清 TAM 与 PD-1/PD-L1 表达的关系势在必行。在各种类型的人类癌症中，TAM 的存在与预后不良相关。据最新报道，食管癌组织中 TAM 高密度与较短的生存期有关，提示 TAM

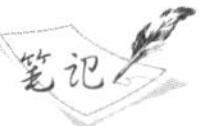

具有预测预后的生物标志物作用。此外，有研究表明，与激活的巨噬细胞共培养的食管癌细胞株的侵袭和迁移能力明显高于对照细胞株；与激活的巨噬细胞共培养增加了癌细胞中 PD-L1 的表达。鉴于人们对 TAM 和 PD-L1 的癌症免疫疗法有极大兴趣，这些发现可能具有相当大的临床意义。

八、髓系来源抑制细胞

MDSC 作为肿瘤免疫微环境中重要的免疫抑制细胞之一已被广泛研究。它们可能通过分泌细胞因子和趋化因子来促进肿瘤的进展，并具有促肿瘤形成的功能，这种作用依赖于时间。据报道，在食管癌患者中，MDSC 的高渗透与预后不良有关。在 ESCC 中，IL-6 或其他由乙醛脱氢酶介导的信号通路可以激活 MDSC。先前的研究表明，MDSC 是异质性的，CD38 可以作为 MDSC 在食管癌中免疫抑制能力增强的标志物。为了尝试根除癌细胞，研究者针对 MDSC 设计了不同的治疗方法。其中一些方法目前正在进行临床试验，以评估其应用在癌症患者中的有效性和安全性。

九、树突状细胞

树突状细胞（dendritic cells，DC）具有识别外来抗原和动员幼稚 T 细胞到效应器的高级能力，在免疫反应的前沿发挥着重要作用。因此，树突状细胞在抗肿瘤免疫治疗策略中被认为是激活免疫系统中一个有前途的靶点。在过去的十年里，许多研究人员试图通过接种疫苗来开发针对人类癌症的免疫治疗策略。$LAMP^{3+}$ DC 簇似乎是传统 DC 的成熟形式，表达不同的免疫相关配体并可能调节多种亚型淋巴细胞。据报道，在 ESCC 中，成熟的 $LAMP^{3+}$ DC 与肿瘤浸润性 $CD8^{+}$ T 细胞增加有关。最近，一项针对 DC 的

一种无害工程病毒研究结果显示，LV305 通过上调 DC 中 NY-ESO-1 抗原的表达水平，可促进 NY-ESO-1 表达肿瘤的免疫反应；所有治疗相关的不良反应事件均为 1 级或 2 级；所有患者的疾病控制率为 56%。对 LV305 的进一步研究仍在继续，主要措施包括强化疫苗或与其他药物（如免疫检查点抑制剂）相结合等。

十、自然杀伤细胞

自然杀伤（natural killer，NK）细胞是一种天然免疫细胞，对肿瘤具有很强的杀伤活性，同时也是免疫系统的调节细胞。基于利用这种天然免疫系统效应的有趣概念，使用 NK 细胞疗法或者针对主要 NK 细胞免疫检查点的单抗正在被研究。以 T 细胞为基础的免疫疗法（如 PD-1/PD-L1 抑制剂）的临床疗效存在一些局限性，包括它无法识别和杀死 $HLA\text{-}I^{neg}$ 肿瘤细胞。用 NK 细胞检查点抑制剂逆转其功能阻断，并且主要针对 $HLA\text{-}I^{neg}$ 肿瘤靶点，可以克服以 T 细胞为基础的免疫治疗局限性。因此，NK 细胞作为一种有希望的癌症免疫治疗靶点正受到关注。Lim 等研究表明，他们扩增的 NK 细胞对表达 NKG2DL 的 ESCC 细胞具有高度的细胞毒作用，这表明其临床应用于 ESCC 患者的合理性很强。

十一、ESSC 中的微卫星不稳定性

MSI 是由于 DNA 的 MMR 基因的遗传和表观遗传失活引起的遗传改变而导致的一种强烈的突变表型。MMR 缺陷的肿瘤具有高突变负荷，可转化为肿瘤新抗原的产生，并且通过免疫检查点蛋白的上调来逃避免疫反应。MSI 状态是免疫检查点抑制剂治疗中一个颇有前景的预测标志。Le 等报道，接受帕博利珠单抗治疗的 MMR 缺陷肿瘤患者在 6 种肿瘤中取得了更好的结果。帕博利

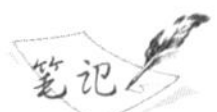

珠单抗的观察疗效在 12 种癌症（包括食管癌）MMR 缺陷肿瘤患者中得到进一步证实。在 1 名完全应答反应的患者中进行的功能研究显示，对肿瘤中检测到的突变新抗原有反应的 T 细胞克隆发生了快速扩张。基于这些结果，FDA 于 2017 年批准了帕博利珠单抗作为第一个免疫治疗药物用于 MSI 高表达 /MMR 缺陷的无法切除或转移性组织 / 部位不可知的实体肿瘤患者。然而，食管癌中 MSI 高表达的肿瘤发生率不到 2%。

十二、ESSC 中的肿瘤突变负荷

肿瘤突变负荷（tumor mutation burden，TMB）被定义为肿瘤基因组每个编码区的突变总数，包括碱基替换和短插入 / 缺失。虽然不是所有的突变都会产生新的抗原，但更多的体细胞突变可以导致更多的新抗原、更多的肿瘤浸润性 T 细胞及更强的抗肿瘤免疫反应。因此，TMB 可用于预测免疫检查点抑制剂的疗效，并已成为许多癌症类型的有用生物标志物，以识别从免疫治疗中受益的患者。有趣的是，很大一部分食管癌患者存在高 TMB 肿瘤。Gally 等研究了 89 名接受免疫治疗的食管癌患者 TMB 与生存期的关系，在单因素分析中发现 TMB 与 OS 的显著改善相关。然而，在调整其他危险因素和排除 MSI 肿瘤后，观察到的相关性并不持续。TMB 作为临床有用的生物标志物用于指导 ESCC 患者使用免疫检查点抑制剂治疗的优点需要进一步的前瞻性研究。

十三、未来发展方向

由于肿瘤免疫反应的复杂性，使用单一生物标志物预测反应非常困难。因此，作为一个动态的过程，肿瘤免疫微环境的全面评估对于进一步促进 ESCC 免疫治疗是至关重要的。Nomogram

是一个基于数学模型整合多变量的工具，可能有助于根据评分建立模型。这一针对 ESCC 患者的假设模型可能全部或部分包括以下变量：PD-L1 和 PD-L2 的表达、MSI、TMB、免疫细胞状态（即 TIL、TAM、MDSC、DC 和 NK 细胞），以及血清标志物和临床及病理因素。另一种潜在的方法是使用人工智能（artificial intelligence，AI）的机器学习。人工智能可以数字化组织样本的全幻灯片图像，并可重复且无偏见地评估免疫组织化学标志物、肿瘤形态和 TIL 的表达规律。机器学习工具检测复杂免疫表型数据、集中关键特征的能力突显了它们对于开发癌症免疫治疗中新的预测模型的潜在重要性。器官特异性癌症在发病机制、肿瘤生物学和时间上表现为不同的疾病，因此需要不同的免疫治疗方法和预测性生物标志物。遗憾的是，上述方法尚未应用于 ESCC 的临床研究，这也突出了进一步进行相关临床研究的必要性。

在过去的十年里，我们对肿瘤免疫微环境在 ESCC 中潜在机制的理解迅速提高，使癌症免疫治疗取得了惊人的发展。目前需要进一步探索的方向是在 ESCC 的免疫学和生物学治疗上，更准确地说，是制定各种可用的或新兴的免疫治疗方法上。在不久的将来，我们应该设计和进行大型前瞻性试验以验证可靠的预测生物标志物，从而选择在免疫治疗中受益机会最高的 ESCC 患者。建立预测免疫治疗反应的生物标志物，有望最大限度地提高包括免疫检查点抑制剂在内的免疫治疗方法对患者的益处。

笔记

第三节　食管癌围手术期免疫治疗现状与进展

2020 年局部晚期食管癌的四项重大研究（Checkmate 577、Keynote-590、Checkmate649、Attraction-4）问世，从概念验证、长期生存、总体生存率、无进展生存期（progression free survival，PFS）等方面，确立了以抗 PD-1 为代表的免疫治疗在局部晚期或晚期食管癌及食管胃交界部癌术后辅助治疗与晚期一线治疗领域中的重要地位。但是目前食管癌辅助免疫治疗最优的模式及具体实施方案，还有待进一步的研究来证明。本节就食管癌免疫治疗的联合模式、疗效、与手术间隔时间、围手术期免疫治疗的次数、持续时间、疗效评估及复发模式进行简单阐述。

PD-1 是 1992 年发现的一种在 T 细胞、B 细胞和 NK 细胞中表达的负性调节免疫检查点，由两种配体组成：PD-L1 和 PD-L2，它们联合抑制局部免疫反应。免疫检查点抑制剂（immune checkpoint inhibitor，ICI）（包括 PD-1、PD-L1 和 CTLA-4）是通过阻断免疫检查点的负性免疫调节而发挥抗肿瘤作用的单克隆抗体，能增强机体的抗肿瘤免疫。近年来，ICI 在局部晚期食管癌的大量临床研究中展现出了积极的成果，且越来越多的研究证明了免疫治疗在局部晚期食管癌治疗中的安全性和有效性，其 pCR 率及术后免疫治疗相关不良反应（immunotherapy related adverse reaction，irAE）均可证明，免疫治疗联合放疗或放化疗对局部晚期 ESCC 具有良好的疗效及安全性。

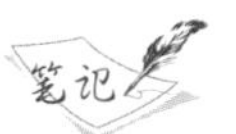

一、新辅助化疗 + 免疫治疗

传统的新辅助化疗多为CF方案（顺铂、5-FU），根据较早开展的6个以CF为方案的随机对照研究结果显示，治疗的pCR率仅为2%～17%，有效率的范围为19%～58%，其中部分结果显示，新辅助化疗可使患者生存获益，其2年生存率可提高5.9%～12%。随着紫杉醇的出现，紫杉醇联合顺铂pCR率可达10.2%。但是单纯使用化疗药物治疗食管癌的pCR率仍然较低。近年来，在新辅助化疗的基础上，新辅助化疗联合免疫治疗有着较高的pCR率，使局部晚期食管癌的治疗有了新的选择。但是大多数新辅助化疗联合免疫治疗的临床研究均为Ⅰ期/Ⅱ期，其中较为典型的是2020年在ESMO会议上报道的NICE研究，该研究对卡瑞利珠单抗联合白蛋白结合型紫杉醇及卡铂在局部晚期胸段食管鳞癌患者中的疗效进行了评估，患者接受了2个疗程的卡瑞利珠单抗（200 mg iv q3w）加入卡铂[浓度－时间曲线下面积=5 iv q3w]及白蛋白紫杉醇（100 mg /m^2 iv qw），在疗程结束后4周进行手术。其结果pCR率（pT0N0M0）为45.5%（5/11）和pT0为54.5%（6/11），初步得出了在新辅助化疗药物（白蛋白紫杉醇和卡铂）中加用卡瑞利珠单抗患者耐受性良好的结论。在2021年ASCO会议上更新的NICE研究数据显示，在纳入的60例患者中，55例（91.7%）完整接受了2个周期的新辅助治疗，47例患者进行了手术治疗，其中7例因治疗相关不良事件（treatment-related adverse events，TRAE）延迟手术，20例（42.6%）达到pCR。3～5级TRAE发生率为53.3%，包括淋巴细胞减少（50%）、血小板减少（10%）、肺炎（5%）和甲状腺功能障碍（3.3%）等。

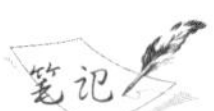

该研究显示了良好的初步结果。2020 年的 KEEP-G03 研究也同样证明了新辅助免疫治疗联合化疗治疗方案的安全性及可行性。就近年来相关研究结果而言，新辅助免疫治疗联合化疗的安全性大多可控，但不同研究的 pCR 率（16.7% ～ 45%）差别较大（表 1-3-1），是否与不同研究所采取的化疗及免疫治疗药物、治疗周期、药物剂量的不同有关，仍需大型Ⅲ期随机对照研究加以证明。

表 1-3-1　新辅助免疫治疗联合化疗相关研究汇总

研究名称（或研究者）	年份	病理类型	例数	手术间隔时间	化疗方案	免疫治疗方案	总体 pCR 率	原发灶 mPR 率	irAE
NICE	2020	鳞癌	11	4 周	白蛋白紫杉醇（100 mg/m^{2}qw）+ 卡铂（AUC=5 q3w）	卡瑞利珠单抗（200 mg q3w）	45.5%（5/11）	54.5%（6/11）	3 级以上 irAE 包括中性粒细胞减少症（72.7%）及血小板减少症（18.2%）
KEEP-G03	2020	鳞癌	15	4 ～ 6 周	紫杉醇酯质体（135 mg/m^{2}q3w）+ 顺铂（75 mg/m^2 q3w）+ 替加氟（40 mg bid d1 ～ d14 q3w）	信迪利单抗（200 mg q3w）	26.7%（4/15）	53.3 %（8/15）	3 级以上 irAE 包括淋巴细胞减少症（29.4%）及中性粒细胞减少症（11.8%）
Wang F，Qi Y，Meng X，et al.	2021	鳞癌	18	4 ～ 6 周	白蛋白紫杉醇（260 mg/m^2 q3w）+ 卡铂（AUC=5 q3w）	卡瑞利珠单抗（200mg q3w）	27.8%（5/18）	44.4%（8/18）	3 级以上 irAE 发生率为 14%
Zhang G，Hu Y，Yang B，et al.	2021	鳞癌	18	-	白蛋白紫杉醇（260 mg/m^2 q3w）+ 替加氟（40 mg bid d1 ～ d14 q3w）	特瑞普利单抗（200mg q3w）	16.7%（3/18）	50.0 %（9/18）	-
He Wenwu，LengXuefeng，MaoTianqin，et al.	2022	鳞癌	16	4 ～ 6 周	紫杉醇（135 mg/m^2）+ 卡铂（AUC=5 q3w，共 2 个周期）	特瑞普利单抗（240 mg q3w）	18.8%（3/16）	43.8%（7/16）	3 级以上 irAE 发生率为 22%
ESONICT-2	2022	鳞癌	12	4 ～ 6 周	多西他赛（75 mg/m^2 q3w）+ 顺铂（75 mg/m^2 q3w）	特瑞普利单抗（240mg q3w）	16.7%（2/12）	41.7%（5/12）	3 级以上 irAE 发生率为 5%（1/20）
Ma Xiao，ZhaoWeixin，Li Bin，et al.	2022	鳞癌	32	-	-	-	34.4%（11/32）	-	3 级以上 irAE 发生率为 0

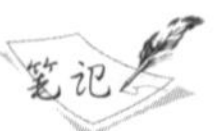

二、新辅助放化疗 + 免疫治疗

相对于新辅助化疗而言，新辅助放化疗会有更高的 pCR 率及更好的生存获益。其中比较典型的研究为 CROSS 研究及 5010 研究。CROSS 研究主要将新辅助放化疗后手术与单纯手术做对比，其结果显示，与单纯手术组比较，新辅助放化疗后手术的食管鳞癌 mOS 明显提高（81.6 个月 *vs.*21.1 个月），而腺癌亦有获益，但其获益没有鳞癌明显（43.2 个月 *vs.*27.1 个月），且放化疗对鳞癌的效果比腺癌更好（pCR 率 49% *vs.*23%）。5010 研究纳入的是鳞癌患者，其结果显示，新辅助放化疗后手术组术后 pCR 率为 43.2%，术后 mOS 较单纯手术组显著提高（100.1 个月 *vs.*66.5 个月）。在新辅助放化疗的基础上联合免疫治疗，成为近年来的研究热点（表 1-3-2）。国内对新辅助放化疗联合免疫治疗的研究相对较少，而其中比较著名的上海交通大学 PALACE-1 研究，公布了新辅助放化疗（neoadjuvant chemoradiotherapy，nCRT）联合免疫治疗的疗效，研究共纳入 20 例鳞癌患者，采用帕博利珠单抗（2 mg/kg q3w）的免疫治疗方案及紫杉醇（50 mg/m^2 qw）+ 卡铂（AUC=2 qw）的化疗方案，其计划靶区（planning target volume，PTV）采用的放疗剂量为 41.4 Gy/23 f，并在新辅助治疗结束后的 4 ～ 6 周进行手术治疗。在 20 例接受 nCRT 联合帕博利珠单抗治疗的食管鳞癌患者中，术后 pCR 率为 56%，原发灶 mPR 率为 89%。虽然术后 pCR 率高达 56%，但是 PALACE-1 研究的样本量较小，仍需要样本量更大的研究来证明放化疗联合免疫治疗的疗效。我们汇总了不同的研究后发现，不同研究的 pCR 率差异较大（30% ～ 56%），而不同的 pCR 率是否与免疫治疗方案、放疗剂量、

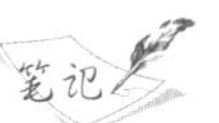

恶性肿瘤的病理类型相关，仍有待进一步的Ⅲ期大型随机对照研究结果加以证明。

表 1-3-2 新辅助放化疗联合免疫治疗相关研究汇总

研究名称（或研究者）	年份	病理类型	例数	手术间隔时间	化疗方案	放疗剂量	免疫治疗方案	总体 pCR 率	原发灶 mPR 率	免疫治疗相关不良反应（irAE）
PALACE-1	2020	鳞癌	18	4～6周	紫杉醇（50 mg/m^{2}qw）+卡铂（AUC=2 qw）	PTV 41.4 Gy/23 f	帕博利珠单抗（2 mg/kg q3w）	55.6%（10/18）	88.9%（16/18）	3 级以上 irAE 发生率为 65%
PERFECT	2019	腺癌	33	6～8周	紫杉醇（50 mg/m^2 qw）+卡铂（AUC=2 qw）	PTV 41.4 Gy/23 f	阿替利珠单抗（1200 mg/kg q3w）	30.3%（10/33）	53.3 %（8/15）	18.2%（6/33）
Lee S，Ahn BC，Park SY，et al.	2019	鳞癌	26	6～8周	紫杉醇（45 mg/m^2 qw）+卡铂（AUC=2 qw）	PTV 44.1 Gy/21 f	帕博利珠单抗（2 mg/kg q3w）	46.1%（12/26）	-	中性粒细胞减少症（50.0%）和肝功能损害（30.8%）
Kelly RJ，Smith KN，Anagnostou V，et al.	2019	腺癌	11	6～10周	紫杉醇（50 mg/m^2 qw）+卡铂（AUC=2 qw）	PTV 41.4 Gy/23 f	纳武利尤单抗（240 mg 或 1mg/kg q2w）± LAG-3 靶向药物（relatimab 80 mg q2w）	40.0%（4/10）	-	皮炎（6.3%）及肝炎（6.3%）

对于无法手术的局部晚期食管癌患者，也有研究证明，同步放化疗（concurrent chemoradiotherapy，CCRT）联合免疫治疗也具有良好的疗效，较对照组有着更高的 PFS（*HR*=0.52，95% *CI*：0.28～0.97，*P*=0.040）及总生存期（*HR*=0.49，95% *CI*：0.25～0.98，*P*=0.043），且在研究人群中，PD-L1 阳性表达者具有显著更长的 PFS（*HR*=0.20，95% *CI*：0.07～0.54，*P*＜0.01），可见 PD-L1 阳性表达在研究人群中具有良好的预测价值。

三、术前新辅助治疗联合免疫治疗与手术间隔时间

术前新辅助治疗联合免疫治疗仍是为了实现肿瘤降级降期，从而达到缩小手术切除范围，提高手术的安全性和降低术后复发

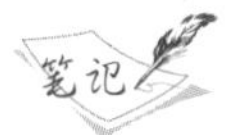

率的目的，在《食管癌诊疗规范（2018版）》中建议，术前新辅助治疗后如果有降期，通常在6～8周后给予手术治疗。目前尚未有大型随机对照研究对食管癌新辅助治疗联合免疫治疗后的手术间隔时间进行比较，但就治疗的结果而言，其肿瘤降期及新辅助治疗后的pCR率是治疗后选择手术间期的主要影响因素，有研究发现新辅助治疗后手术间隔时间延长至大于7周可以获得较高的病理完全缓解率（18.3%），但是同时也发现这种影响并不能使患者整体生存期获益。我们总结了目前新辅助治疗相关研究，发现新辅助免疫治疗与手术间隔时间为4～8周不等，尚未有明确的治疗时间与手术间隔时间，笔者认为，适当延长手术间隔时间，可以提高肿瘤的降级降期效果，但是也有提高手术难度的风险。

然而，有研究报告称，延长手术间隔时间带来的pCR率提高，并不能转化为患者生存率的提高。这可能是因为此两项研究为回顾性的研究，患者是否延长手术时间非研究者能控制，其较大的可能为患者自身不可控因素，如身体状况不允许手术或irAE使其手术间隔延长。总而言之，手术间隔时间对患者的获益有利有弊，应该根据患者的具体情况制定个体化的治疗方案。

四、术前及术后新辅助免疫治疗及次数、持续时间

在2021年的《中国食管癌围手术期免疫治疗专家共识》中，关于局部晚期食管癌术前新辅助免疫治疗的方案设计，推荐免疫联合化疗或放化疗模式治疗2～4周期，初步结果均提示可改善R0切除率及pCR率，然而术后生存结果仍有待前瞻性、多中心、Ⅲ期随机对照研究检验。笔者认为，术前新辅助免疫治疗的次数及持续时间主要取决于临床治疗效果，是需要进行综合评估

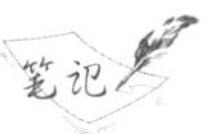

后才能决定的。在2021年发布的《中国食管癌围手术期免疫治疗专家共识》中，推荐由实体瘤疗效评价标准（response evaluation criteria in solid tumors，RECIST）专家基于RECIST 1.1版制定的免疫实体瘤疗效评价标准（immune response evaluation criteria in solid tumors，iRECIST），以指导食管癌围手术期免疫治疗的临床研究及临床实践，但是如何全面评估患者的免疫状态并确定预测免疫治疗疗效的生物标志物，还需要更多的Ⅲ期临床试验和更有说服力的研究结果以进一步证明。

至于术后辅助免疫治疗，专家共识指出，若术前新辅助同步放化疗序贯根治性切除术后，病理学评估未获得pCR者，推荐术后辅助免疫治疗。Ⅲ期多中心研究Checkmate577采用术后辅助纳武利尤单抗（240 mg q2w 16周；后给予480 mg q4w至术后1年）方案行术后免疫治疗，其与安慰剂组（2 ∶ 1）的中位无病生存期（median disease free survival，mDFS）分别为22.4个月 *vs.*11个月（*HR*=0.69，96.4%*CI*：0.56 ～ 0.86，*P*=0.0003），相较于对照组DFS优势明显。此研究对以纳武利尤单抗为治疗方案的术后免疫治疗具有指导作用，但是对其他免疫治疗药物而言，何为最优的食管癌新辅助免疫治疗模式、周期等，仍有待今后进一步研究明确。至于选择治疗周期的次数及持续时间，应取决于治疗的有效率，若治疗有效，可行3 ～ 4周期的免疫治疗，虽然免疫治疗药物有不同程度的毒副作用，但是可以使患者相对获益，是否能提高患者的生存率应为选择治疗周期次数的主要考虑因素。

五、疗效评估

对于局部晚期食管癌免疫的疗效评估，可以通过影像学检

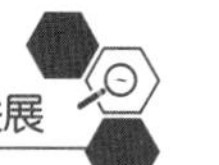

查如计算机断层扫描（computed tomography，CT）、超声内镜检查（endoscopic ultrasonography，EUS）、PET-CT 及 EUS 引导下细针穿刺活检，或者超声支气管镜引导下透壁穿刺活检等，但是单一检查均有其局限性，NCCN 肿瘤学临床指南中指出，建议综合包括颈、胸、腹部区域的薄层增强 CT 结合三维重建模式、全身 PET-CT 及食管 EUS 评估，以辅助局部晚期食管癌治疗前初始临床分期及治疗后再分期。同时可以参照 RECIST1.1，以便更加准确地进行疗效评估。虽然实体瘤疗效评估标准为肿瘤治疗反应评价的金标准，但是其要求患者具有可测量的病灶，RECIST 本身也指出其对消化道原发肿瘤测量的可重复性较差。有研究表明，通过组织病理学角度评估肿瘤退缩分级（tumor regression grade，TRG）是更好的评估方法，目前评价食管和食管胃结合部癌的 TRG 标准主要分为两类，即“残留肿瘤和治疗诱导纤维化之间关系的描述性评估”及“残留肿瘤占原肿瘤瘤床百分比的比例评估”。尽管 TRG 可以为肿瘤预后提供极有价值的信息，但是目前仍然缺乏规范统一的 TRG 标准。此外，根据 2021 年发表的 CALGB80803 研究，其通过观察新辅助化疗前后 PET 中最大标准摄取值（maximum standard uptake value，SUV_{max}）的变化程度，区分临床有反应者及无反应者，根据结果进行个体化添加放化疗。此方法对免疫治疗联合放化疗治疗的疗效评估具有一定的借鉴意义。

六、复发模式

手术后肿瘤复发是肿瘤治疗失败的主要原因，食管癌对于复发模式的定义，分为局部复发、区域复发及远处转移。有研究认

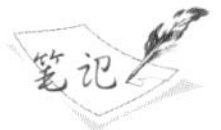

为，在未接受新辅助治疗或者免疫治疗的胸段食管鳞癌术后患者中，术后复发以区域淋巴结复发为主。但是也有研究认为，远处转移是根治性食管癌术后最主要的复发模式。而接受新辅助治疗后的食管癌患者，尽管生存率显著提高，但术后复发风险仍然相当高，Schroeder Wolfgang 等对新辅助治疗后行手术治疗患者的长期结局进行了分析，共纳入 890 名患者，其中 32% 的患者被证明复发，且复发患者相对未复发患者的 5 年生存率明显降低（14% *vs.* 93%）。从 CROSS 10 年的结果中可以看到，48% 的患者发生了复发，与单纯手术相比，局部复发率由 40% 降到了 21%。而 NEOCRTEC5010 报告了 33.8% 的复发率，局部复发率由 22.5% 降至 14.1%，而远处转移的概率较治疗前无明显统计学意义（23.9% *vs.* 37.1%，P=0.08）。由此可见，新辅助治疗后主要的复发模式为远处转移。免疫治疗联合放化疗后的复发模式目前未见有相关研究报道，新辅助治疗后的复发模式或许能给免疫治疗联合放化疗治疗后的肿瘤复发模式提供一定的参考。

综上所述，免疫治疗的出现为食管癌的新辅助治疗提供了新的思路，使更多的患者获益。免疫治疗有良好的 pCR 率，患者有较好的生存获益，证明了免疫治疗的前景，但还是存在一些问题，仍需要前瞻性的研究进一步加以证明。

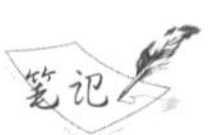

第四节　不可切除局部晚期食管癌免疫治疗进展

不可切除或不可手术的非转移性食管癌非常棘手，需要多学科协作。此类患者并不单一，包括潜在可切除（T4a）和不可切除（T4b）的原发性食管癌患者、不适合手术的患者及拒绝手术的患者。对于身体状况可以耐受化疗和放疗、不可切除或不可手术的局部晚期食管癌患者，放疗联合同步化疗是标准治疗方法，但最佳的药物类型、剂量、组合和给药时间等仍未最终明确。尽管根治性放化疗已作为标准治疗，但其疗效仍不甚理想，后续需围绕根治性放化疗进行相关的探索，以期进一步提高其疗效。

一、根治性同步放化疗

对于无法切除的食管癌患者、不适合手术的患者和拒绝手术的患者，均应考虑根治性放化疗。RTOG 85-01 试验是唯一一项使用足量放疗剂量同步化疗的随机试验，这项里程碑试验结果显示，与单用放疗相比，常规分割放疗 + 以顺铂为基础的同步化疗为患者带来了显著的生存获益。局部区域食管癌（T1-3、N0-1、M0）患者被随机分为放化疗组或单用放疗组（64 Gy）。放化疗组方案为：化疗采用 PF 方案 [5-FU 1000 mg/（m^2·d）d1 ～ d5，顺铂 75 mg/m^2 d1 q4w]，放疗采用 50 Gy/25 f/5 w。放化疗组的 mOS 显著更长（14 个月 *vs.* 9 个月）、5 年生存率显著提高（27% *vs.*0）。基于这一数据，临床广泛采用同步放化疗作为局部区域性食管癌的根治性非手术治疗。在法国的 FFCD 9102 研究中，Bedenne 等

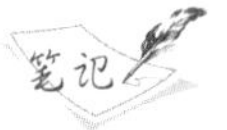

开展根治性放化疗与新辅助放化疗后手术的随机对照研究，共有259名T3N0-1M0食管癌患者被随机分配至根治性放化疗或新辅助放化疗后手术治疗组。两组第一阶段均接受了由氟尿嘧啶/顺铂和剂量为46 Gy/23 f的放疗，然后随机分配至接受手术组或继续根治性放化疗组。入组人群中食管鳞癌占到89%，结果显示两组生存率没有差异，虽手术组局部控制有所改善，但2年OS率为34%，较根治性放化疗组的40%要差。

二、根治性放化疗后的挽救性手术

对于根治性放化疗后仍有残留病灶或复发病灶的患者，挽救性手术是目前推荐的治疗选择。然而，由于高并发症和死亡率，大部分患者并没有机会得到手术治疗。Kumagai报道了4项回顾性研究的荟萃分析，比较了根治性放化疗后接受挽救性食管癌切除术或二线化疗的复发性或持续性食管鳞癌患者的生存率和治疗相关死亡率。接受食管癌切除术的40名患者有长期生存获益，但与二线放化疗相比，挽救性手术死亡的风险比为0.42（*P*=0.017），而且36名接受挽救性食管癌切除术患者的治疗相关死亡率达到10.3%。SALV试验对食管癌根治性放化疗后挽救性食管癌切除术进行了回顾性分析，收集新辅助放化疗后计划手术的患者540例和接受挽救性食管癌切除术的患者308例，计划手术和挽救手术的OS和DFS相似（3年OS率43% *vs.*40%，*P*=0.54；3年DFS 39% *vs.*33%，*P*=0.23）。复发食管癌挽救性手术组的3年OS率为56%，优于计划手术组的41%（*P*=0.046）；挽救性手术组的3年复发率为52%，高于计划手术组的37%（*P*=0.095），该研究表明，挽救性食管癌切除术是可以接受的。

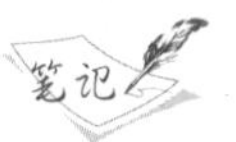

三、同步放化疗前加诱导化疗

局部晚期食管癌经根治性同步放化疗后远处转移率可达 25% 以上，因此，诱导化疗作为系统治疗，在理论上有一定空间。但是，此类研究主要在潜在可切除患者中进行，只有两项研究纳入了 T4 患者：一项研究对比了诱导化疗 + 同步放化疗 + 手术与相同方案诱导化疗 + 根治性同步放化疗的疗效，结果显示两组患者的 OS 相近，手术组患者的无进展生存时间更长，但该研究无法回答 CRT 前加化疗的优劣；另一项以腺癌为主的 RTOG Ⅱ期随机对照试验（randomized controlled trial，RCT），对比了基于 PF 方案和 TP 方案的诱导化疗加同步放化疗的优劣，结果显示两组患者的毒性反应均较大，G4 毒性发生率分别达 27% 和 40%；且 1 年生存率未达到预期的 77.5%，两组患者的 2 年生存率分别为 56% 和 37%，与 INT 0123 研究中 40% 的 2 年生存率相比没有明显优势。因此，尚无研究表明同步放化疗前诱导化疗 + 同步放化疗优于直接同步放化疗。

四、免疫治疗使晚期食管癌明显获益

近年来研究发现，食管癌是一种免疫原性强的肿瘤类型，PD-L1 表达较高，为食管癌免疫治疗探索提供了理论基础。2019 年，KEYNOTE-181、ATTRACTION-3、ESCORT 三大研究结果相继发布，一致显示免疫治疗相比化疗具有优效性，确立了免疫治疗在食管癌中二线治疗的地位。KEYNOTE-590、ESCORT-1st 是针对食管鳞癌一线治疗开展的多中心Ⅲ期临床研究，其中 KEYNOTE-590 试验结果显示，无论是全人群还是鳞癌 PD-L1 CPS ≥ 10 分人群或 ESCC PD-L1 CPS ≥ 10 分的人群，都取得了

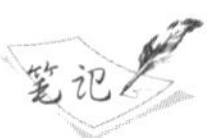

帕博利珠单抗联合化疗优于单纯化疗的结果，国产 PD-1 单抗（卡瑞利珠单抗）联合化疗组的 mOS 为 15.3 个月，而安慰剂联合化疗组为 12 个月 [*HR*=0.70（95% *CI*：0.56 ～ 0.88）]；相比于安慰剂联合化疗，卡瑞利珠单抗联合化疗改善了患者的 OS，使死亡风险显著下降了 30%。卡瑞利珠单抗联合化疗组的中位无进展生存期（median progression free survival，mPFS）为 6.9 个月，而安慰剂联合化疗组为 5.6 个月 [*HR*=0.56（95% *CI*：0.46 ～ 0.58）]；相比于安慰剂联合化疗，卡瑞利珠单抗联合化疗使疾病进展或死亡风险显著下降了 44%。两个组的治疗安全性相当。这标志着我国晚期食管癌治疗进入了免疫时代。

五、不可切除局部晚期食管癌同步放化疗联合免疫治疗的探索

为了进一步改善局限性食管癌患者的疗效和预后，加强探索这些治疗策略具有重大的科学和临床意义。因此，目前可用的治疗策略与新治疗药物（如免疫治疗剂）的结合被认为是非常有前景的。

免疫疗法在可切除的局部晚期食管癌和胃食管交界处癌的治疗上获得了成功。CheckMate-577 是一项随机、双盲、Ⅲ期研究，共纳入 794 例新辅助放化疗后有残留病灶且接受 R0 切除的Ⅱ期或Ⅲ期食管或胃食管交界处癌患者，以 2 ∶ 1 比例随机接受纳武利尤单抗（240 mg/2w，共 16 周，此后剂量为 480 mg/4w）或安慰剂治疗，辅助治疗最多持续 1 年，主要终点为 DFS。结果显示，532 例接受纳武利尤单抗治疗的患者 mDFS 为 22.4 个月，262 例接受安慰剂治疗的患者 mDFS 为 11.0 个月（$P < 0.001$），因此，新辅助放化疗序贯手术是目前获指南Ⅰ级推荐的标准治疗方案。

而对于无法接受手术的不可切除局部食管癌，根治性放化疗方案的放疗剂量和靶区强度均会较新辅助放化疗明显增大，以实现更好的局部控制，这时加入免疫治疗能否亦使患者从中获益，目前尚缺乏数据，也不清楚哪些患者能从中获益。2020 年美国放射肿瘤学会（American Society for Radiation Oncology，ASTRO）公布了一项卡瑞利珠单抗联合同步放化疗治疗局部晚期食管鳞癌的单臂探索性研究结果，该试验入组了 20 例局部晚期食管鳞癌患者，对患者的免疫治疗贯穿于 6 周同步放化疗的全过程，于放疗结束后继续进行一段时间的免疫维持治疗，并在第 11 周起服用阿帕替尼。研究整体应答率为 65%（2 例 CR，11 例 PR），截至中位随访时间 17 个月时，仅有 5 例患者发生疾病进展，一年 PFS 率达 80%，一年 OS 率达 86.4%，3 级及以上不良反应发生率为 35%，无 4 ～ 5 级不良反应发生。最常见的不良反应是放射性食管炎（80%），2 例（10%）患者发生了食管瘘，与既往报道的不良反应发生率相当。该小样本研究开创了免疫治疗进军局部晚期食管癌同步放化疗的先河，其疗效达到了局部晚期食管癌治疗领域新高，为今后开展大样本免疫治疗联合同步放化疗相关研究奠定了一定的基础。

为了进一步提高这些患者的生存率，目前已有多个试验正在进行相关多中心Ⅲ期临床研究。KEYNOTE-975、KUNLUN 均是Ⅲ期随机试验，旨在评估免疫疗法联合根治性放化疗在局部晚期食管癌患者中的安全性及有效性。此外，SKYSCRAPER-07 试验旨在评估同步放化疗后未进展的局部晚期不可手术的食管癌患者接受替瑞利尤单抗 + 阿替利珠单抗 *vs.* 安慰剂 + 替瑞利尤单抗 *vs.* 双

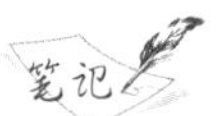

安慰剂巩固治疗的安全性和有效性。国内的 PD-1 抑制剂卡瑞利珠单抗和替雷利珠单抗也在进行免疫疗法联合根治性放化疗在局部晚期食管癌患者中的应用探索。这些试验结果，将能明确免疫治疗在不可切除局部晚期食管癌治疗方面的安全性及有效性。

六、展望

免疫时代下对于不可切除局部晚期食管癌的治疗，上述列出的临床试验结果能回答部分问题，但仍有很多问题需要解决。首先，免疫治疗始终存在一个困境，它并不是对所有的患者都有效，单药治疗的有效率在食管癌中并不高。我们对于晚期食管癌患者强调一定要免疫治疗联合放化疗，但即使是联合放化疗，有效的患者其实也仅有一半左右，所以如何精准地选择患者，还需要继续研究。其次，如何将免疫治疗和放化疗进行有机结合，包括手术方案、化疗方案、放疗剂量、放疗照射范围等的优化，仍需要进一步探索。

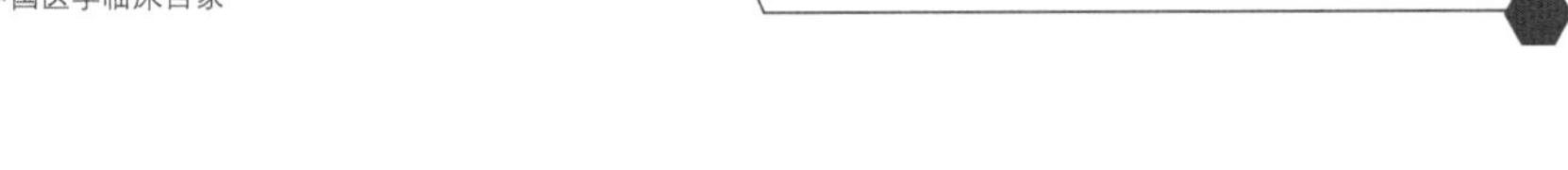

第五节 晚期转移性食管癌免疫治疗进展

食管癌是全球常见的消化道肿瘤之一，我国是食管癌的重灾区，每年新发和死亡的食管癌人数约占全球一半以上。近年来，免疫治疗不断取得突破，在食管癌治疗中也占据越来越重要的地位。大多数中国食管癌患者就诊时已处于中晚期，且组织学类型90%以上为食管鳞癌，预后更差。历经半个多世纪的发展，晚期食管癌的治疗选择仍然非常有限。食管癌病理类型不一，亚洲和非洲以食管鳞癌为主，占比90%以上，鳞癌主要发生于胸中段食管，烟、酒是主要的高危因素；欧洲和美洲以腺癌为主，占比50%以上，腺癌主要发生于下段食管，肥胖是其主要高危因素。病理类型的不同导致治疗手段相差甚远。

晚期食管癌仍主要以化疗为主，近些年靶向治疗及免疫治疗对食管癌的应用探索逐渐增多。化疗是目前指南对局部晚期或转移性食管癌推荐的一线标准治疗方案，但有效率较低，为38%～42%，mOS也仅为12.67～13.46个月，且3级以上不良反应较高，达68.6%～81%。免疫治疗及靶向治疗改变了这一治疗现状。

一、晚期食管癌的化疗

目前各大指南均将顺铂+5-FU（FP方案）作为不可切除的晚期或复发食管癌一线标准治疗方案，总体有效率大约为40%，中位缓解持续时间（duration of response，DOR）大约为7个月，mOS为1年左右。对于一线治疗进展后的二线治疗，目前国际上尚无统一的标准治疗方案，也没有疗效明确的药物可供选择，主

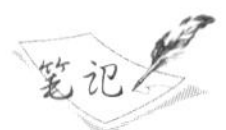

要依据一线治疗的用药方案进行决策。如果一线用药为氟尿嘧啶和顺铂，二线治疗则选择紫杉类或者多西他赛。如果一线用药为紫杉类药物，二线治疗则考虑伊立替康等药物。整体疗效上，二线单药化疗的有效率为 8% ～ 12%，mPFS 为 3 ～ 4 个月，mOS 为 6 ～ 7 个月。

目前新型药物在不断探索治疗晚期食管癌，白蛋白结合型紫杉醇就是目前研究较多的药物。一项纳入 76 例晚期食管癌的研究显示，白蛋白结合型紫杉醇联合顺铂治疗晚期食管癌总有效率为 81.6%，明显高于紫杉醇联合顺铂组的 60.5%，差异有统计学意义（$P < 0.05$）；且白蛋白结合型紫杉醇组不良反应较低（18.4% *vs.* 39.5%），初步看到了其在晚期食管癌中的应用前景。但目前传统化疗已经到了瓶颈期，亟须开发更为有效的药物，以及尝试与放疗、免疫治疗进行更多联合的治疗方案。

二、晚期食管癌的靶向治疗

靶向治疗近些年在食管癌的探索逐渐增多。晚期食管癌的靶向治疗主要有抗血管内皮生长因子受体（vascular endothelial growth factor receptor，VEGFR）、抗人表皮生长因子受体 -2（human epidermal growth factor receptor 2，HER-2）、抗表皮生长因子受体（epidermal growth factor receptor，EGFR）3 个类型。

抗 VEGFR 治疗分为单克隆抗体和小分子酪氨酸激酶抑制剂（tyrosine kinase inhibitor，TKI）两种。RAINBOW 是一项Ⅲ期、国际多中心、随机双盲、安慰剂对照的临床研究，纳入经过一线标准化疗失败的转移性或不可切除胃或胃与食管交界部腺癌患者，研究分为安慰剂联合紫杉醇组和雷莫卢单抗联合紫杉醇组，结果

显示雷莫卢单抗联合紫杉醇组 mOS 相较于安慰剂联合紫杉醇组显著延长 2.2 个月（9.6 个月 *vs.*7.4 个月，*P*=0.017）。雷莫卢单抗联合紫杉醇组 mPFS 相较于安慰剂组显著延长 1.5 个月（4.4 个月 *vs.* 2.9 个月，*P* ＜ 0.0001）。ALTER1102 为安罗替尼单药治疗二线及以上的晚期食管鳞癌的临床研究，该研究分为安罗替尼组和安慰剂组，研究结果显示安罗替尼组 mPFS 为 3.02 个月，较安慰剂组的 1.41 个月明显延长（*P* ＜ 0.0001）。

而对于 HER-2 阳性的食管交界部腺癌，抗 HER-2 靶向治疗成为临床的又一选择。目前已有未经治疗的晚期或转移性 HER-2 阳性胃或胃食管结合部腺癌患者进行曲妥珠单抗联合化疗或单纯化疗组的Ⅲ期临床试验，研究显示曲妥珠单抗联合化疗组 mOS 相较于化疗组显著延长 2.7 个月（13.8 个月 *vs.* 11.1 个月，*P*=0.0046），mPFS 相较于化疗组显著延长 1.2 个月（6.7 个月 *vs.* 5.5 个月，*P*=0.0002）。作为靶向 HER-2 的小分子 TKI 拉帕替尼，也开展了晚期或转移性 HER-2 阳性胃或胃食管结合部腺癌患者拉帕替尼联合化疗或安慰剂联合化疗的一线Ⅲ期临床试验，结果显示拉帕替尼联合化疗组的 mOS 为 12.2 个月，安慰剂联合化疗组的 mOS 为 10.5 个月（*P*=0.3492），未达到研究终点。

针对 EGFR 靶点，目前已报道的临床试验有抗体类的帕尼单抗和西妥昔单抗，以及小分子 TKI 类的吉非替尼。针对非转移性食管癌（腺癌、鳞状癌或未分化癌）或食管胃结合部癌（Siewert Ⅰ型 / Ⅱ型）的 SCOPE1 研究，对比西妥昔单抗组联合放化疗组和单纯放化疗组的疗效，结果显示西妥昔单抗联合放化疗组 mOS 为 22.1 个月，单纯放化疗组 mOS 为 25.4 个月，未达到

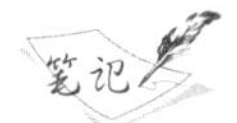

主要研究终点。帕尼单抗和吉非替尼在一线晚期食管癌的临床试验也同样没有 OS 的获益。因此 EGFR 靶点在晚期食管癌的治疗价值仍需进一步探索。

基于上述临床试验结果，安罗替尼被 2019 年 CSCO 食管癌指南推荐用于晚期二线及以上食管鳞癌患者的治疗。雷莫卢单抗 ± 紫杉醇被 NCCN 指南推荐用于晚期二线及以上食管腺癌或食管胃结合部腺癌患者的治疗。曲妥珠单抗联合化疗被推荐用于一线 HER-2 阳性的食管腺癌或食管胃结合部腺癌患者的治疗。

三、晚期食管癌的免疫治疗

近年来研究发现，食管癌是一种免疫原性强的肿瘤类型，PD-L1 表达较高，为食管癌免疫治疗探索提供了理论基础。2019 年，KEYNOTE-181、ATTRACTION-3、ESCORT 三大研究结果相继发布，一致显示免疫治疗相比化疗具有优效性，确立了免疫治疗在食管癌中二线治疗的地位。KEYNOTE-181 研究是首个探索 PD-1 单抗用于晚期食管癌的Ⅲ期临床研究，入组的是一线化疗失败的食管腺癌 / 鳞癌或晚期 / 转移性 Siewert Ⅰ型食管胃结合部腺癌患者。患者随机接受帕博利珠单抗或研究者选择的化疗方案，包括紫杉醇、多西他赛、伊立替康，结果显示在 PD-L1 CPS ≥ 10 分的患者中，帕博利珠单抗组的 mOS 为 9.3 个月，而化疗组的 mOS 为 6.7 个月，帕博利珠单抗显著延长了患者总生存期达 2.6 个月（*HR*=0.69，95% *CI*：0.52 ～ 0.93，*P*=0.007）。在鳞癌的患者中，帕博利珠单抗显著延长了患者总生存期，mOS 为 8.2 个月，而化疗组为 7.1 个月，显著降低了 22% 的死亡风险。ATTRACTION-03 是一项随机、开放标签、Ⅲ期研究，旨在评估

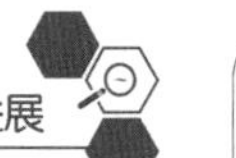

纳武利尤单抗对比多西他赛或紫杉醇二线治疗食管鳞癌患者的作用，结果显示纳武利尤单抗组较化疗组具有更优的 OS，死亡风险减少 23%，mOS 为 2.5 个月，纳武利尤单抗组和化疗组的 PFS 无显著差异；比较意外的是该研究的化疗组有效率高达 22%，与纳武利尤单抗组（19%）的 ORR 相当，但纳武利尤单抗缓解持续时间更长。而 ESCORT 研究对比了卡瑞利珠单抗和多西他赛 / 紫杉醇 / 伊立替康在中国食管鳞癌患者二线治疗中的作用，结果显示卡瑞利珠单抗组较化疗组可改善 mOS 达 2.1 个月。

二线免疫治疗的成功为晚期食管癌一线免疫治疗提供了足够的信心。KEYNOTE-590 研究于 2020 年公布了帕博利珠单抗联合化疗一线治疗晚期食管癌的Ⅲ期临床研究结果，入组的是初诊的不可切除局部晚期 / 转移性食管腺癌 / 鳞癌，或胃食管交界部 Siewert Ⅰ型腺癌患者，结果显示在 PD-L1 CPS ≥ 10 分的鳞癌患者中，帕博利珠单抗联合化疗组较单纯化疗组显著延长患者的 OS，mOS 由 8.8 个月延长到 13.9 个月；在鳞癌亚组中同样观察到 OS 的改善，由 9.8 个月延长到 12.6 个月；在全组患者和 PD-L1 CPS ≥ 10 分的患者中均看到 OS 的改善。在鳞癌、CPS ≥ 10 分和意向性分析（intention-to-treat analysis，ITT）患者中，帕博利珠单抗联合治疗组均改善了 PFS。在安全性方面，3 级及以上不良反应的发生率在联合治疗和单纯化疗组分别为 7% 和 2.2%，安全可控。ESCORT-1st 为卡瑞利珠单抗联合紫杉醇和顺铂用于晚期食管癌一线治疗的随机、双盲、安慰剂对照、多中心Ⅲ期临床研究，结果同样显示，与安慰剂 + 化疗组相比，卡瑞利珠单抗联合化疗显著延长了晚期食管鳞癌患者的 mOS（15.3 个月 *vs.*12.0 个月，

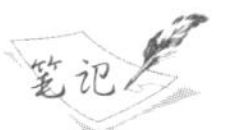

P=0.001），mPFS 也显著延长（6.9 个月 *vs.* 5.6 个月，*P* ＜ 0.001）。

CheckMate-648 研究探索了纳武利尤单抗 + 化疗、纳武利尤单抗 + 单克隆抗体伊匹木单抗或化疗在晚期食管鳞癌患者中的疗效，结果显示在肿瘤细胞 PD-L1 表达≥ 1% 的患者中（OS 15.4 个月 *vs.* 9.1 个月，*HR*=0.54，*P* ＜ 0.001）和全部人群中（OS 13.2 个月 *vs.* 10.7 个月，*HR*=0.74，*P*=0.002），纳武利尤单抗 + 化疗组的 OS 显著优于单独化疗组。在肿瘤细胞 PD-L1 表达≥ 1% 的患者中（OS 13.7 个月 *vs.* 9.1 个月，*HR*=0.64，*P*=0.001）和全部人群中（OS 12.7 个月 *vs.* 10.7 个月，*HR*=0.78，*P*=0.01），纳武利尤单抗 + 伊匹木单抗组的 OS 也显著优于化疗组。与单独化疗相比，纳武利尤单抗 + 化疗一线治疗和纳武利尤单抗 + 伊匹木单抗一线治疗显著延长 OS，未发现新的安全信号。双免疫治疗不仅表现为 OS 显著获益，且能带来长期缓解，同时有效率与化疗相当，使部分晚期食管鳞癌患者在一线治疗阶段即可摆脱化疗。未来或可进一步探索该方案的优势获益人群，使更多患者免于化疗。

四、晚期食管癌免疫治疗存在的问题

1. 优势人群的筛选

尽管晚期食管癌免疫治疗取得了一定的成功，但并非所有患者都能从这些治疗干预中受益。一些研究（如 CheckMate-577 试验）认为，组织学亚型和 PD-L1 表达不同的结果相似，但其他研究显示肿瘤亚型之间存在明显差异。例如，对于接受 CROSS 方案的食管鳞癌患者，无论是单独使用还是与纳武利尤单抗联合使用，其益处是显而易见的，并且与先前的结论相一致。正如 CheckMate-649 和 KEYNOTE-181 试验所示，在高 PD-L1 表达的

肿瘤中对 PD-（L）1 抑制后获得了更好的反应，强调了 PD-L1 表达的潜力，而与组织学无关。

然而，关于实施此类预测标记的观点存在分歧。例如，FDA 决定根据 CheckMate-649 试验批准对所有不依赖 PD-L1 表达的患者使用纳武利尤单抗，这让所有人都感到惊讶，尽管该试验明确将 CPS ≥ 5 分患者的疗效作为主要终点，最大的好处也可以在这个子组中显示出来，且 CheckMate-649 试验最新更新的数据表明，CPS ＜ 5 分的患者可获得一些益处，但仍需要更长的随访期才能确定这些反应率是否会转化为更高的总体生存率。然而，基于 KEYNOTE-181 试验的帕博利珠单抗仅被批准适用于 CPS ≥ 10 分的患者。最近，欧洲药品管理局（European Medicines Agency，EMA）限制了帕博利珠单抗作为 CPS ≥ 10 分患者的晚期胃食管癌一线治疗药物的批准，而 FDA 的决定再次扩大了范围，因为批准适用于所有参与者。

此外，有证据表明人口统计学因素和免疫组织化学生物标志物的表达可能是重要的预测标志物，类似于组织学亚型和肿瘤位置本身的预测标志物。几十年来，东西方患者在肿瘤发展和治疗反应方面的差异已被广泛讨论，但尚未发现这种现象的简明潜在机制。因此，不同人群中治疗方案的比较具有很高的临床相关性，并且越来越被视为临床试验中的重要分层因素。大型国际研究的事后分析可能表明，一些人口亚群比其他亚群受益更多。CheckMate-577 试验的结果显示，纳武利尤单抗辅助治疗对白种人和黄种人的益处比黑种人和其他人种更显著 [白种人：*HR*=0.71（0.57 ～ 0.88）；黄种人：*HR*=0.70（0.41 ～ 1.22）；黑种

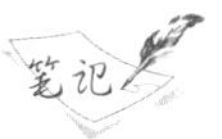

人：*HR*=0.43（0.06～3.06）；其他人种：*HR*=0.48（0.11～2.02）]。因此，未来研究的一个主要目标是进一步表征这些队列。

此外，据推测，MSI 和 TMB 等肿瘤特征可预测免疫治疗反应，与肿瘤部位无关。因此，2020 年，FDA 批准了帕博利珠单抗单药用于治疗不可切除或转移性肿瘤组织样本突变负荷高（TMB-H）或微卫星高度不稳定性（MSI-H）的实体瘤患者（既往治疗后疾病进展且没有更好的替代疗法）。然而，这些标志物的表达在整个肿瘤实体及人口统计学和分期等其他因素中差异很大。尽管这些标志物仅存在于一小部分食管肿瘤患者中，但使用免疫疗法治疗其预期存活率很高。然而，这些患者是否可以单独接受免疫疗法或免疫疗法组合治疗而没有化疗骨干，这是一个值得讨论的问题。

2. 克服肿瘤免疫性耐药

由于在优化患者选择之后，没有阳性预测生物标志物的患者缺乏治疗选择仍然是临床上需面对的主要问题。因此，免疫疗法需要解决的另一个问题是确定没有适当反应率的患者对靶向治疗的原发性耐药潜在机制。如今克服这种免疫“冷”肿瘤的策略得到了广泛的研究。一个潜在的目标是通过结合免疫治疗方法进一步逆转肿瘤部位的免疫抑制。CheckMate-648 试验通过纳武利尤单抗加伊匹木单抗的组合证明了这种方法。尽管联合治疗优于单独化疗，但在 Kaplan-Meier 估计值中存在曲线交叉，表明一些患者在这种无化疗方案下进展迅速。更长的随访和进一步的亚组分析将有助于确定获益的特定亚组患者（纳武利尤单抗加伊匹木单抗，一种有希望且无化疗的方案）。其他研究 PD-（L）1 抑制

剂与其他免疫治疗方法组合的试验，如上述研究替瑞利尤单抗的SKYSCRAPER-07试验或研究淋巴细胞活化基因3（lymphocyte activation gene 3，LAG3）抑制剂瑞拉利单抗的FRACTION试验，都正在进行中，并且有非常值得期待的结果。

此外，据推测，放射疗法可通过诱导局部炎症来增强对免疫治疗剂的反应。除了CheckMate-577试验有极其希望的发现外，其他几项试验也研究了免疫治疗药物与放射治疗的组合。BTCRC-ESO14-012试验表明，使用PD-L1抗体度伐利尤单抗进行辅助治疗可将三联疗法（放化疗+手术）后的1年无复发生存率提高至79.2%，而历史率为50%。目前正在研究其他组合，包括帕博利珠单抗、阿维单抗和阿替利珠单抗，预计将在未来几年内获得首批结果。

克服免疫性“冷”肿瘤的进一步策略包括通过靶向内皮生长来修饰肿瘤脉管系统[即在REGONIVO试验中与酪氨酸激酶抑制剂（如瑞戈非尼）或VEGFR2抗体（如雷莫卢单抗）联合使用]，以及通过个性化方法[如嵌合抗原受体T细胞（chimeric antigen receptor T-cell，CAR-T）免疫疗法]增加肿瘤特异性T细胞的频率。

总之，目前晚期食管癌已经进入了免疫治疗时代，打破了治疗瓶颈，使患者有了更多、更好的选择。纵观现有的研究结果，不难发现仅有小部分患者能够从免疫治疗中获益。精准筛选目标人群和联合治疗将成为晚期食管癌未来研究的主要方向。目前潜在的生物标志物包括PD-L1阳性、TMB、MSI、T细胞炎症基因表达谱。免疫治疗在食管癌中的临床应用探索进一步前移，包括一线治疗、围手术期新辅助和辅助治疗及真实世界研究，让我们

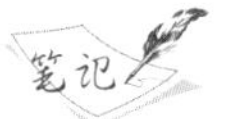

看到了免疫治疗的无限潜力；联合模式上，免疫治疗联合放化疗用于新辅助治疗、免疫联合化疗 / 抗血管生成药物、双免疫联合均有企业在探索，相信未来免疫治疗一定能够发挥更大的作用，改变食管癌治疗的结局和现状，为广大患者带来更大的获益。

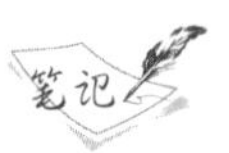

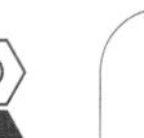

第六节 老年食管癌免疫治疗的有效性及安全性

衰老预示机体组织老化，衰老细胞可以被免疫系统所清除，从而避免细胞癌变。但衰老细胞会随着年龄的增长而积累。作为机体的一部分，免疫系统本身也会老化。衰老的免疫系统包括伴随胸腺退化的幼稚T细胞减少和成熟CD4/CD8 T淋巴细胞的积累。与年轻人相比，在受到抗原刺激后，老年人的免疫系统主要是因为免疫储备减少导致的免疫效率降低。

癌症发病率随年龄增长而增加。因为化疗有副作用，老年癌症患者更应谨慎使用化疗。靶向免疫检查点的免疫治疗如PD-1和PD-L1，最近已成为癌症领域中的一种新型治疗药物，与化学治疗相比，其应答率更高且相对副作用小。那么临床老年患者疗效怎么样？副作用能不能受得了？

一、免疫系统的淋巴细胞衰老

随着衰老成熟T细胞不断累积，在T细胞分化为记忆表型过程中，CD28和CD27的表达逐渐降低。在个体水平上，$CD28^+$/$CD27^+$在整个CD4和CD8淋巴细胞亚群中的比例会随着年龄的增长而降低。据估计，幼稚的T细胞库（$CD28^+$/$CD27^+$）每年减少3%。此外，晚期分化的T细胞具有类似NK细胞的行为。它们通过非MHC介导的相互作用识别细胞，且在高度分化的T细胞中表达其他NK受体KLRG1、NKG2D和NKG2A。

T细胞的衰老和衰竭是两个不同的过程。分化成熟的T细胞

丧失增殖能力（Ki-67，CFSE），但保留原有的免疫功能。与年轻人相比，老年人的 CD4 和 CD8 T 细胞在超抗原刺激后，其免疫功能是相同的或有时还会增加，这表明在衰老过程中，尽管其幼稚 T 细胞较年轻状态时明显减少，免疫系统中的效应型记忆 T 细胞仍然能够持续发挥作用。在日本人群中，已经证明此类 $CD4^{+}$ T 细胞在 110 岁以上人群中的功能和细胞毒性明显更高。

二、年龄相关的免疫缺陷

从老年流行病学数据来看，大家常认为是老年人免疫力下降导致的心血管疾病和癌症增加，但文献中并没有足够的科学证据来证明。心血管疾病的发病率与白细胞染色体端粒的长度有关。较短的白细胞端粒长度易出现心血管疾病事件。

伴随着人的成长，免疫系统无法将体内自我抗原与非自我抗原区分开来，从而导致自身免疫增强，甚至发生自身免疫性疾病。随着年龄的增加，免疫性甲状腺炎和关节炎的发病危险性明显增加，这与衰老的 T 细胞不断累积有关。由于高度成熟 T 细胞采用非特异性方式识别其靶标，因此它们对自身抗原阳性的细胞可能变得更为敏感。临床上观察到的老年癌症患者使用 PD-1 和 PD-L1 免疫治疗后出现的严重副作用，应该考虑与激活自身免疫有关。

随着年龄的增长，癌症发病率的增加可能间接暗示了免疫监测会因衰老而减弱，但这并没有科学依据。研究发现，老年人的 CD4 调节性 T 细胞（T-REG）及其他免疫细胞如 MDSC 水平并没有减少。有报告显示，与年轻组相比，老年肺癌患者外周血单核细胞中，分化成熟的（$CD28^{-}$、$CD57^{+}$）T 细胞要比幼稚（$CD28^{+}$）$CD8^{-}$ T 细胞多得多。而且意外发现一些 $CD57^{+}$、$CD8^{-}$ T 细胞表达

CD28。肿瘤免疫治疗中 CD28T 细胞具有重要功能，而在对肺癌患者进行抗 PD-1/ PD-L1 治疗后，发现 $CD28^+$、$CD8^-$ T 细胞具有高度增殖性（Ki67+），并且伴有 CD28 的表达。

三、T 细胞功能障碍和癌症

肿瘤细胞表达 T 细胞上的抑制性分子抑制了 T 细胞抗肿瘤免疫力。正常生理状态下，T 细胞活化后，T 细胞生理性表达抑制性受体，以负调控 T 细胞活化和增殖。在癌症和慢性感染等慢性抗原暴露条件下，这些抑制性受体在 T 细胞上不断积聚而导致免疫失活。这种作用是通过直接或通过 T 细胞活化 T 细胞所必需的共刺激分子 CD28 对 TCR-CD3 进行去磷酸化来实现的。CTLA-4 和 PD-1 是目前发现的 2 个主要免疫检查点抑制性受体。TLA 激活后，CTLA-4 迅速出现，PD-1 主要在激活后聚集在外周 T 细胞中。在癌症患者中，与外周血相比，PD-1 和其他抑制性受体（TIM-3、LAG-3）在肿瘤微环境中的淋巴细胞中过表达。PD-1 是目前的明星抗体，因为靶向 PD-1 及其配体 PD-L1 的单克隆抗体在许多癌症治疗适应证中均获得成功。

四、老年癌症免疫治疗进展

1. 肿瘤免疫治疗概述

自从 PD-1 / PD-L1 和 CTLA-4 抑制剂的临床疗效得到证实以后，这些免疫治疗不断得到确认和广泛应用。目前已在 20 多种癌症中观察到明确的客观临床反应，并已获批 19 种临床适应证（黑色素瘤、NSCLC、肾细胞癌、膀胱癌、乳腺癌、霍奇金淋巴瘤、食管癌、MSI-H 等）。抗 PD-1 和抗 PD-L1 代表具有最多临床适应证的免疫调节抗体，目前相关进展最为迅速。截至 2019 年底，有

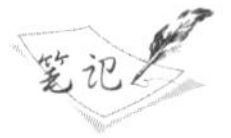

2975项单独或联合其他疗法的临床试验正在进行。全球目前已有7种PD-1抗体和2种抗PD-L1抗体上市。第二代免疫治疗主要是多种免疫调节剂联合[即抗PD-（L）1和抗CTLA-4]，或联合传统治疗（化疗、放疗、抗血管生成靶向治疗等）。这些治疗最初在二线或三线治疗中获得了成功，目前一线免疫治疗临床试验也获得了很大成功。

经过长期随访，免疫治疗的许多患者，如黑色素瘤、非小细胞肺癌、肾透明细胞癌、肾癌患者，其免疫可长期应答。这些患者总的5年生存率显著提高，其中有一些可认为是治愈。PD-L1的表达或微卫星不稳定状态允许在某些适应证中选择用于这些治疗的患者，但这些生物标志物仍不完善，新的生物标志物仍处于探索阶段，目前许多生物标志物正在临床评估[肿瘤突变载荷、干扰素（interferon，IFN）、肿瘤微环境中免疫检查点抑制因子表达、肠道菌群、肿瘤微环境浸润$CD8^+$ T细胞表达等]。从全球大量的临床研究来看，PD-1/PD-L1轴抑制剂的免疫治疗具有良好的耐受性。与化疗相比，免疫治疗相关3级和4级副作用的发生率更低。

2. 老年肿瘤免疫治疗临床疗效

文献数据显示，老年疫苗免疫反应率低且伴有年龄相关免疫衰老，因此推测老年人针对免疫检查点的免疫治疗（抗PD-1/PD-L1、抗CTLA-4）可能会疗效不佳。但实际上，在大多数已发表抗PD-1/PD-L1和抗CTLA-4的免疫治疗研究和荟萃分析发现，通过统计各种临床疗效指标（如总生存期、无复发生存期、RECIST反应）发现，在非小细胞肺癌、肾透明细胞癌、黑色素瘤、头颈癌

中，年龄在65～75岁的患者与65岁以下的患者疗效并没有区别。但是，免疫治疗对于75岁以上的肿瘤患者临床疗效，目前仍然存在争议。临床上肺鳞状细胞癌或肺腺癌、转移性肾透明细胞癌和食管鳞癌患者的Ⅲ期临床试验中，有报道发现了PD-1 / PD-L1治疗的抗药性。但其他NSCLC免疫治疗试验发现，抗PD-1治疗对70岁或75岁以上的肿瘤患者仍然有效。此外，在转移性黑色素瘤、晚期膀胱癌的患者中，并没观察到这些治疗有明显的年龄限制，临床数据显示70岁以上或75岁以上受试者的临床疗效与年轻患者基本一样。更为有趣的是，已有报道在90岁以上的转移性黑色素瘤患者中使用抗PD-1或抗PD-1和抗CTLA-4的组合治疗后仍然有临床疗效。

因此，75岁以上人群对免疫治疗的有效性在临床上应该根据不同癌种进行区别对待。此外，由于临床试验的入选排除标准通常要求患者需要良好的体力状态、正常的肝肾功能及无自身免疫性疾病，老年患者通常被排除在临床试验之外。这些现状导致75岁以上人群仍需通过临床试验来进一步明确免疫治疗的应用人群范围。

最近，转移性黑色素瘤免疫临床试验研究表明，60～80岁的老年患者对抗PD-1治疗可能更为有效。为解释这种现象，研究人员在用抗PD-1治疗的老年小鼠和黑色素瘤患者中都发现了$CD8^+$ T细胞与调节性T细胞比率的增加。老年受试者对免疫治疗更为有效的另一种推测是由于长期暴露于环境致癌物，这些老年患者的肿瘤细胞包含更多的突变或新抗原。据报道在大细胞淋巴瘤治疗过程中，T细胞与针对CD19分子的抗体片段（scFv）组

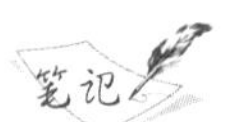

成的受体（CAR-T）一起使用时，老年患者与年轻受试者的临床有效率差不多，但临床 CR 率更高（62% *vs.* 46%）。

3. 老年肿瘤免疫治疗的安全性

总体而言，与普通人群或年轻患者相比，接受免疫治疗的老年患者并没有更高的一般或严重的不良事件（尤其是3级或4级）。在大量抗 PD-1 / PD-L1、抗 CTLA-4 的单一治疗和抗 PD-1 与抗 CTLA-4 联合治疗的各种临床试验中，老年肿瘤患者的不良事件增多的报道并不多。一些研究报告显示，在抗 PD-（L）1 和抗 CTLA-4 的免疫疗法中，超过 80 岁老龄患者的毒副反应略有增加。

免疫超进展是临床需要重视的问题。在不同研究中，免疫超进展的发生率取决于不同肿瘤类型。尽管这些研究的结果分歧很大，但年龄是免疫超进展的高风险因素，这成为大部分临床研究的共识。此外，老年患者免疫治疗的副作用发生率并没有显著升高，但由于老年基础疾病和功能储备降低等因素，这些副作用对老年人的生存影响可能更为明显，在应用过程中应该重视对老年基础疾病的管理。

总之，可以肯定的是老年人针对阻断 PD-1/PD-L1 免疫治疗的毒性比化疗低，临床应用的安全性是有保证的。

五、老年肿瘤免疫治疗存在的问题与展望

目前研究表明，老年肿瘤患者的免疫治疗疗效是确切的。随着患者年龄的增长，毒副反应并没有明显增加。在年龄上，75 岁以下患者的临床疗效已得到充分证明。

目前老年肿瘤免疫治疗存在的问题主要有：①对超过 75 岁患者的疗效存在一定的争议。老年患者对不同类型肿瘤的治疗反应

也存在差异，需要进一步临床观察。②关于老年患者的临床数据并不多，大部分临床研究将老年患者排除在外，年龄相关免疫治疗数据大部分也是通过回顾性研究获得，且老年患者例数偏少。③定义老年人的年龄范围（年龄在 65 ～ 75 岁）因不同研究而存在差异，这也使荟萃分析变得更为困难。因此，在临床研究中，不能简单地按年龄来区分，而应按照统一的标准（PS 评分：0 ～ 1 分）来选择老年患者，从而更为科学地排除基础疾病严重的患者。同时通过合理化老年综合评估来设计临床试验，将有助于获得关于老年肿瘤患者免疫治疗的临床数据。

临床试验有严格的纳入标准，导致老年患者统计数据更偏向健康老年患者，与老年人的真实世界存在明显的距离。因此，临床真实世界研究的数据更有价值。一项关于肺癌免疫治疗的真实世界研究发现，70 岁以上患者的总生存率时间和无进展生存时间均较年轻患者短，两组之间的毒性相同。明确老年人年龄标准及老年医学标准来评估临床数据、开展针对老年患者的临床试验等将为老年肿瘤患者的免疫治疗提供更多的循证医学证据。

笔记

第七节　食管癌放疗与免疫联合治疗的现状与展望

食管恶性肿瘤是全球常见的恶性肿瘤之一，其肿瘤相关死亡率明显超过其他恶性肿瘤。2019 年，食管癌占全球肿瘤发生率的 9% 和死亡率的 13.5%。放射治疗是原有三大肿瘤治疗手段之一，据统计，食管癌约 50% 的患者在病程不同阶段需要放疗的参与。放射治疗在食管癌新辅助、根治性、辅助和姑息治疗等各个阶段都发挥着重要作用。同时，随着针对免疫检查点抗体（PD-1）和 CTLA-4 的免疫治疗长足发展，免疫治疗已然成为肿瘤治疗（除手术、化疗、放疗之外）的第四大支柱。有新证据表明，肿瘤微环境（tumor microenvironment，TME）通过增强 ICI，导致肿瘤的放疗抵抗和疗效降低。实际上，重塑肿瘤免疫抑制环境有助于提高抗肿瘤免疫效能。食管恶性肿瘤对免疫检查点抑制剂免疫治疗的应答率仅为 10% ～ 15%。利用 ICB 对 TME 进行重塑来提高放射治疗疗效，使得 ICB 有望成为新型放疗增敏剂。本部分内容主要描述免疫治疗结合放射治疗的协同机制、胃食管恶性肿瘤中进行放疗联合免疫治疗的临床试验，以及优化放射治疗并最大限度降低毒性的方案。

一、放疗与免疫治疗的协同机制

1. 放疗诱导远隔效应

最早 Mole 在 1953 年报道，放射线使小鼠一侧肿瘤缩小，并导致动物另一侧未经治疗的肿瘤消退，称之为远隔效应。但临床中仅用放疗的肿瘤很少出现这种情况，无论是在实验模型还是

在临床研究中，当ICI与放疗同时使用时，远隔效应的发生率明显提高。在黑色素瘤小鼠模型中，CTLA-4阻断联合超分割放疗后，远隔效应发生率非常高。在黑色素瘤、肾细胞癌和胸腺癌的小鼠模型中，放疗和PD-1免疫治疗也观察到明显的反应。临床上报道以PD-1阻断治疗的黑色素瘤患者最为明显。有两项非小细胞肺癌ICI临床试验汇总发现，加入放疗可提高未照射病灶的缓解率，并能延长生存期，这表明远隔效应可带来临床益处。目前分子机制尚不清楚，理论上分析，辐射诱发的细胞死亡可从原发灶释放肿瘤抗原。这些抗原可能会被抗原呈递细胞（antigen presenting cell，APC）吸收，进而活化 $CD8^+$ 细胞毒性T细胞，T细胞能够到达放疗肿瘤靶点和非放疗转移病灶，从而发挥免疫杀伤效应。

2. 放疗诱导循环GMP-AMP合酶刺激物（cGAS-STING）途径和干扰素产生

电离辐射直接造成DNA损伤，并通过形成双链DNA断裂的活性氧（reactive oxygen species，ROS）间接引起。辐射诱导的细胞死亡后释放的DNA一方面可以激活细胞质DNA感应环GMP-AMP合酶（cGAS）-干扰素基因（STING）途径的刺激物。另一方面能通过活化NF-κB来上调Ⅰ型干扰素的释放，促使CD141树突状细胞和CD8T细胞的募集。但STING在放疗诱导免疫中的作用仍有争议。

Ⅰ型干扰素本身对肿瘤和免疫细胞具有不同的作用，在促进肿瘤细胞存活的同时亦会刺激抗肿瘤免疫反应。肿瘤中干扰素刺激基因（interferon-stimulated genes，ISG）的高表达与对放射线、

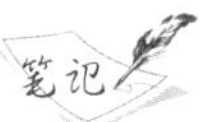

化学疗法和 ICI 的疗效不佳有关。跨肿瘤类型的患者，其肿瘤浸润功能失调的 T 细胞显示出上调的 ISG[包括 T 细胞抑制性配体（如 PD-L1）] 和酶失活粒酶 B。这表明，将 ICI 和放射线联合使用可能能使 ISG 信号低的患者受益，而对慢性干扰素驱动 ISG 表型的患者可能有害。

3. 放疗诱导免疫原性细胞死亡

放疗可通过诱导免疫原性细胞死亡来增强抗肿瘤的辅助效应。放疗可以通过释放损伤相关分子模式（damage-associated molecular patterns，DAMPs）和激活坏死或凋亡途径来促进肿瘤抗原的加工，这些 DAMPs 包括钙网蛋白、ATP 和 HMGB1。放疗可以诱导上述 DAMPs 的增加。钙网蛋白充当促吞噬信号，并与 CD47 的存活信号相反。HMGB1 通过阻止吞噬体降解来激活 TLR4 并促进抗原交叉呈递。释放到 TME 中的 ATP 与抗原呈递细胞上的 P2X7 嘌呤受体相结合，这些都将活化 NLRP3 炎性体，释放 IL-1β，进而引发细胞毒性 T 细胞。因此，精确放疗可以将肿瘤转化为原位疫苗，从而释放出新抗原，而 DAMPs 可以有效地呈递抗原和效应免疫细胞功能。

4. 放疗诱导新抗原产生与表达

通过细胞毒性 T 细胞消除肿瘤细胞需要在 MHC-Ⅰ类分子上呈递抗原。越来越多证据表明，肿瘤的突变负荷和新抗原负荷能预测 ICI 的临床反应疗效。放疗能增加肿瘤细胞 MHC-Ⅰ类的表达。辐射诱导的 DNA 损伤激活细胞应激反应，促进新抗原的转录和表达。在 NSCLC 中，*KPNA2* 基因是核转运蛋白家族的成员，它参与多种与肿瘤相关的蛋白质核质转运途径。放疗能上调

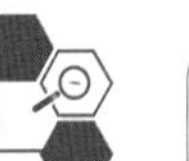

KPNA2 的表达，触发 $CD8^+$ T 细胞的活化和 IFN 产生。因此放疗增加了现有新抗原的呈递，从而促进了 $CD8^+$ T 细胞的反应。

新抗原一部分是肿瘤细胞中的克隆新抗原，它们是抗肿瘤免疫力的有效驱动器；另一部分是存在于肿瘤细胞中且免疫原性较低的亚克隆新抗原。即使放疗诱导的 DNA 损伤能引起有效的抗原特异性反应，但它也只能对一小部分肿瘤细胞有效，大部分肿瘤细胞仍将免疫逃逸，临床仍令人不满意。临床前模型表明，放疗与 ICI 联合使用会增加新抗原的多样性和数量，但需要更多临床数据来确定放疗诱导产生的新抗原在抗肿瘤反应中的作用。

5. 放疗重塑肿瘤微环境

癌细胞周围的非恶性细胞和基质组织的环境为肿瘤微环境。放疗能促进形成适合 T 细胞浸润的趋化因子环境，包括 CXCL16 的分泌，它能与 TH1 细胞上的 CXCR1 结合并激活 $CD8^+$ T 细胞。体内辐射还可以上调 ICAM-1 和 NKG2D 配体 RAE-1γ（由 *Rae1g* 编码），一旦 T 细胞浸润到肿瘤中，MHC-Ⅰ、ICAM-1、RAE-1γ 和 NKG2D 就会促进 T 细胞停留，放疗和 CTLA-4 阻断联合治疗就能发挥协同疗效。低剂量辐射可促进血管的正常化，诱使效应免疫细胞进入肿瘤实质发挥作用。

但是，放射治疗也会产生抑制性信号导致免疫抑制。调节性 T 细胞（regulatory T cell，Treg）是抗肿瘤免疫力的治疗靶点。天然存在的 FoxP3 Treg 细胞通过细胞之间直接接触来抑制免疫，诱导型 Treg 细胞分泌 TGF-β 和 IL-10，从而促进免疫逃逸。放疗可以上调 CCL2，CCL2 与 CCR2 受体结合以促进 MDSC 在 TME 中的积累。由于 IFN-γ 介导的 PD-L1 表达增加，辐射也抑制了

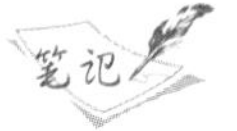

效应 T 细胞反应。总体而言，这突出放疗是把双刃剑，代表了抗辐射的重要机制，同时又提高了对检查点抑制剂的敏感性。这样，放疗可以对 TME 产生双重影响，既可以增强效应细胞的蓄积，又可以抑制 T 细胞和髓样细胞的聚集。

6. 免疫治疗作为放射增敏剂

尽管目前放疗与免疫相结合的重点是提高对 ICI 的应答，但新证据表明免疫本身就是有效的放射增敏剂。肿瘤缺氧导致放射抵抗，放疗本身会导致肿瘤周围的体内血管系统破裂，引起缺氧反应并上调低氧诱导因子 -1（hypoxia inducible factor-1，HIF-1），激活产生乳酸和抗氧化剂的厌氧糖酵解。这些抗氧化剂清除 ROS，阻止放射线诱导的细胞死亡，而乳酸则增强免疫治疗的耐药性。最近的数据表明，免疫治疗能使 TME 中形态不良、渗漏缺氧的血管正常化。在乳腺癌和结肠癌的临床前模型中，抗 PD-1 和抗 CTLA-4 治疗导致肿瘤消退、灌注增加和肿瘤缺氧减少。另一项计算机分析发现，免疫刺激基因途径（包括 *Ackr1*、*Il1r1*、*Il6st* 和 *Socs2*）与血管正常化相关基因（如 *Vegfa* 的表达减少和 *Angpt1* / *Angpt2* 的表达增加）之间存在正相关。针对 ICI，Th1 细胞产生 IFN-γ 以使血管正常化，并通过增加周细胞覆盖率，减少渗漏和减少缺氧。这表明 ICI 重塑了肿瘤的脉管系统，增强了其自身的功效，并可能充当放射增敏剂。

二、食管癌放疗联合免疫治疗的临床应用

免疫和放疗相结合的前瞻性临床研究尚处于起步阶段。仅有前列腺癌和非小细胞肺癌Ⅲ期临床试验公布。PACIFIC Ⅲ期临床试验研究了局部晚期非小细胞肺癌（non-small cell lung cancer，

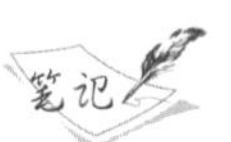

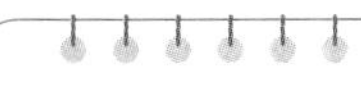

NSCLC）放化疗后的度伐利尤单抗（抗 PD-L1）维持治疗的疗效。与安慰剂相比，度伐利尤单抗改善了总生存期（28.3 个月 *vs.* 16.2 个月），并且两组的治疗相关不良事件发生率相似。一项针对转移性去势抵抗性前列腺癌的Ⅲ期临床试验发现，在单次 8 Gy 剂量的放疗至多达 5 个骨转移后，联合伊匹木单抗（抗 CTLA-4）没有生存获益。在胃食管癌中，试验大多数正在进行中。临床研究主要集中在 3 种情况：可手术切除肿瘤、转移性肿瘤的根治性放化疗和姑息治疗、免疫应用时机和理想的多模式联合治疗方案尚待阐明。

1. 局部晚期可手术的食管恶性肿瘤的辅助治疗

局部晚期非转移性食管癌可通过手术切除达到 R0 切除。CROSS 研究食管癌术前新辅助放化疗有临床获益，但只有 15% 的患者表现出 pCR。目前正在开展添加 ICI 新辅助治疗能否改善缓解率和患者预后的研究。帕博利珠单抗与 CROSS 方案联合进行的Ⅰ期试验（NCT03044613）正在进行，其研究主要终点指标是 pCR 率和与 TRAE。前 10 名患者的初步结果显示，pCR 率达 40%，毒性可接受，并且没有手术延迟。另一项在食管鳞癌中的较大（$n = 28$）Ⅱ期临床试验报告显示，帕博利珠单抗联合术前放化疗的 pCR 率为 46.1%，其中 82% 的患者存活 12 个月，但有 2/28 的患者没有接受手术；由于急性肺损伤，出现 2 例与治疗相关的死亡病例，强调需要进行安全性监测。另一种方案是术后患者使用辅助 ICI，以更好地控制微转移性疾病。CheckMate-577 研究是一项随机、双盲、安慰剂对照、全球性Ⅲ期临床研究，旨在评估纳武利尤单抗用于食管癌或胃食管交界处腺癌辅助治疗的疗

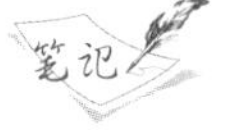

效，研究纳入既往接受新辅助放化疗的 R0 切除Ⅱ/Ⅲ期且有病理残留的患者，按 2 ∶ 1 随机分配接受纳武利尤单抗（240 mg，q14d，16 周）序贯纳武利尤单抗（480 mg，q28d）或安慰剂治疗。辅助治疗至多持续 1 年，主要终点为 DFS。结果显示，中位随访 24.4 个月时，分别有 532 例、262 例患者接受了纳武利尤单抗、安慰剂治疗，mDFS 分别为 22.4 个月和 11 个月（HR=0.69，$P < 0.001$）。CheckMate-577 不仅取得了免疫治疗在该领域的首个重要成果，也为局部晚期食管癌辅助治疗提供了新的高级别证据。这一阳性结果鼓励临床医生在辅助治疗方面可以进行更多的研究与应用。

2. 局部晚期不可手术的食管恶性肿瘤的联合治疗

根治性同步放化疗是食管鳞癌和不适合手术的局部食管腺癌患者的推荐治疗方案。50.4 Gy/25 f 外照射，同步 FOLFOX 化疗。根治性同步放化疗能促进肿瘤的免疫原性变化，增强 ICI 治疗的作用，从而进一步增强局部和远处肿瘤的控制。一项随机、双盲、Ⅲ期 KEYNOTE-975 试验正在评估无法手术的局部晚期食管鳞癌、食管腺癌和胃食管交界处癌（NCT04210115）中根治性同步放化疗联合帕博利珠单抗治疗的疗效与安全性。主要终点是总生存期和无事件生存期，结果可能为根治性同步放化疗设置新的治疗标准。其他正在进行的试验正在评估双重检查点免疫抑制剂的临床价值（抗 PD-1 和抗 CTLA-4；NCT03437200）。

3. 晚期肿瘤的姑息联合治疗

在复发或转移性环境中将 ICI 和射线结合起来试图激活远隔反应，从而引发针对放射线外肿瘤的抗原特异性 $CD8^+$ T 细胞。少

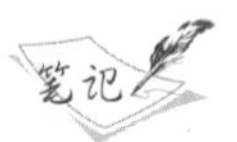

数针对转移性食管恶性肿瘤的放射免疫疗法试验尚处于早期阶段，旨在研究毒性和应答分子机制。一项转移性胃食管癌患者Ⅱ期试验应用帕博利珠单抗联合 30 Gy 常规分割放疗（NCT03544736），其主要终点在于量化远隔效应中相关参数；方法是测量受辐照部位的 TIL 及外周转移处 MDSC 和 Treg 的变化。另一项研究观察将纳武利尤单抗和高剂量近距离放疗（16 Gy/2 f）相结合联合治疗方案的疗效（NCT02642809），还有晚期肿瘤姑息治疗中，将度伐利尤单抗与放化疗相结合的试验方案（NCT03544736）。这些临床研究都处于试验阶段，其结果将有助于临床的进一步应用。

三、联合治疗中放疗方案的优化

1. 放疗分割剂量

临床常规分割放疗方案一般为 1.8 ～ 2 Gy/ 次，1 次 / 日。比如，食管癌的 CROSS 术前放疗方案：41.4 Gy/23 f，每次 1.8 Gy，每周 5 次。放疗技术和医学影像学技术发展至今，包括调强放射治疗（intensity modulated radiation therapy，IMRT）、容积旋转调强放射治疗和质子治疗，在达到更高放射剂量的同时，可最大限度地减少急性和长期毒性。立体定向放射治疗（stereotactic body radiotherapy，SBRT）在临床上的应用越来越广泛，其方案主要是：5 ～ 10 Gy/ 次，3 ～ 5 次，最高剂量可在 24 Gy 以上。先进的成像、固定技术和实时器官运动跟踪使肿瘤寡转移的立体消融放疗成为可能。低分割放疗可在保持疗效的同时将毒性降至最低，这对于不适合接受根治性放化疗的食管癌患者尤其有利。

据观察，常规分割放疗可通过募集可能由 TGF-β 上调介导的 MDSC、Treg 细胞和 M2- 巨噬细胞，从而在 TME 中发挥免疫

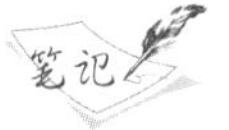

抑制作用。相反，这种常规分割放疗亦能发挥使肿瘤血管正常化的免疫原性作用。更高的分割剂量（> 6 Gy）具有更强的免疫应答，包括 APC 的成熟、T 细胞浸润、MHC-Ⅰ类表达和肿瘤肽的呈递，肿瘤细胞上 Fas 和 ICAM 等免疫刺激信号也明显得到上调。然而，更高剂量放疗的免疫原性作用反而减弱。12 ～ 18 Gy 的消融剂量可诱导肿瘤细胞核酸外切酶 *TREX1* 的表达，进而降解细胞质 DNA，负向调节 cGAS-STING 放疗免疫活化途径。因此，低分割放疗（如 8 Gy × 3 次）最有可能成为有利的免疫调节剂。

2. 放疗照射时间

放疗的免疫学效应具有时间依赖性。体外实验中，照射 8 小时后，MHC-Ⅰ类肽库增加，持续 11 天。临床样本显示，放疗第 1 周中活化的树突状细胞增加，可能与辐射诱导的抗原呈递相关。治疗第 1 周后，活化和增殖性 T 细胞的数量下降，但在治疗的第 3 周后增加，从而支持辐射诱发原位疫苗。这些与时间有关的效应可以在临床中得到有效利用。PACIFIC 试验中的多变量分析发现，放化疗后 2 周内开始 ICI 与更高的总体生存率相关。在对 750 例患者进行回顾性分析时，还发现在放疗同时或放疗后立即开始 ICI 患者生存可获益。这表明放射线可以“激发”肿瘤以获得最佳的免疫治疗效果，这一免疫活化机制有助于胃食管癌的 ICI 优化选择。

3. 放疗对免疫的不良影响

放疗存在很多不良反应，其中放疗诱导淋巴细胞减少症（radiation-induced lymphopenia，RIL）与 ICI 治疗最为密切相关。淋巴细胞对于抗肿瘤免疫反应至关重要，而缺乏 T 细胞的小鼠

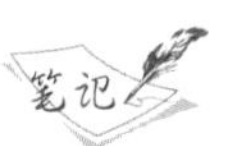

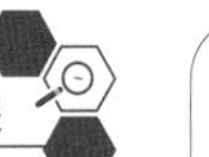

则无法引发免疫应答。RIL 是上消化道肿瘤总体生存不良的独立预后因素。除联合化疗外，放疗靶体积是 RIL 发生率的关键决定因素。低分割 SBRT 可能会减轻这种不利影响。两种胰腺癌组群，SBRT 采用大分割放疗避免大体积正常组织低剂量照射，从而使 RIL 的发生率较常规分割放疗要低得多，放疗与 ICI 协同作用明显增强。此外，与单独照射原发肿瘤相比，淋巴结引流区的选择性照射也会导致 ICI 疗效降低，选择性淋巴结照射会降低肿瘤内趋化因子表达，使 $CD8^+$ T 细胞趋化减少，最终使放疗与免疫治疗联合的患者生存期降低。放射性肺炎是上消化道肿瘤中放疗的常见剂量限制性毒性，同时免疫治疗也存在免疫性肺炎等相关不良事件的风险可能，包括可能威胁生命的肺炎。因此，放疗和免疫治疗联合有可能增加这种不良反应的发生率和严重性。KEYNOTE-001 试验表明，ICI 相关性肺炎在先前接受胸腔放疗的患者中发生率更高，并且有几例 ICI 和 SBRT 联合治疗患者出现严重肺炎。在 PACIFIC 试验中，度伐利尤单抗和安慰剂组的肺炎发生率相似，因此需要进一步的数据来寻找上消化道肿瘤的安全性和有效性之间的平衡点。

四、未来发展方向

食管恶性肿瘤放疗与免疫治疗联合方案的疗效已初步显现，但仍存在一些问题。目前缺乏不同剂量和不同分割剂量放疗诱发免疫原性的相关研究。一些研究改变了整个照射剂量，但仍不能明确放疗方案中的单次大剂量照射、低分割剂量照射、常规 1.8 ～ 2 Gy 分次照射，哪个方式与免疫治疗联合更为有效。临床前基础研究能获得更多的数据，且多中心临床试验有助于确定临

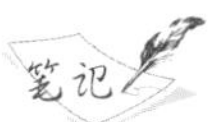

床实践的最佳剂量方案。同时，分析照射部位和周围部位的 TIL、Treg 细胞和 MDSC 含量，将有助于理解放疗与免疫联合的作用机制和耐药机制，并为食管恶性肿瘤临床实践提供帮助。晚期食管恶性肿瘤单药 ICI 反应率低，而 ICI 和放疗联合治疗将有可能为这部分患者提供新的有效治疗方案。最后，寻找预测 ICI 和放疗联合治疗疗效的生物标志物，将有助于筛选到联合治疗的优势人群。

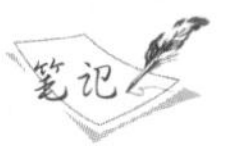

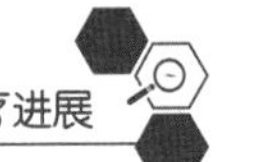

第八节 抗血管生成药物靶向联合免疫治疗的机遇与挑战

在过去十年中，肿瘤免疫治疗（cancer immunotherapy，CIT）极大地改变了癌症的治疗格局。这一重大的治疗进展在很大程度上是通过免疫检查点抑制剂（immune checkpoint inhibitor，ICI）的突破性进展实现的。

CTLA-4、PD-1 和 PD-L1 等免疫检查点对 T 细胞介导的免疫反应起负调节作用，这些免疫反应在癌细胞逃避免疫杀伤中起着关键作用。ICI 是针对 PD-1/PD-L1 轴或 CTLA-4 的单克隆抗体。ICI 降低抑制性 T 细胞激活信号，从而使肿瘤反应性 T 细胞克服抑制信号，产生有效的抗肿瘤效应。目前已有 10 多种 PD-1/PD-L1 单克隆抗体在临床获批使用，它们可以作为单一疗法，也可以在 19 种不同类型肿瘤的不同线数中进行联合应用。截至 2019 年 9 月，大约有 3000 项针对 PD-1/PD-L1 轴的药物试验正在一系列肿瘤类型中进行，其中 76% 采用的是联合方案。更多基于 PD-1/PD-L1 的治疗已经改变了很多肿瘤的治疗标准。

PD-1/PD-L1 免疫抑制剂的优势在于持久的抗肿瘤反应，进而转化为肿瘤患者的生存获益。抗 PD-1 治疗使晚期黑色素瘤、肺癌和肾癌患者的 5 年生存率比之前的标准治疗显著提高。然而，仅有少数患者能有长期反应，大约 87% 的 PD-1/PD-L1 患者无法从中获益。大多数对 PD-1/PD-L1 抑制产生耐药性的患者要么对治疗无反应（原发性耐药性），要么在一段时间后复发（获得性耐药

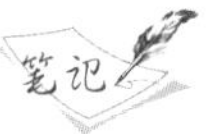

性）。此外，一些肿瘤类型如胰腺癌、微卫星稳定（microsatellite stability，MSS）结直肠癌、胆道癌和前列腺癌似乎对 PD-1/PD-L1 轴阻断具有内在抗性。原发性或获得性耐药性的主要原因是肿瘤能够绕过检查点封锁而产生免疫逃逸。总的来说，肿瘤微环境（tumor microenvironment，TME）、肿瘤免疫原性、抗原呈递及肿瘤信号转导通路在免疫检查点阻断中都发挥着重要作用。

对 ICI 耐药分子机制的深入研究使得采取预防或消除 ICI 的治疗策略成为可能。肿瘤突变负荷（tumor mutational burden，TMB）反映了大量被细胞毒性 T 细胞识别为外来的免疫原性新抗原，以及抑制性免疫检查点（如 PD-L1）的表达，已成为反映检查点抑制剂（checkpoint inhibitor，CPI）疗效的生物标志物。然而，这两种标志都不能完全解释大多数患者对检查点抑制剂缺乏反应的原因。因此，临床需要了解更多的免疫逃逸机制。TME 的异常常常导致免疫原发生耐药，进而影响免疫治疗的有效性。因此，通过联合治疗（如免疫抑制细胞类型）对 TME 的特异性免疫成分进行治疗性重塑，可以克服 TME 诱导的对检查点抑制剂的抵抗，从而增强或逆转免疫效应。ICI 与化疗、靶向药物和 CTLA-4 抗体等治疗方式的结合已获证实。PD-1 抑制剂联合抗 CTLA-4 抗体已获得 FDA 批准，涉及 LAG-3 和 TIM-3 等其他抑制性检查点的试验正在进行中。传统放化疗通过释放肿瘤相关抗原和（或）耗尽免疫抑制细胞来促进抗肿瘤免疫。

在 TME 中，血管内皮生长因子（vascular endothelial growth factor，VEGF）驱动的血管生成是肿瘤相关免疫抑制的关键驱动因素。本文将介绍 VEGF 介导的免疫抑制机制，以及如何通过阻断

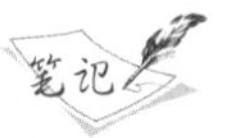

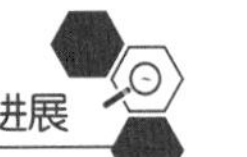

VEGF 联合 PD-（L）1 抑制剂来增强抗肿瘤免疫效应。PD-（L）1 抑制剂和抗血管生成药物的组合目前已在肝癌等一些肿瘤的治疗中获得批准，在肺癌等多种肿瘤接近获批。了解抗血管生成联合 PD-（L）1 抑制剂抗肿瘤的协同机制和临床研究显得重要与及时。同时还应关注 VEGF 和 PD-（L）1 通路双重靶向相关的机遇和挑战。

一、抗癌免疫与血管生成的协同作用

血管生成和免疫逃逸通常是并行发生、相互依存的过程，被认为是肿瘤的主要特征。两者作用机制常常在肿瘤中相互并存，促进肿瘤的发生和进展。

1. 肿瘤免疫循环过程

Chen 和 Mellman 将癌症免疫描述为 7 个步骤循环的过程，称为肿瘤免疫循环（cancer immune cycle，CIC）。为了实现有效的抗肿瘤免疫，使 T 细胞介导的肿瘤细胞杀伤成为可能，CIC 需要 7 个步骤，这 7 个步骤可分为 3 个阶段：①招募和激活免疫效应细胞（步骤 1 ～ 3）；② T 细胞向肿瘤的运输和浸润（步骤 4 和步骤 5）；③识别和杀死癌细胞（步骤 6 和步骤 7）。

在 CIC 的步骤 1 ～ 3 中，从肿瘤细胞中释放的肿瘤抗原（包括新抗原）被树突状细胞（dendritic cell，DC）吸收和处理，然后呈现给 T 细胞，从而引发和激活 T 细胞。在步骤 4 中，激活的效应 T 细胞进入循环，被运输到肿瘤，然后渗透到肿瘤瘤床（步骤 5），在那里它们附着并破坏癌细胞（步骤 6 和步骤 7）。杀死恶性细胞导致肿瘤源性抗原的额外释放和 CIC 的重新启动。肿瘤能够通过阻断 CIC 中的一个或多个步骤来选择机制以逃避免疫监视，从而使肿瘤免受免疫破坏。

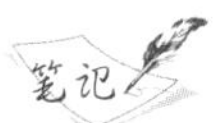

对肿瘤免疫机制的了解，可以根据肿瘤微环境对免疫治疗效应不同，将肿瘤进行相关的分类。目前的分类主要是根据免疫浸润的成分和炎症反应特征来定义的。组织学上，肿瘤可以大致分为炎症（热）或非炎症（冷）。大多数数据支持这样一种观点，即患有“热”肿瘤或炎症肿瘤的患者对 PD-1/PD-L1 抑制的反应相对较好，这些肿瘤患者具有先前存在的功能性抗肿瘤 T 细胞免疫标志物（例如，干扰素 -g 信号、高 PD-L1 表达、高肿瘤浸润淋巴细胞患病率或基因组不稳定性）。其他具有抗肿瘤免疫缺陷的肿瘤免疫表型如免疫排斥型（免疫细胞仅存在于外周）和免疫沙漠型（免疫细胞在肿瘤中的渗透有限或没有渗透），不太可能对 CPI 产生反应，这表明在肿瘤或 TME 中存在其他重要的免疫抑制机制。上述免疫表型可在特定肿瘤类型和不同肿瘤中不同程度地存在。

2. VEGF 免疫调节

血管生成，定义为从现有血管系统中形成新血管，是一个复杂、多步骤的过程，在生理条件下，由大量促血管生成和抗血管生成因子严格调控。然而，增殖性肿瘤往往打破促血管生成和抗血管生成之间的平衡，过渡到促血管生成来激活血管生成。

在所有已知的调节血管生成的分子中，由于 VEGF 在调节生理和病理性血管生成中的关键作用，VEGF 及其受体—— VEGFR 受到了最广泛的关注。VEGF 属于生长因子家族，包括 VEGFA 至 VEGFD 和胎盘生长因子。VEGF 与 VEGFR2 的结合是血管内皮细胞触发血管生成的主要信号事件。VEGF 与 VEGFR 结合启动各种细胞内信号通路，调节血管通透性和内皮细胞存活、迁移和增殖等过程。

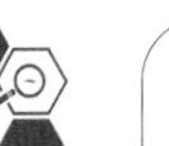

抗血管生成药物可根据 3 种作用机制进行分类：结合并消耗 VEGF 配体的单克隆抗体、结合 VEGFR 的单克隆抗体、阻断 VEGFR 细胞内结构域的酪氨酸激酶抑制剂（tyrosine kinase inhibitor，TKI）。VEGF 在肿瘤发生和信号机制中的作用及抗 VEGF 疗法的发展已很翔实，并拥有临床适应证。

除了血管调节外，越来越多的数据表明，VEGF 是 TME 内免疫抑制的重要介质。VEGF 能够驱动一系列免疫抑制机制，影响产生有效抗癌免疫反应的能力。

TME 中 VEGF 的过度产生可通过 4 种主要机制直接或间接地驱动或抑制抗肿瘤免疫：①抑制 DC 成熟和抗原提呈；②抑制细胞毒性 T 细胞增殖、运输和渗透；③促进异常的肿瘤血管系统；④免疫抑制细胞类型的募集和增殖，如 MDSC、调节性 T 细胞和肿瘤前体 M2 样肿瘤相关巨噬细胞。

细胞毒性 T 细胞的 T 细胞启动和激活依赖于成熟 DC 捕获肿瘤抗原并将其呈现给淋巴结中的 T 细胞能力。然而，与肿瘤相关的树突状细胞处于不成熟的状态，通常无法启动功能性抗癌免疫反应。抑制 DC 成熟的能力是 VEGF 最早描述的免疫抑制功能之一，这可能导致肿瘤抗原呈递不足，从而导致肿瘤潜在的免疫逃逸。成熟树突状细胞的特征是细胞表面 MHC-Ⅰ类和 MHC-Ⅱ类及 T 细胞激活所需的其他共刺激分子的表达增加，所有这些都受核因子 κB 途径的调节。然而，在 VEGF 水平升高的癌症中，由于 VEGFVR1 与 DC 结合，可通过抑制核因子 κB 途径阻碍 DC 的成熟。DC 缺乏成熟可以阻止 MHC 和其他分子的上调，最终导致 T 细胞活化受损。此外，通过上调 DC 上的 PD-L1，VEGF 可

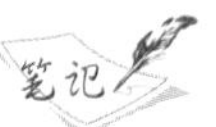

以进一步抑制 DC 功能，从而抑制 T 细胞功能和（或）扩张。在恶性肿瘤，特别是晚期肿瘤患者中，VEGF 的高水平表达往往与 DC 功能缺陷和成熟 DC 的减少有关。研究表明 DC 受 PD-L1 和 VEGF 信号轴的调节。多项研究表明，VEGF 可以部分通过抑制 DC 成熟来驱动免疫抑制，并且可以通过减弱 T 细胞激活和启动而促进免疫逃逸。这些发现表明，联合抑制 PD-1/PD-L1 和 VEGF 可通过调节 DC 功能和成熟，增强 T 细胞的激活和招募。

T 细胞增殖、运输和渗透涉及从淋巴结到肿瘤瘤床的启动和激活 T 细胞的运输。PD-1/PD-L1 的成功阻断有赖于肿瘤靶向 T 细胞从淋巴结通过血流有效转运到肿瘤中发挥作用。因此，对 PD-1/PD-L1 抑制的抵抗通常与治疗前 T 细胞向肿瘤浸润不足有关。为了有效地渗透肿瘤并整合到 TME 中，免疫细胞必须能够进入肿瘤血管系统，附着到内皮细胞，然后穿过血管壁迁移。

VEGF 在刺激肿瘤内异常血管形成过程中发挥关键作用，这会对 T 细胞从淋巴结迁移到肿瘤瘤床产生负面影响。VEGF 及其他免疫抑制因子可以减弱肿瘤血管内皮上黏附分子（如细胞内黏附分子 1、血管黏附分子 1、CD34）的表达。黏附分子表达减少会削弱免疫细胞黏附和迁移血管壁的能力，从而阻止它们进入肿瘤。其他研究还表明，VEGF 暴露可导致内皮细胞上黏附分子异常聚集，导致 T 细胞黏附减少。

内皮细胞可以表达一系列分子，这些分子可以为某些免疫细胞形成不可渗透的屏障，其中一种分子是 FAS 抗原配体。FAS 抗原配体与前列腺素 E_2 和 IL-10 结合后，可以诱导 $CD8^+$ T 细胞凋亡，但不能诱导 Treg。VEGF-A 的药物阻断诱导肿瘤排斥性

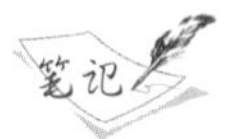

$CD8^+$ T 细胞通过依赖于 FAS 抗原配体表达减弱的 Treg 显著增加，并导致 CD8 依赖性肿瘤生长抑制。对癌症患者的研究表明，肿瘤血管生成、肿瘤血管功能障碍或 VEGF-A 水平升高与肿瘤 T 细胞浸润减少之间存在联系。

T 细胞耗竭是抗癌免疫逃逸的一个重要机制，其特征是 PD-1 受体等负性免疫检查点的表达导致功能逐渐丧失。对小鼠模型的研究表明，TME 中增加的 VEGF-A 可以增强 PD-1 及参与 $CD8^+$ T 细胞上 T 细胞耗竭的其他受体表达，这可以通过抗 VEGF 治疗来逆转。

总之，VEGF 的许多免疫抑制作用是由 VEGF 驱动的肿瘤血管系统的异常所介导的，该异常随后可以阻止有效的 T 细胞浸润并促进肿瘤免疫逃逸。此外，药物阻断 VEGF 可促进细胞毒性 T 细胞渗入肿瘤。

3. 血管正常化改善肿瘤免疫微环境

异常血管生成和物理压迫导致肿瘤血管异常和血液灌注受损。异常血管介导免疫逃逸，并通过阻碍药物、氧气和效应 T 细胞的输送而降低免疫治疗的效果。异常的肿瘤血管容易在 TME 内发生缺氧和酸中毒，TME 通过多种机制介导抑制抗癌免疫。因此，血管正常化既可以改善抗癌治疗的疗效，又可以克服 TME 免疫抑制。对小鼠的研究表明，肿瘤血管系统的调节或正常化可导致 T 细胞募集增加和肿瘤浸润，反过来，血管功能也可以由免疫细胞调节。最近在实验性乳腺肿瘤模型中的一项研究表明，通过过继转移或双重 PD-1/CTLA4 阻断引入的效应 $CD4^+$ T 细胞既能使血管正常化，又能减轻缺氧。在乳腺和结肠肿瘤模型中，抗 PD-1 或抗 CTLA-4

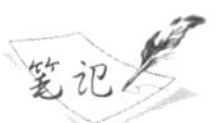

治疗通过促进 $CD8^+$ T 细胞聚集和 IFN-g 产生来促进血管灌注，这表明改善血管灌注取决于检查点阻断诱导的 T 细胞免疫上调。这些数据表明，血管和 T 细胞功能在癌症中是相互调节的过程。

4. VEGF 促进免疫抑制细胞的募集和增殖（CIC 步骤 6 和步骤 7）

CIC 步骤 6 和步骤 7 依赖于允许的 TME，其中效应 T 细胞和免疫抑制细胞的平衡允许识别和杀死肿瘤细胞。VEGF 介导的免疫抑制是由对免疫效应物的负面影响和免疫抑制细胞（如具有促肿瘤表型的 Treg、MDSC 和 TAM）的增强引起。除了下调抗癌免疫外，抑制细胞还可以促进血管生成，从而形成免疫抑制的恶性循环。通过阻断 VEGF 诱导的 MDSC、Treg 和其他免疫抑制细胞的扩增，TME 从免疫抑制性重新编程为免疫容许性，这将导致抗肿瘤免疫的激活。

骨髓间充质干细胞在调节 TME 中的抗癌免疫及对 PD-1/PD-L1 抗体的耐药性方面起着关键作用。骨髓间充质干细胞是存在于不同分化状态的多种髓样细胞群，显示出强大的免疫抑制功能。骨髓间充质干细胞也通过不同的机制增强血管生成。TME 中的 MDSC 能够抑制肿瘤特异性 T 细胞的增殖，促进 Treg 的发育或分化，导致 T 细胞免疫受到抑制。MDSC 上 VEGF 与 VEGFR 的结合通过信号转导子和转录激活子 3 激活信号传导，导致其扩增。在 RCC 小鼠模型中，贝伐珠单抗被证明可以减少 MDSC 的数量。在小鼠模型和癌症患者中，骨髓间充质干细胞也与 VEGF 阻断的耐药性有关。这些数据表明，骨髓细胞功能由 VEGF 和 PD-1 途径协调，治疗性 PD-1/PD-L1 加上 VEGF 抑制能够强化抗癌免疫反应。

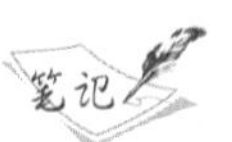

Treg 是 TME 免疫抑制的有效介质，受多种肿瘤相关因子的

调节，包括 VEGF。VEGF 已被证明能触发 Treg 的募集和增殖。例如，VEGF 阻断可导致大肠癌小鼠模型和联合贝伐珠单抗和化疗治疗的大肠癌患者 TME 中的 Treg 数量减少。此外，由 VEGF 介导的肿瘤血管系统异常引起的缺氧条件也可诱导肿瘤细胞分泌趋化因子 CCL28，从而导致 Treg 募集，并积聚免疫抑制性 M2 肿瘤相关巨噬细胞。通过这些作用，过量的 VEGF 产生免疫抑制性 TME，下调肿瘤特异性 T 细胞功能，从而促进肿瘤免疫逃逸。抗 VEGF 治疗已被证明可以减少 RCC 患者的肿瘤相关 Treg。

二、抗血管生成药物联合免疫治疗的临床数据

1. 结直肠癌

ICI 在转移性结直肠癌（metastatic colorectal cancer，mCRC）中的临床获益仅为 4% ～ 5%，这些患者常有缺陷 DNA 错配修复途径（deficient mismatch repair，dMMR）或 MSI-H。相反，PD-（L）1 抑制剂在正常 DNA 错配修复缺陷（proficient mismatch repair，pMMR）或 MSS mCRC 中并没有临床疗效。dMMR/MSI-H mCRC 对抗 PD-1 治疗的显著反应可以理解为高水平的肿瘤突变负荷。然而，单凭突变负荷并不能解释 MSS/pMMR mCRC 对抗 PD-1 治疗缺乏反应。因此，除了突变负荷之外的其他因素可能是 MSS/pMMR mCRC 对检查点封锁缺乏反应的原因。

dMMR/MSI-H 和 MSS/pMMR mCRC 对 CPI 的不同反应可能部分是因为 TME 的差异，影响肿瘤产生有效抗癌免疫反应的能力。VEGF 被认为在 MSS-CRC 免疫抑制性 TME 的形成中起着重要作用。一系列体外、体内研究的最新数据表明，与 MSI-H CRC 肿瘤相比，由 VEGF-a 驱动的严重 T 细胞衰竭在 MSS-CRC 肿瘤

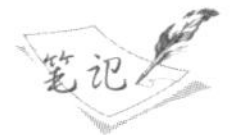

中非常显著。MSS-CRC 肿瘤中 T 细胞衰竭的特征是浸润边缘和肿瘤体的 $CD8^+$ T 细胞浸润减少，衰竭标志物如 PD-L1 的表达上调，以及 IFN-g 释放减少。

在 81% 的 MSS-CRC 肿瘤中发现了血管生成基因表达升高，而 MSI-H 肿瘤为 40%。此外，与 MSI-H CRC 肿瘤相比，MSS 中 VEGF 的表达明显更高，并且发现 VEGF 在 MSS 肿瘤中驱动 T 细胞衰竭及降低 T 细胞功能。总之，这些数据为 VEGF 介导的 T 细胞免疫抑制在大肠癌中的作用提供了机制上的见解，并为临床评估同时靶向 VEGF 和 PD-1/PD-L1 通路提供了合理的框架。

2. 肺癌

非小细胞肺癌占肺癌的 80% ～ 85%，腺癌和鳞癌是最常见的非小细胞肺癌组织学亚型。CPI 彻底改变了非小细胞肺癌的治疗，大多数新诊断的晚期非小细胞肺癌患者都需要使用 PD-1 或 PD-L1 抗体进行治疗，无论是单药治疗还是联合治疗。

IMpower150 研究是一项探索阿替利珠单抗联合贝伐珠单抗及卡铂紫杉醇（ABCP 方案）一线治疗晚期非鳞 NSCLC 的随机对照Ⅲ期临床试验，旨在评估 PD-L1 阻断的临床疗效，以及化疗和抗 VEGF 的免疫调节作用。共有 1202 名患者被随机分为 3 组，分别接受阿替利珠单抗加卡铂紫杉醇（ACP 组）、阿替利珠单抗加贝伐珠单抗加卡铂紫杉醇（ABCP 组）、贝伐珠单抗加卡铂紫杉醇（BCP 组），与接受 BCP 治疗的患者相比，接受 ABCP 治疗的患者 PFS 改善（HR=0.62，P ＜ 0.001），OS 改善（HR=0.78，P=0.02）。此外，接受 ABCP 和 BCP 治疗的患者 ORR（次要终点）也有所增加（分别为 64% 和 48%）。与 BCP 相比，ABCP 的临床获益

扩展到关键患者亚组，与 PD-L1 表达水平、基线肝转移（未分级 PFS *HR*=0.42；未分级 OS *HR*=0.54）和 *EGFR/ALK* 基因改变（未分级 PFS *HR*=0.59；未分级 OS *HR*=0.54）无关。与接受 ABCP 和 BCP 治疗的患者观察到的 OS 获益（*HR*=0.76）相比，与 ITT 人群中的标准 BCP 方案相比，接受 ACP 的患者没有观察到生存获益（*HR*=0.85）。此外，在 EGFR 激活突变或肝转移的患者中，与 BCP 相比，ABCP 治疗显著改善了 PFS 和 OS，而 ACP 方案（不含贝伐珠单抗）与 BCP 相比，在这些重要的临床亚组中并未显示出 PFS 或生存率的改善。与此相关的是，在 IMpower 130 中也观察到，在 *EGFR* 突变或基线肝转移患者中，ACP 方案在 IMpower 150 中缺乏疗效。总之，这些数据表明，除了阿替利珠单抗和化疗外，贝伐珠单抗还需要通过抑制血管生成和逆转 TME 中 VEGF 驱动的免疫抑制，才能在 NSCLC 患者中释放临床上有效的抗癌免疫，这些患者存在基因突变或肝转移。基于这些数据，卡铂 - 紫杉醇联合贝伐珠单抗和阿替利珠单抗被认为是非鳞状转移性 NSCLC 患者的一线治疗标准。评估 PD-（L）1 与 VEGF 联合化疗方案的其他随机试验目前正在 NSCLC 患者中进行。

3. 食管癌

AVAGAST 与 AVATAR 是对比贝伐珠单抗或安慰剂联合氟尿嘧啶类药物与顺铂用于一线治疗晚期胃食管结合部或胃腺癌的两项大样本、随机对照研究，均未达到设计的主要终点，均未明显提高 mOS（AVAGAST：12.1 个月 *vs.*10.1 个月，*HR*=0.87，95% *CI*：0.73 ～ 1.03，*P* ＞ 0.05；AVATAR：10.5 个月 *vs.*11.4 个月，*HR*=1.11，95% *CI*：0.79 ～ 1.56，*P* ＞ 0.05）。一项评估多西他赛、

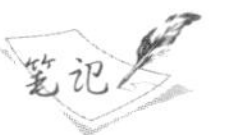

顺铂、氟尿嘧啶联合贝伐珠单抗的一线方案对晚期胃食管结合部恶性肿瘤疗效的研究结果显示，6 个月 PFS 率为 79%，mPFS 为 12 个月，mOS 为 16.8 个月，2 年生存率为 37%。2016 年国内一项观察性研究结果显示，一线放化疗失败后的食管癌患者接受贝伐珠单抗和替吉奥治疗后，ORR 为 22.4%，疾病控制率（disease control rate，DCR）为 61.8%，mPFS 为 4.9 个月，mOS 为 8.1 个月。这项研究虽显示贝伐珠单抗联合替吉奥治疗一线放化疗失败的食管癌患者安全有效，但仍需要大样本Ⅲ期随机对照临床研究证实该联合方案对食管癌患者的价值。

安罗替尼是临床上广泛应用的小分子多靶点抗血管生成抑制剂，疗效和安全性历经考验并得到一致认可。抗血管生成联合免疫治疗已经成为晚期食管癌疗效突破的焦点之一。ALOT-EC 3 研究在 2022 年美国临床肿瘤学会胃肠道肿瘤研讨会上报道，ALOT-EC 3 是一项前瞻性、多中心评价安罗替尼联合 PD-1 抑制剂二线 / 后线治疗食管癌的有效性和安全性真实世界研究，纳入了接受安罗替尼联合 PD-1 抑制剂二线 / 后线治疗的食管癌患者。主要终点为 PFS，次要终点为 ORR、DCR 和 OS。该项目自 2020 年 7 月入组开始，至 2021 年 9 月共分析了 40 例患者，中位年龄 65.5 岁（48 ～ 81 岁）。26 例（65.0%）和 14 例（35.0%）患者分别接受安罗替尼联合 PD-1 抑制剂二线或后线治疗。研究初步结果显示在所有患者中，1 例达 CR，11 例达 PR，23 例达 SD，ORR 为 30.0%，DCR 为 87.5%。二线治疗患者的 ORR 为 30.8%，DCR 为 92.3%；后线治疗患者的 ORR 为 28.6%，DCR 为 78.6%。22 例（55%）患者发生了 TRAE，4 例患者发生了 ≥ 3 级 TRAE，无患

者死于 TRAE。该研究表明，安罗替尼联合 PD-1 抑制剂可作为晚期食管癌二线或后线治疗选择。期待大样本临床研究数据进一步验证这一结论。

4. 肝脏继发恶性肿瘤

肝脏是大多数胃肠道癌症及一些非胃肠道肿瘤的常见转移部位（如肺癌、肾癌、乳腺癌和食管癌）。在接受 CPI 治疗的肺癌和其他癌症患者中，肝转移是预后差的重要因素。

在Ⅲ期试验和回顾性系列的亚组分析中，最近报告了肝脏与其他解剖部位的不同器官反应。对 CPI 的研究表明，单药或联合化疗对 NSCLC 和基线肝转移患者的治疗益处极小。作为 KEYNOTE-001 试验的一部分，在接受帕博利珠单抗治疗的转移性黑色素瘤患者亚组中，发现肺转移的完全缓解率最高（42%），其次是腹膜转移（37%）和肝转移（24%）。在Ⅰ期试验中，90 名晚期恶性肿瘤（主要是黑色素瘤和胃肠道肿瘤）患者接受 CPI 治疗，肝转移的存在与更短的 OS、PFS 和更低的临床受益率显著相关。在对 75 例晚期肝癌患者的回顾性研究中，肝、肺、淋巴结和其他腹腔内转移的 ORR 分别为 22%、41%、26% 和 39%。总之，这些临床数据表明肝转移对 CPI 的反应可能不如肝外病变。

对这些临床发现的一个可能解释是，继发性肝肿瘤比原发解剖部位更具有抑制性的 TME。研究表明，进展性转移以免疫细胞排除表型为特征，而缩小和稳定的转移由效应 T 细胞浸润，并表现出特异性 T 细胞亚群的单克隆扩增。接受 CPI 治疗的 NSCLC 或黑色素瘤患者的肝转移与 $CD8^+$ T 细胞浸润消失有关。

最近随机试验的临床数据支持 CPI 联合抗 VEGF 药物，其可

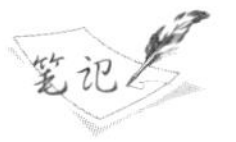

以增强继发性肝肿瘤患者对 CPI 治疗的反应。在 IMpower150 预先指定的分析中，阿替利珠单抗联合贝伐珠单抗和化疗显著改善了一组有肝转移的 NSCLC 患者的 OS 和 PFS。相反，阿替利珠单抗联合化疗或贝伐珠单抗联合化疗均不能延长肝转移患者的生存期或 PFS。这表明，PD-L1 和 VEGF 的双重靶向性可能需要在有肝转移的 NSCLC 患者中诱导具有临床意义的抗肿瘤免疫。总的来说，这些临床数据表明，在原发性或继发性肝癌患者中，贝伐珠单抗和阿替利珠单抗联合应用可能会阻碍由肿瘤缺氧、VEGF 过度表达或肝血管生成增加诱导的免疫抑制性免疫细胞类型（如 MDSC、Treg 和 TAM）。

三、挑战与机遇：我们将何去何从？

大量临床前和临床数据支持血管生成药物在 TME 免疫调节中发挥的关键作用。随机Ⅲ期研究表明，与 RCC、NSCLC 和 HCC 的标准治疗相比，抗血管生成药物与 PD-（L）1 抗体联合治疗显著提高了生存率。正在进行的随机研究结果将进一步阐明这种治疗方法对其他类型癌症的临床疗效。

到目前为止，抗血管内皮生长因子加 CPI 联合治疗对抗血管生成和 PD-（L）1 阻断作为个体化单一疗法有效的肿瘤特别有效。因此，CPI/VEGF 组合在卵巢癌和 MSS 结直肠癌等血管生成性疾病中是否有效仍有待观察，这些疾病通常缺乏预先存在的免疫标志物，对 PD-（L）1 抗体单一疗法反应不佳。如果免疫原性差的癌症中 CPI/VEGF 抑制剂组合的随机研究呈阳性，我们将有令人信服的临床证据表明，将“冷”TME 转换或重新编程为免疫原性 TME 是一个现实的临床主张。

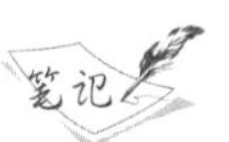

抗血管生成药物与 CPI 的组合分为抗 VEGF 抗体或 TKI 进行探索；目前尚不清楚这两种方法在增强抗肿瘤免疫方面的效果是否具有可比性。抗血管生成 TKI 抑制广谱酪氨酸激酶，不仅抑制促血管生成信号通路，而抗体仅针对 VEGF-a 或 VEGFR2。非 VEGF 血管生成激酶或其他致癌途径在 TME 免疫调节中的作用仍有待阐明。同样，不同靶点抑制谱的抗血管生成 TKI 可能具有不同的免疫调节能力。一方面，TKI 可能通过更广泛的抗血管生成生物活性增强免疫效应；另一方面，TKI 和 VEGF 抗体在安全性和毒性负荷方面的差异也是临床疗效、治疗持续时间或与其他治疗结合的重要因素。此外，用于免疫调节的抗血管生成药物的最佳剂量也是临床需要考量的因素。

最近对临床前模型中抗血管生成 TKI 药物的免疫效应的综述表明，低剂量的 TKI 药物具有免疫刺激作用，而高剂量的 TKI 药物具有免疫抑制作用。高剂量、长期或两者并存的抗血管生成治疗可导致过度血管修剪和免疫抑制。除了抗 VEGF 药物的选择，CPI 的选择也可能相关。目前还没有直接 PD-1 和 PD-L1 抗体的头对头对比临床研究。NSCLC 的临床数据与一些研究的数据的结论并不一致，部分研究显示 PD-1 或 PD-L1 抗体之间的疗效没有差异，而有些研究表明 PD-1 抑制剂有利于提高生存率。基于受体和配体的 PD-1 阻断剂的不同，临床疗效可能部分取决于治疗的肿瘤类型。在一项使用功能性 T 细胞体外试验的体外研究中，发现 PD-L1 抗体在抑制 PD-1 信号传导方面比 PD-1 抗体更有效。考虑到 Treg 在 VEGF 介导的免疫抑制中的作用，当抗 PD-（L）1/VEGF 组合时，Treg 在该模型中的作用更值得关注。这些基础研究数据的临床意

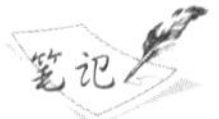

义仍有待观察，PD-1/PD-L1 抗体和抗 VEGF 药物不同组合的持续试验结果将提供更多信息。

CPI 与抗 VEGF 药物联合进行的Ⅲ期试验取得了令人鼓舞的结果，并将其作为晚期疾病患者的治疗标准。目前正在进行两项Ⅲ期研究，评估抗 PD-L1 抗体与贝伐珠单抗联合治疗肝癌患者，纳入的患者在可能治愈性肝切除或肿瘤消融后有较高的肿瘤复发风险。期待 PD-L1/VEGF 双重阻断可通过改善 TME 来加强免疫疗效，减少肝癌复发概率。PD-L1/VEGF 阻滞剂也正在与经动脉化疗栓塞联合治疗无法切除的局限性肝细胞癌患者的Ⅲ期试验中进行研究。这种结合基于放大局部区域治疗诱导的抗肿瘤免疫机制的潜力。

在抗血管生成药物联合 PD-1/PD-L1 抗体时代，生物标志物的开发具有挑战性。与分子靶向药物不同，肿瘤免疫治疗生物标志物通常是一种特定的遗传畸变。到目前为止的数据表明，已建立的肿瘤免疫治疗生物标志物如 PD-L1 表达或 TMB，对双重 CPI/VEGF 阻断预测作用有限。TME 的分子图谱可能是识别由 VEGF 介导的 TME 免疫缺陷患者的有用方法。例如，对含有髓系基因特征的 RCC 或 HCC 患者进行的随机研究探索性数据表明，贝伐珠单抗与阿替利珠单抗联合使用可能更为有效。需要进一步研究配对连续活检或新辅助方法，以确定肿瘤免疫治疗的反应和耐药性机制。从这些类型的试验中获得的数据有助于开发更为有效的组合，并将针对 TME 中特定免疫抑制机制的药物添加到 PD-（L）1/VEGF 组合。为了更好地选择肿瘤免疫治疗患者，对预测性生物标志物的研究正在进行中，但目前还没有生物标志物在临床实践中得到验证。

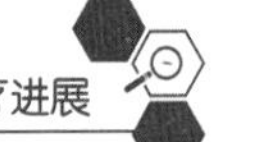

第九节 肿瘤 PD-（L）1 阻断治疗疗效的潜在生物标志物

在过去的二十年里，ICI 已被研究和应用于癌症的治疗。2011 年 FDA 首次批准伊匹木单抗（一种 CTLA-4 抑制的单克隆抗体）用于转移性黑色素瘤。随后批准了一系列针对 PD-1 共抑制受体及其配体所代表的信号通路药物。ICI 的出现给肿瘤学带来了一场革命，它引入了一类新的药物，对治疗手段有限的复发/难治性肿瘤非常有效。同时，免疫检查点阻断治疗也对疗效评估有了新的要求，包括制定新的影像学评估标准（如 iRECIST 和 imRECIST）。

尽管免疫检查点抑制剂疗效显著（多见于既往无法控制的肿瘤），但很快学者们发现这种治疗方法只对少数患者有效，这种治疗方法不仅费用高，还具有毒副作用，不易管理。因此，寻找能够预测疗效的生物标志物变得至关重要。关注淋巴细胞或肿瘤相关标志物（如共抑制受体或配体表达水平）是毫无疑问的，但同时也有人提出将体液和循环标志物应用于疗效的预测。因此，有必要回顾目前已经确定或提出的预测 ICI 疗效的生物标志物及支持它们在临床中应用的数据。

一、免疫疗法现状

免疫反应包括固有免疫反应和适应性免疫反应。虽然固有免疫细胞（包括自然杀伤细胞、巨噬细胞和中性粒细胞）对外来抗原反应迅速，但非特异性强；而适应性免疫细胞如 B/T 淋巴细胞

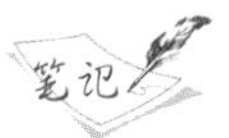

是免疫反应机制中更精准、直接的一部分，但是需要一段时间来启动这一反应。能够高度识别的适应性免疫反应为触发强效特异性免疫治疗提供了极好的靶点。肿瘤免疫循环是肿瘤免疫治疗的基本机制。简言之，这一多级机制是由肿瘤微环境中凋亡的肿瘤细胞释放抗原来启动的。适应性免疫系统将会识别这些外来的、非自身性抗原。树突状细胞捕获这些抗原，在穿过淋巴管到达淋巴结后，将其呈递给 T 细胞，触发肿瘤特异性细胞毒性 T 细胞反应。$CD8^+$ 细胞毒性 T 细胞向肿瘤组织迁移浸润，特异性结合肿瘤抗原靶点，杀伤肿瘤细胞，释放肿瘤相关抗原。如此往复，形成最佳的抗肿瘤免疫反应。这一抗肿瘤免疫过程的中断可能导致肿瘤细胞逃避免疫监测，从而促进肿瘤生长、进展和转移。目前被提出并最终成为靶点的热门免疫逃逸机制之一就是免疫调节检查点。免疫调节检查点是表达在 T 细胞和抗原提呈细胞上的蛋白，一些能够上调免疫反应，一些则是起下调作用。肿瘤细胞可以通过激活抑制抗肿瘤免疫反应的免疫检查点来逃脱免疫周期。

免疫检查点的发现是肿瘤学重要里程碑式进展。例如，CTLA-4 和 PD-1，这些分子表达在效应细胞上，可以作为免疫反馈的“刹车”。CTLA-4 是一种共抑制的细胞表面信号分子，与共刺激蛋白 CD28 竞争性结合 CD80 和 CD86。PD-1 有两个已知的配体，程序性死亡配体 1 和 2。通过使用 ICI 阻断这些免疫抑制分子，可以恢复针对肿瘤细胞的免疫应答。

这些年获批的 ICI 是临床上免疫检查点阻断治疗的关键转变，例如，2011 年获批的伊匹木单抗（抗 CTLA-4），随后是 PD-1 抑制剂（如纳武利尤单抗、帕博利珠单抗和西米普利单抗），或其配

体 PD-L1 的抗体（如阿特珠单抗、阿维鲁单抗和度伐利尤单抗）。人们对免疫检查点抑制剂的兴趣与日俱增，在 3000 多项单药及 1000 多项联合治疗的临床试验中，约有 1000 种免疫肿瘤药物正在被研究。然而，ICI 依然有一些不足之处：只有 20% ～ 30% 的癌症患者表现出可持续的客观缓解，并有一些患者可能出现严重的免疫相关不良反应。目前针对 ICI 的研究主要还是集中在 PD-1 和 PD-L1 抑制剂上，因此对于其他免疫抑制疗法的关注有所减少。然而，目前对于预测 PD-1/PD-L1 抑制剂疗效的潜在生物标志物仍未达成共识。在这一领域的提升是必需的，以期达到最好的疗效并将免疫相关不良事件的发生率降到最低。

二、PD-1-PD-L1/2 轴与免疫治疗

PD-1（CD279）是存在于活化的 T 细胞、B 细胞和骨髓细胞上的一种表面蛋白，是 CD28/CTLA4 家族的成员之一。PD-L1（CD274）和 PD-L2（CD273）是 PD-1 受体的配体，都是 B7 蛋白家族成员，具有序列同源性。当被触发时，该信号轴通过下调 T 细胞信号转导、效应器功能和杀伤能力而起到免疫抑制作用。肿瘤细胞可以通过在其表面表达 PD-1 配体来利用这些抑制信号。目前已知肿瘤细胞表达 PD-1 配体的机制有两种：一种是固有表达，继发于基因组的改变；而另一种是诱导表达，被认为是适应性免疫抵抗（即肿瘤细胞通过自然调节途径逃脱细胞毒性 T 细胞的攻击，其在 T 细胞识别肿瘤并释放干扰素 -γ 后上调 PD-L1 的表达，随之产生 PD-L1/PD-1 介导的肿瘤 -T 细胞信号通路，导致 T 细胞耗竭和凋亡，从而有利于肿瘤的生长和进展。阻断这种相互作用可以有效促进免疫反应）。

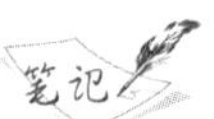

三、ICI 反应的生物标志物——为个性化免疫治疗铺平道路

找出潜在生物标志物的一种方法是跟踪它们与癌症免疫周期间的联系。Meyers 和 Banerji 根据癌症免疫周期的 3 个基本要素——免疫刺激、免疫反应和免疫调节剂，分析了预测 ICI 疗效的生物标志物。一些生物标志物可以被认为与宿主相关，而另一些则与肿瘤相关。考虑到上述因素，肿瘤中 PD-L1 的表达是研究非常广泛的预测免疫治疗疗效的生物标志物之一。MSI 和 dMMR 是目前用于 ICI 治疗的另外两个生物标志物。TMB、TIL 和最近出现的三级淋巴结构（tertiary lymphatic structure，TLS）、DNA 修复基因 *POLE* 和 *POLD1*、肿瘤特异性抗原甚至 RNA 特征和肠道微生物群等热点层出不穷，都是潜在的关键生物标志物，仍有待进一步验证。尽管研究范围很广，但大多数在临床上并不常用，所以，临床对此仍有很大的需求。

（一）使用中的生物标志物——已获批

1. PD-L1

PD-L1 在多种细胞上都有表达，从 B 淋巴细胞、T 淋巴细胞到树突状细胞、巨噬细胞，甚至还有肿瘤细胞。PD-L1 的表达可以避免过度免疫反应。PD-L1 是抗 PD-1/PD-L1 单抗的治疗靶点，是迄今为止研究最多的疗效预测性生物标志物。

几项研究得出结论：PD-L1 阳性的肿瘤患者比阴性的患者更能从抗 PD-1/PD-L1 单抗中获益。在 KEYNOTE-001 试验中，抗 PD-1 帕博利珠单抗单药治疗黑色素瘤患者，PD-L1 阳性患者的 ORR 为 57%，而 PD-L1 阴性患者的 ORR 为 8%。此外，一项包括 4174 名晚期 / 转移性肿瘤患者、8 项前瞻性随机临床试验的荟萃分析显示，

与传统治疗相比，无论 PD-L1 阳性与否，免疫治疗的总生存期均有所延长（PD-L1 阳性，*n*=2254，*HR*=0.66，95% *CI*：0.59 ～ 0.74；PD-L1 阴性，*n*=1920，*HR*=0.80，95% *CI*：0.71 ～ 0.90）。但在这个 Meta 分析中，以 1% 作为 PD-L1 阳性与阴性的临界值，PD-L1 阳性患者 PD-（L）1 阻断治疗的疗效明显优于阴性患者。在 CheckMate-067 试验中，比较纳武利尤单抗 + 伊匹木单抗与纳武利尤单抗单药治疗在晚期黑色素瘤中的疗效，结果与 PD-L1 表达无关，且在联合用药组疗效更佳。因此，目前在黑色素瘤的 ICI 治疗中，都无须评估 PD-L1 的表达。

在非小细胞肺癌Ⅲ期临床试验 CheckMate-017 和 CheckMate-057 中，在含铂双药化疗失败后，二线使用纳武利尤单抗的 OS 相比使用多西他赛有所延长。在 CheckMate-017 试验中，纳武利尤组的 ORR 为 20%，似乎独立于肿瘤的 PD-L1 表达水平，而在 CheckMate-057 试验中报告的 ORR 为 19%，纳武利尤组的 OS 为 12.2 个月，而对照组的 OS 为 9.4 个月（*P*= 0.002，*HR*=0.73）。虽然在亚组分析中，PD-L1 表达≥ 1% 的患者使用纳武利尤单抗具有更好的效果，但当 PD-L1 ＞ 5% 时，患者的 OS 在不同组间没有差异。因此，在非小细胞肺癌所有亚型的二线治疗中，使用纳武利尤单抗前都不强制进行 PD-L1 表达的评估。这些结果得到了另一项Ⅲ期研究 OAK 试验的支持，与多西他赛相比，阿特珠单抗组患者的 OS 均更长，其中 PD-L1 阳性组的 OS 为 20.5 个月（*HR*=0.41），PD-L1 阴性组的 OS 为 12.6 个月。PD-L1 表达在 OS 中的差异证实其与免疫治疗疗效的相关性。

在 KEYNOTE-024 Ⅲ期试验中，PD-L1 表达≥ 50% 的患者一

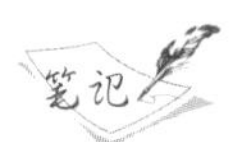

线使用帕博利珠单抗治疗的 mPFS（10.3 个月）和 6 个月 OS 率（80.2%；*HR*=0.60，95% *CI*：0.41 ～ 0.89）均优于含铂双药化疗（mPFS：6 个月；6 个月 OS 率：72.4%）。随后，KEYNOTE-042 试验发现，在 PD-L1 阳性细胞染色≥ 1% 的局部晚期或转移性 NSCLC 患者中，与含铂化疗组相比，帕博利珠单抗组的 OS 更长。然而在 CheckMate-026 研究中，针对 PD-L1 表达≥ 5%、初治的局部晚期或转移性 NSCLC 患者，纳武利尤单药治疗在 PFS 或 OS 上没有显著获益。因此，FDA 于 2021 年 2 月批准了抗 PD-L1 阿特珠单抗（基于 Impower110 试验）及抗 PD-1 西米普利单抗（基于 EMPOWER-Lung 1 试验）单药一线治疗，要求 PD-L1 表达≥ 50%。在太平洋试验中，Ⅲ期 NSCLC 患者在放化疗后接受度伐利尤单抗巩固治疗，与安慰剂相比，OS 显著改善，且与肿瘤 PD-L1 表达水平无关。

在头颈部鳞癌和尿路上皮癌患者中，肿瘤细胞中 PD-L1 的高表达分别与帕博利珠单抗和阿维鲁单抗治疗后的长期疗效和 OS 的改善相关。在尿路上皮癌中浸润性免疫细胞的 PD-L1 表达与阿特珠单抗的疗效也有对应关系，在三阴性乳腺癌中阿特珠单抗联合化疗也有报道。

如上所述，PD-L1 是一种可变的相关性生物标志物，其表达情况既无法肯定也无法否定 PD-1/PD-L1 阻断治疗不同肿瘤的疗效，包括黑色素瘤、肺鳞状细胞癌、肾细胞癌。然而，在某些情况下，PD-L1 阳性可以一定程度提示抗 PD-1/PD-L1 治疗可能会获益更多。目前需要解决的问题是 PD-L1 表达评分和阳性临界值的确定。肿瘤内和肿瘤间 PD-L1 表达的多样性对病理学家来说是一

个挑战，目前 FDA 批准了 4 种染色方法（22C3、28-8、SP142、SP263），还有一种有待验证（73-10 PD-L1 克隆），不同的染色方法对 PD-L1 的亲和力不同。有几项研究表明，这些克隆体在染色方面是不可互换的，且在 1% 和 50% 的截断值上具有统计学差异。最重要的问题就是比较这些试剂在主要和次要终点方面的一致性。如此，不同的 PD-L1 检测方法可以通过不同的截断值为 PD-L1 抑制剂筛选出合适的患者。

2. MSI 和 dMMR

微卫星是基因组中的一类短串联重复序列，一般由 1 ～ 6 个核苷酸组成。这些串联序列位于基因和基因间的非编码区，通常出现在启动子、尾部区、内含子和编码外显子中。当 DNA 复制过程中出现重复序列的插入或缺失时，即发生 MSI。这一过程通常由 MMR 系统修复，该系统由 4 个关键蛋白组成—— MLH1、MSH2、PMS2 和 MSH6。如果这些基因发生突变或 *MLH1* 基因启动子发生高甲基化，则会出现错配修复功能缺陷。DNA 复制过程中的错误就无法纠正，导致 MSI 表型。根据微卫星不稳定发生的频率，可分为微卫星高度不稳定、微卫星低度不稳定和微卫星稳定。因此，dMMR 的机制是突变的累积，相对于 pMMR 的肿瘤，增加了肿瘤特异性抗原表达的可能性，从而产生免疫原性。

为了研究 MSI，研究者将帕博利珠单抗用于治疗 41 名既往治疗过的转移性肿瘤患者（无论肿瘤位置及有无 dMMR）。dMMR 与 pMMR 患者的 ORR 存在显著差异：结直肠癌 dMMR 患者的 ORR 为 40%，非结直肠癌 dMMR 患者的 ORR 为 78%，pMMR 患者的 ORR 为 0。在 KEYNOTE-177 Ⅲ期临床试验中，

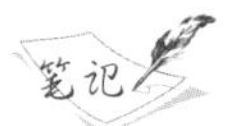

在转移性 MSI-H/dMMR 结直肠癌患者的一线治疗中，帕博利珠单抗优于化疗，mPFS 为 16.5 个月 *vs.*8.2 个月（*HR*=0.60，95% *CI*：0.45 ～ 0.80，*P*=0.0002），成为一种新的治疗标准。

在 MSI-H/dMMR 的 15 种不同肿瘤类型的 149 例患者中，帕博利珠单抗的 ORR 为 39.6%，完全缓解率为 7%。因此 FDA 首次批准将帕博利珠单抗用于 MSI-H /dMMR 转移性或不可切除的实体瘤的二线治疗，这使其成为第一个以 MSI 为生物标志物的 ICI。在此情况下，批准用于 MSI-H/dMMR 转移性结直肠癌患者的其他 ICI 包括纳武利尤单抗（抗 PD-L1）、纳武利尤单抗联合伊匹木单抗。

只有一小部分肿瘤是 MSI-H 或 dMMR。在所有成人实体瘤中，dMMR 的概率仅有 4%，MMR 缺陷仅在子宫内膜癌、胃癌、小肠癌、大肠癌、宫颈癌、前列腺癌、胆管癌、肝癌和甲状腺癌、神经内分泌肿瘤和子宫肉瘤中有报道。另外还存在一种遗传性 dMMR，被称为林奇综合征。林奇综合征患者一生中患结直肠癌和子宫内膜癌的风险分别是 52% ～ 82% 和 25% ～ 60%，所以不仅针对患者本人，还要对其亲属进行筛查。因此，强烈建议所有结直肠癌和子宫内膜患者进行 MMR 筛查，以便从免疫检查点抑制治疗中获益。

（二）仍待验证——新兴的生物标志物

1. TMB

TMB 与基因组中体细胞突变的发生率有关，导致非同义单核苷酸变异，从而增加肿瘤产生特异性抗原的能力。高 TMB 能使肿瘤细胞产生独特的多肽，成为细胞表面主要表达的组织相容性

复合物相关新抗原。这些肿瘤抗原被识别为“非自身抗原”，从而诱发 T 细胞反应。因此，TMB 越高，肿瘤的免疫原性越强，从而更容易对免疫治疗产生反应。

众所周知，TMB 在不同的肿瘤类型中是不同的，黑色素瘤、肺癌和膀胱癌拥有最高的突变患病率，对 ICI 治疗反应良好。在黑色素瘤患者使用伊匹木单抗联合曲美木单抗阻断 CTLA-4 治疗中，高突变负荷与超过 6 个月的持续临床获益和 OS 的明显改善相关（*P*=0.04）。该研究以全外显子测序（whole exome sequencing，WES）中每单位突变数超过 100 作为 TMB 的临界值。

在一项非小细胞肺癌的研究中，Rizvi 等将全外显子测序每单位突变数超过 200 作为临界值，高突变负荷组的肿瘤客观缓解率（63% *vs.*0，*P*=0.03）和 PFS（14.5 个月 *vs.*3.7 个月，*HR*=0.19，*P*=0.01）均有更好的表现。该研究还提出了一个有意思的观点：抗 PD-1 的疗效与吸烟相关的分子特征有关，同时还与吸烟史、高突变负荷和 DNA 修复途径相关。

除了黑色素瘤和非小细胞肺癌，高突变负荷还是许多其他类型肿瘤检查点阻断治疗疗效的预测因子，如尿路上皮癌（阿特珠单抗）、小细胞肺癌（纳武利尤单抗单药或联合伊匹木单抗）和 HPV 阴性的头颈部鳞癌（抗 PD-1/PD-L1）。

然而，在一些高突变负荷的病例中，尤其是正常错配修复的结直肠癌，免疫治疗的反应也往往不尽如人意。有时中度 TMB 的患者反而能从 ICI 中受益。许多研究发现 TMB 和 PD-L1 表达是独立的预测性生物标志物，两者都与疗效呈正相关。在 CheckMate-026 的研究中，一线使用纳武利尤单抗治疗晚期非小细胞肺癌患者，

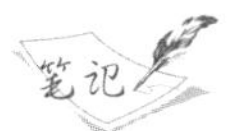

TMB 和 PD-L1 均高表达、PD-L1 高表达、高 TMB、二者均阴性的缓解率分别为 75%、34%、32% 和 16%。此外，在 CheckMate-227 和 CheckMate-012 试验中，纳武利尤单抗联合伊匹木单抗治疗具有显著突变负荷和 PD-L1 阳性（＞ 1%）的患者能够提高缓解率及 PFS。

但将 TMB 作为生物标志物仍存在一定局限性，比如 WES 应用受限、缺乏诊断和报告的标准且有时无法获取足够的肿瘤组织进行检测。Gandara 等利用外周血来替代肿瘤组织用于检测 TMB，结果表明，以≥ 16 作为临界值，PFS 与 TMB 的水平相关且独立于 PD-L1 表达水平。所以当无法获取足够的肿瘤组织时，血液 TMB 检测成了一种新的检测方法。

2. TIL 和 TLS

肿瘤浸润淋巴细胞是一种循环淋巴细胞，它们通过肿瘤内皮屏障从血液迁移到肿瘤组织。TIL 构成活跃的肿瘤炎性微环境，能够根据肿瘤特异性抗原调节 T 细胞反应，因此可能是一个很好的预测性生物标志物。

正如 Naito 等在检测了 131 例进行了手术的结直肠癌患者后所描述的那样，$CD8^+$ T 细胞在肿瘤中的浸润类型有 3 种：在癌巢内、间质中和肿瘤边缘。在该研究中，肿瘤越早期，$CD8^+$ T 细胞浸润程度越高，只有癌巢内的 TIL 浸润程度与患者生存有显著的独立相关性（HR=0.52，P=0.016）。

在使用帕博利珠单抗的黑色素瘤患者中，基线活检时肿瘤边缘和癌巢内的 TIL 密度被认为是一种预测性的生物标志物。此外，在黑色素瘤患者中，治疗前 $CD8^+$、$CD3^+$ 和 $CD45RO^+$ T 细胞密度

与 CTLA-4 阻断治疗的疗效呈正相关。然而，在这些研究里，TIL 都没有明确的临界值来区分是否对 ICI 治疗有效。另外，Chen 等证明了有应答者相对无应答患者，肿瘤中心的 T 细胞比边缘的更密集，这进一步证明了 ICI 诱导的肿瘤浸润。

此外，在乳腺癌相关试验中，TIL 的存在与免疫检查点抑制剂疗效相关。在Ⅰb/Ⅱ期 PANACEA 试验中，使用帕博利珠 - 曲妥珠单抗治疗 HER-2 阳性的转移性患者，基线即存在 TIL 能够获得更高的 ORR 且长期获益。

同时，有研究对三阴性乳腺癌新辅助化疗后残余病灶（residual disease，RD）的 TIL 进行评估，发现残余病灶的 TIL 与 $CD8^+$ T 细胞密度呈正相关，且密度高的患者 OS 更长。因此，RD 的 TIL 可以作为辅助治疗独立的预测性生物标志物。

这些研究均表明，TIL 是值得关注的肿瘤免疫治疗的生物标志物。然而，与前面提到的其他预测性生物标志物一样，对 TIL 进行标准化评估的需求尚未得到满足。如今，在人工智能时代，基于机器学习的算法可能是识别免疫治疗最佳亚群的关键。

近年来，除了 TIL 外，TLS 作为潜在的生物标志物受到极大关注。TLS 是长期暴露于趋化因子和细胞因子（如 IL-7 和 CXCL13.83）介导的炎症信号从而在非淋巴组织中产生的新生异位淋巴结构。TLS 通常在不同类型肿瘤的周围间质、侵袭边缘和（或）中央被发现。形成一种独特的类似于二级淋巴器官的淋巴结构，类似具有生发中心的 B 细胞滤泡和富含成熟树突状细胞的 T 细胞区。TLS 通过诱导效应器功能、产生抗体和扩增克隆来保证局部免疫反应。因此，TLS 与良好的预后和 ICI 治疗的长期疗效有关，特别是

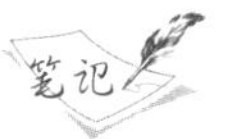

在那些CTLA-4阻滞治疗后生存期延长的黑色素瘤患者中更为明显。鉴于 TLS 与抗肿瘤免疫治疗疗效之间的紧密联系，目前有许多正在进行的关于 TLS 的诱导治疗和免疫检查点阻断的研究。

3. 微生物群

人体的微生物群以胃肠道、皮肤和黏膜表面的为主。从 2013 年 Viaud 等描述肠道菌群调节抗肿瘤免疫反应和影响环磷酰胺疗效开始，它们的免疫调节作用就得到了认可。Routy 等在 PD-1/PD-L1 治疗中描述了肠道微生物菌群与 ICI 之间的相互作用，结果表明，在抗 PD-1/PD-L1 治疗前使用过广谱抗生素治疗的非小细胞肺癌、肾癌和尿路上皮癌患者的 OS 和 PFS 显著缩短。此外，大片段测序显示，PD-1 阻断治疗有效的患者粪便样本中某种特殊的共生细菌——嗜黏蛋白阿克曼氏菌更为丰富。他们得出结论：细菌多样性和特定的细菌如嗜黏蛋白阿克曼氏菌，可以恢复屏障的完整性，减少全身炎症并增强免疫监测。

同样，Matson 等发现，PD-L1 阻断治疗有效的转移性黑色素瘤患者中有 8 种细菌更为丰富，而在无效患者中有 2 种更为丰富。作者甚至提出将激活免疫的有益菌及负调控先天免疫和适应性免疫的有害菌之间的比例作为免疫治疗的预测性生物标志物。另一项研究报道了应答性转移性黑色素瘤患者的 $CD8^+$ 肿瘤 T 细胞浸润与胃肠道中普拉梭菌属、瘤胃球菌科和梭菌目丰富度之间的关系，从而提出了一种假设：由于抗原呈递的增加及 T 细胞功能的完善，抗肿瘤的全身反应得到了改善。

综上所述，微生物菌群是一个强有力的潜在的免疫疗效预测生物标志物，但仍有待临床验证。

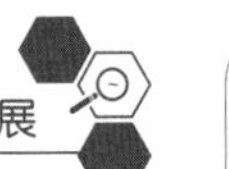

4. 全身炎症水平和免疫评分

血液生物标志物比肿瘤组织生物标志物更受青睐，因为他们更容易获取且能够客观反映患者的整体炎症水平。高水平的血清乳酸脱氢酶（lactate dehydrogenase，LDH）与高肿瘤负荷和细胞更新相关，是 NSCLC 和黑色素瘤患者预后不良的预测因素。基于此，一项体外实验研究了一种通过细胞凋亡来抑制肿瘤生长的 LDH A 抑制剂联合 PD-1/PD-L1 ICI 的抗肿瘤作用。另一项实验研究了纳武利尤单抗治疗转移性肾透明细胞癌患者的可溶性免疫检查点的分子形式，提示血浆高水平 sPD-1、sPD-L1 和 BTN3A1 与较长 PFS 相关。

此外，还有一些免疫评分可以帮助临床医生识别预后较差的患者。例如，肺免疫预后指数是基于中性粒细胞数 /（白细胞数 - 中性粒细胞数）比值大于 3 和 LDH 大于正常上限 3 倍，将患者的预后分为 3 组：良好（0 个因素）、中等（1 个因素）和差（2 个因素）。炎症指数列项估值是另一种基于泛免疫炎症值（一种外周血细胞计数生物标志物）、乳酸脱氢酶水平和 PS 评分的免疫评分标准。得分越高，患者接受 ICI 治疗的 OS 越短。

Arbour 等表示，在 PD-1/PD-L1 治疗开始时使用免疫抑制剂如类固醇，与 PFS（*HR*=1.3，*P*=0.03）及 OS（*HR*=1.7，*P*=0.001）的降低显著相关。尽管这项研究仅在一小部分患者中进行，但在抗 PD-1/PD-L1 治疗时，通常不推荐全身性使用皮质激素，特别是没有出现免疫相关不良反应时。

5. *POLE*、*POLD1* 和其他 DNA 修复突变酶

聚合酶 ε（*POLD1* 基因）和聚合酶 δ（*POLD1* 基因）是参

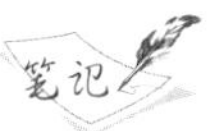

与细胞周期中 S 期 DNA 复制的 DNA 聚合酶。这些酶能够通过它们的核酸外切酶结构切除和替换错误的碱基，从而保证正确的 DNA 复制。核酸外切酶的突变将导致基因组突变的累积，促进超突变表型的形成。

POLD1 突变不如 *POLE* 突变常见，主要发生在 dMMR 肿瘤中，但仍可导致超突变表型。*POLE* 突变主要出现在 MSS/pMMR 肿瘤中，但也有一些出现在伴有不明原因林奇综合征的 MSI 患者中。与超突变表型相关的 *POLE* 突变能够导致基因组中突变增多、促进肿瘤炎症微环境和 PD-L1 表达的上调；因此，它们与更好的预后有关，类似于表达 dMMR 的肿瘤。有一系列强有力的科学依据表明可以通过靶向 NGS 或等位基因特异性 pCR 来检测这些突变，不仅可以检测 *POLE/POLD1*，还可以检测其他 DNA 修复酶和结构，如 MGMT、同源重组、碱基切除修复和核苷酸切除修复，它们同样可以显著影响免疫治疗的效果，但均有待进一步的临床验证。

6. 负责免疫反馈的基因特征

一些研究使用基于 RNA 的基因表达谱来研究肿瘤对免疫治疗反应的潜在机制。Taube 等通过全基因组测序发现一种适应性免疫调节机制：在黑色素瘤患者中，IL-10 和 IL-32 等因子能够诱导单核细胞而非肿瘤细胞表达 PD-L1。在其他肿瘤中也能观察到这一现象，如非小细胞肺癌、乳腺癌和 Merkel 细胞癌。IFN-γ 信号通路被认为是相关 T 细胞反应的必要条件。这与另一理论相符：JAK1 和 JAK2 免疫治疗的耐药突变可以抑制 IFN-γ 靶基因的上调。

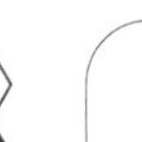

Ribas 等研究表明，IFN-γ 相关 10 基因和扩大免疫 28 基因等基因特征与使用帕博利珠单抗治疗黑色素瘤患者 ORR 和 PFS 的改善相关。在 POPLAR 研究中，具有 IFN-γ 基因特征和 8 个基因谱 T 细胞效应的 NSCLC 患者接受阿特珠单抗治疗的 OS 比多西他赛更长。

如上所述，这些特定的突变特征影响 PD-1/PD-L1 阻断治疗的反应，并指出了宿主和肿瘤之间的相互作用。例如，与那些没有突变的 NSCLC 患者相比，具有吸烟相关分子特征的 NSCLC 患者有更高的反应率。载脂蛋白 B mRNA 编辑酶催化多肽（apolipoprotein B mRNA-editing enzyme catalytic-polypeptide，APOBEC）突变是另一个与抗 PD-1 治疗 NSCLC 患者长期临床获益相关的基因特征。免疫检查点阻断对具有 APOBEC 相关突变特征的头颈部鳞癌和膀胱癌患者有效。在黑色素瘤患者中，紫外线暴露或既往使用烷化剂治疗相关的突变特征与其他显性突变特征具有一致的临床获益。

这些研究表明，先前存在的宿主相关免疫状态在预测免疫检查点抑制的有效性和获益方面发挥着重要作用。

近年来，长链非编码 RNA 和 microRNA 在 PD-L1/PD-1 轴信号转导中的作用备受关注。长链非编码 RNA 和致癌基因 microRNA 是信号转导通路的上游调控因子，这些通路包括 STAT3、PI3K/Akt 和 MAPK，能够阻碍抗肿瘤免疫。因此，这些分子成了基因治疗的潜在靶点。

四、结论

与其他抗肿瘤治疗一样，寻找可靠的预测 ICI 疗效的生物标

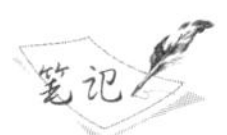

志物仍然是一个巨大的挑战。有相当大比例的患者伴有驱动因子突变和 PD-L1 表达，因此为患者制定个体化治疗方案至关重要。到目前为止，只有特定类型肿瘤中的 PD-L1 表达和所有实体瘤中的 MSI-H/dMMR 表达这两个生物标志物被临床验证并应用。

还有许多其他潜在的生物标志物如 TMB、TIL 和 TLS，以及微生物菌群，均有待进一步验证。在这方面仍需要强有力的研究及合适的检测方法。我们相信，在特定的患者中使用 ICI 所获得的可喜疗效值得我们为之付出努力，寻找可靠的生物标志物。此外，预测无效的标志物也可能具有巨大的临床价值，可以避免患者接受无效但有害的治疗。最后，副作用风险的预测因子同样具有潜在的临床获益。因此，在临床试验和真实世界中，系统地记录患者及肿瘤相关的特征是至关重要的，以便回顾其与疗效的相关性。

在未来的几年里，生物标志物的研究和验证将是一个蓬勃发展的领域。

第十节　基于免疫检查点的抗肿瘤免疫治疗原发性耐药机制及对策

肿瘤免疫治疗通过利用人体免疫系统的细胞毒性潜力，尤其是肿瘤特异性细胞毒性 T 细胞来治疗恶性肿瘤。在不同类型的肿瘤免疫治疗中，免疫检查点阻断具有最广泛的影响，基于 CTLA-4 或 PD-1/PD-L1 轴的免疫抑制剂抗体已广泛应用于临床的不同肿瘤。大量针对其他免疫检查点（如 LAG3、TIGIT、TIM3、B7H3、CD39、CD73 和腺苷 A2A 受体）的抗体和小分子，也处于临床前开发阶段。

患者内在因素（如年龄、性别、HLA 基因型和遗传多态性）、肿瘤本身内在因素（如宿主免疫系统和肿瘤相关基质）和环境因素（如肠道微生物群）都可能是影响免疫检查点抑制剂疗效的因素。但是，肿瘤本身的遗传、转录或功能特征相关的内在因素是免疫反应和耐药的主要决定因素。肿瘤内在因素主要表现为不同组织学类型对免疫检查点阻断的反应率具有很大的差异性；相反地，具有相似分子和遗传特征（如微卫星不稳定性）的肿瘤都具有高反应率。这些肿瘤内在因素也会影响肿瘤细胞外在因素（如宿主免疫系统和肿瘤相关基质）导致对免疫治疗的抵抗。

我们将重点关注免疫检查点阻断耐药性的肿瘤内在因素。在此过程中，我们需回顾肿瘤对免疫检查点抑制的免疫学基础，分析关键的生物标志物，并讨论这些标志物如何反映免疫检查点耐药的肿瘤内在因素；还需研究肿瘤内在缺陷可能导致对免疫检查点阻断产生耐药的机制，并探讨克服肿瘤内在耐药机制的对策。

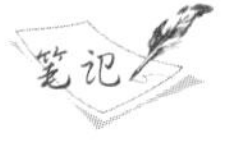

一、肿瘤内在的耐药机制

决定诱导和维持机体本身抗肿瘤T细胞反应的因素非常复杂。肿瘤细胞本身固有的特征如突变情况、干扰素信号通路的功能、抗原呈递分子的表达和规避免疫的致癌信号通路，都会影响T细胞向肿瘤微环境的启动、激活和募集。同样，任何这些关键肿瘤特征的破坏都会对免疫检查点阻断产生抵抗，有可能阻止从头抗肿瘤免疫反应，或者抵消正在进行的抗肿瘤反应。

（一）肿瘤抗原性不足

有研究表明，肿瘤新抗原具有作为抗肿瘤免疫有效靶点的潜力，突变负荷与恶性肿瘤免疫检查点抑制剂疗效存在相关性。在对抗CTLA-4免疫检查点有反应的患者中，肿瘤微环境存在对特定肿瘤新抗原特异的T细胞，并能通过扩增响应抗CTLA-4治疗。在小鼠甲基胆蒽诱导的肉瘤模型中，新抗原特异性T细胞响应免疫检查点阻断而扩增并获得抗肿瘤功能，在没有免疫检查点阻断的情况下，肿瘤微环境也能检测到有效的新抗原特异性T细胞。在转移性胆管癌患者中，肿瘤微环境中含有一群对肿瘤新抗原特异的浸润$CD4^+$ T淋巴细胞，富集突变特异性T细胞迁移产生有效的抗肿瘤反应。越来越多的证据表明，新抗原是肿瘤免疫治疗有效的关键，这也是正在进行的基于新抗原的肿瘤疫苗研究疗效较好的原因。由于错配修复缺陷导致微卫星不稳定的患者对免疫检查点阻断反应率很高，这一观察结果进一步支持了新抗原在抗肿瘤免疫反应中的作用。相反，抗原性较差的肿瘤不太可能对免疫检查点阻断具有内在敏感性。

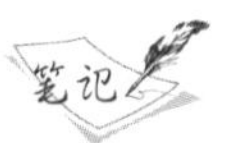

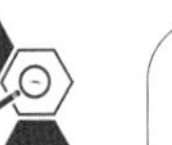

（二）肿瘤内源性 IFN-γ 信号

针对肿瘤抗原的高效 T 细胞反应导致肿瘤微环境中 IFN-γ 的表达，从而激活 JAK——信号转导和转录激活因子信号传导，从而诱导 PD-L1 表达。肿瘤细胞中断对 IFN-γ 信号的反应可以阻止诱导 PD-L1 表达，导致 PD-1/PD-L1 治疗无效。然而，肿瘤细胞对 IFN-γ 信号传导反应无效不仅是对免疫检查点阻断的抵抗机制，而且也是对抗肿瘤免疫的抵抗机制。经工程改造敲除 IFN-γ 受体的小鼠表现出更大的致瘤性，并且对脂多糖抗肿瘤免疫具有耐药性。当缺乏 IFN-γ 受体小鼠产生的自发性肿瘤被重新植入免疫功能正常和免疫缺陷的小鼠体内时，免疫功能正常小鼠重建 IFN-γ 受体导致重新出现抗肿瘤免疫反应，这一结果显示肿瘤内在 IFN-γ 信号通路在免疫排斥反应中发挥关键作用。

通过 CRISPR 鉴定出编码与 IFN-γ 信号通路相关蛋白质的 3 个基因，这 3 个基因被认为与免疫治疗耐药性最相关。在一项研究中，编码参与 IFN-γ 受体信号通路的蛋白质的基因，包括 *Jak1*、*Stat1*、*Ifngr1*、*Ifngr2* 和 *Jak2*，在用抗 PD-1 和 GVAX [一种由经过改造以过度表达粒细胞—巨噬细胞集落刺激因子（granulocyte macrophage-colony stimulating factor，GM-CSF）的受辐射肿瘤细胞组成的疫苗] 治疗的野生型小鼠中产生的肿瘤中高度富集。研究最终确定了 *Ptpn2* 基因，这一基因编码一种抑制对 IFN-γ 受体信号传导敏感性的蛋白质，对 PD-1 和 GVAX 免疫治疗产生抗性。一项平行研究在体外共培养系统中对人类黑色素瘤细胞系进行了 CRISPR 筛选，在抗性肿瘤细胞中高度活跃的途径中发现了 IFN-γ 信号传导，*JAK1*、*STAT1* 和 *APLNR* 等基因高度转录，其

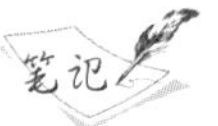

中*APLNR*编码一种新发现的干扰素信号调节因子，称为Apelin受体。*APLNR*通过与*JAK1*相互作用增加了肿瘤细胞对IFN-γ的敏感性。在第三个CRISPR筛选中，研究作者使用经IFN-γ预处理的B16小鼠黑色素瘤细胞来上调MHC-Ⅰ类表达，除了IFN-γ受体信号，研究还发现染色质调节因子PBAF（一种SWI/SNF染色质重塑复合物的形式，包含独特的亚基ARID2、PBRM1和BRD7）抑制IFN-γ反应基因的表达，从而促进耐药性肿瘤细胞对T细胞的杀伤作用。B16小鼠黑色素瘤细胞中，通过PBAF遗传缺失导致体内联合抗PD-1和抗CTLA-4免疫检查点阻断的抗肿瘤功效明显提高。

有研究发现在抗PD-1治疗耐药后的黑色素瘤患者中看到*JAK1*和*JAK2*功能丧失突变。在这种情况下，肿瘤细胞上适应性PD-L1表达的丧失，虽然可能消除了对抗PD-1治疗的需要，但并不能解释对抗肿瘤免疫的获得性抗性。相反，IFN-γ受体信号传导的丧失使肿瘤能够逃避免疫系统的抗肿瘤效应功能。在对抗CTLA-4免疫检查点阻断没有反应的患者中观察到类似的IFN-γ相关基因突变模式。

与IFN-γ受体信号传导在调节肿瘤免疫原性中的作用相反，也有人提出肿瘤细胞中的长期IFN-γ受体信号传导可以介导对免疫检查点阻断的抗性。这是基于抗病毒免疫的概念，其中长时间暴露于Ⅰ型干扰素信号传导对病毒控制有有害影响。在一项研究中，小鼠黑色素瘤细胞在体外或体内长时间暴露于IFN-γ被证明会通过替代T细胞抑制受体的上调导致PD-L1独立的免疫检查点阻断适应性抗性机制，这与IFN-γ信号传导相关的表观

遗传和转录组学变化有关，尤其是*STAT1*。将JAK抑制剂与抗PD-1检查点阻断相结合的临床研究正在进行中（NCT02646748和NCT03012230），但早期结果并不理想。

目前尚不完全清楚IFN-γ信号传导的哪些下游通路对于免疫检查点阻断最为关键。IFN-γ信号传导具有直接的抗增殖作用，导致抗原加工机制和表面MHC-Ⅰ类和MHC-Ⅱ类分子的协同表达，并导致趋化因子如CXCL9和CXCL10的表达。源自人类黑色素瘤的细胞系在IFN-γ信号传导中具有内在遗传缺陷，不再对其抗增殖作用敏感，也不会上调MHC-Ⅰ类分子。

（三）肿瘤MHC的内在缺失

肿瘤细胞可以通过下调表面MHC表达来逃避T细胞的杀伤。由于肿瘤抗原呈递主要通过MHC类途径发生，因此该途径中的缺陷比MHC-Ⅱ类抗原呈递中的缺陷更常见。然而也有人认为，黑色素瘤细胞上的MHC-Ⅱ类表达可能是对PD-1免疫治疗有效性的生物标志物，并且可能具有独特的耐药机制。

IFN-γ信号在抗肿瘤免疫中的重要性与其诱导或增强MHC-Ⅰ类抗原呈递有关，这一过程需要多个基因的协调表达，包括*TAP1*、*TAP2*、*B2M*和免疫蛋白酶体基因*PSMB8*、*PSMB9*和*PSMB10*。对干扰素信号不敏感的肿瘤细胞可能很少或没有MHC-Ⅰ类抗原呈递，从而导致免疫逃逸。事实上，一些MHC-Ⅰ类缺陷的肿瘤细胞需要用IFN-γ预处理以协调表达抗原加工机制和肽-MHC-Ⅰ类复合物。即使在IFN-γ信号正常的情况下，抗原加工机制的缺陷也会破坏MHC-Ⅰ类表面表达。具有此类突变的肿瘤不仅对T细胞介导的免疫治疗具有抗性，而且这些突变实际

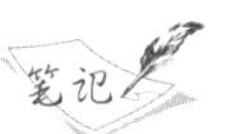

上可能是免疫系统适应性改变。在具有高度免疫原性的微卫星不稳定结直肠癌患者的免疫治疗过程中观察到，免疫适应改变和抗原加工过程中的遗传改变存在一定的关联。

已有几例对免疫检查点阻断的获得性耐药的报道，其中包括编码抗原加工机制的基因发生突变，特别是 *B2M*。此外，*B2M* 基因座杂合性的缺失与接受免疫检查点阻断治疗的黑色素瘤患者总生存期降低相关。也有研究鉴定出调节抗原呈递的新基因，如体外功能获得性激酶组筛选显示，编码 HLA-A 转录后负调节因子的 *MEX3B* 允许黑色素瘤细胞逃避肿瘤特异性 T 细胞，*MEX3B* 高表达与抗 PD-1 治疗无效有关。

（四）致癌信号转导通路调节

致癌信号通路可能与肿瘤所有发展阶段的免疫相关，包括肿瘤起始、生长、侵袭和转移，这些肿瘤的内在途径塑造了肿瘤免疫原性和免疫微环境。其中有 4 种途径与肿瘤对免疫检查点阻断的内在抗性密切相关：Wnt/β-catenin 途径、CDK4-CDK6 途径、MAPK 途径、由抑癌基因 PTEN 缺失诱导的信号途径。

1. Wnt/β-catenin 信号传导

Wnt/β-catenin 信号通路是一种进化上保守的信号通路，涉及广泛的细胞生理过程，包括肿瘤发生和胚胎发生。典型的 Wnt/β-catenin 信号传导由 Wnt 家族蛋白与激活信号转导的细胞表面受体结合启动，导致 β-catenin 核转位和转录激活。最近研究发现，这一致癌信号通路阻碍了从头抗肿瘤免疫反应的启动。临床大约 1/3 的黑色素瘤标本 Wnt/β-catenin 信号传导活化并与缺乏 T 细胞浸润有关。而具有活性 Wnt/β-catenin 信号传导的黑色素瘤细

胞系会产生如 IL-10 的免疫抑制细胞因子。最近研究表明，源自黑色素瘤细胞的可溶性 Wnt 激动剂 Wnt5a 可以激活树突状细胞中的 β -catenin 信号传导，从而导致代谢转向氧化磷酸化和脂肪酸氧化，通过活化 IDO1 和 PPAR- γ 促进免疫抑制。

对几种不同类型肿瘤的研究表明，增强的 Wnt/ β -catenin 信号传导与缺乏内在免疫细胞浸润的肿瘤之间存在联系，这些肿瘤不太可能对免疫检查点阻断作出反应（也称为免疫“冷”肿瘤）。这包括结直肠癌、卵巢癌、头颈癌、膀胱癌和腺样囊性癌等实体瘤。

2. CDK4-CDK6 和细胞周期

细胞周期蛋白 CDK4 和 CDK6 与肿瘤发生特别相关，因为它们与 D 型细胞周期蛋白一起促进细胞周期从 G1 期到 S 期的进展。小分子哌柏西利是第一个获得 FDA 批准的 CDK4/CDK6 抑制剂。2017 年以来至少有 4 项研究发现 CDK4/CDK6 抑制剂对抗肿瘤免疫治疗的影响。例如，与单独使用任何一种药物相比，CDK4/CDK6 抑制剂阿贝西利联合抗 PD-L1 治疗乳腺癌的疗效都更好。在另一项对人类 T 细胞、患者来源的离体培养及自发和异种移植肿瘤小鼠模型组合的研究中，哌柏西利或曲拉西利与抗 PD-1 阻断剂的组合比单独使用任何一种药物更有效。CDK4/CDK6 抑制对抗肿瘤免疫的影响很大程度上是对 T 细胞的直接影响。对接受免疫检查点阻断治疗的黑色素瘤样本进行的单细胞转录组研究，探索由 CDK4/CDK6 驱动的耐药机制，初步发现了肿瘤细胞与 T 细胞排斥相关的基因特征，通过 CDK4/CDK6 抑制剂可以逆转免疫抗性。

3. MAPK 信号通路

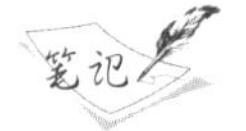

MAPK 信号通路可以通过增加免疫调节细胞因子 IL-6 和 IL-10

的表达在肿瘤免疫逃逸中发挥作用。这一信号通路对肿瘤免疫状态的影响在黑色素瘤中尤为明显，其中大约一半一线免疫治疗的黑色素瘤携带 MAPK BRAF 突变，即 BRAF-V600E 激活突变，威罗非尼是一种突变 BRAF 的抑制剂，可增加黑色素瘤细胞对 T 细胞的细胞毒性作用的敏感性，而不会影响 T 细胞的增殖能力，主要是因为威罗非尼能促进突变细胞的 MHC-Ⅰ类分子和黑色素瘤分化抗原表达。

通过 IFN-γ 受体和肿瘤坏死因子受体的协同信号传导，威罗非尼以依赖于激活突变 BRAF-V600E 的方式诱导细胞周期停滞。一项使用 PD-1 阻断治疗患者大型黑色素瘤样本的 RNA 测序研究表明，在原发性耐药患者的肿瘤样本中鉴定了一个基因特征，该特征与先前发表的与 MAPK 抑制剂耐药相关的特征一致。但是，这一结论仍有不同的声音，另外两个来自接受免疫检查点阻断治疗黑色素瘤患者的大型转录组数据集发现，BRAF 抑制也可以破坏免疫抑制因子的肿瘤内在表达。例如，BRAF-V600E 肿瘤显示细胞因子 IL-6、VEGF 和 IL-10 的表达增加，这些细胞因子具有免疫抑制功能，部分原因是它们对树突状细胞功能有影响（如 IL-12 和肿瘤坏死因子的产生）。

由于免疫检查点阻断和突变 BRAF 抑制剂威罗非尼的联合使用会导致严重的毒副作用，临床推广受限，严重毒副反应的原因与野生型 BRAF 细胞中 MAPK 通路的反常激活有关。目前，研究人员转向使用 MAPK/ 细胞外信号调节激酶（mitogen-activated extracellular signal-regulated kinase，MEK）抑制剂或 MEK 和 BRAF 抑制剂的组合，可抑制 BRAF-V600E 和野生型 BRAF 细胞中的 MAPK 通路。在结肠癌的临床前模型（CT26 模型）中，抗 PD-1

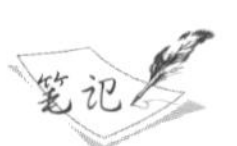

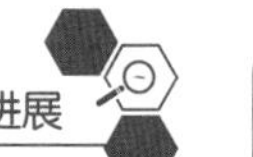

疗法与 MEK 抑制相结合使肿瘤控制明显延长。同样，MEK 和 BRAF 抑制的组合增强了过继性 T 细胞疗法和抗 PD-1 阻断的疗效。最近还报道了 3 项 MAPK 信号传导抑制剂联合免疫检查点阻断剂的临床研究，其中 2 项研究使用了达拉非尼（一种 BRAF 抑制剂）、曲美替尼（一种 MEK 抑制剂）和抗 PD-1 抗体帕博利珠单抗的组合，均观察到高反应率（63% *vs.*73%），但也出现更高的毒性反应（73%），其中大于 3 级的毒性反应发生率达到 58%。第 3 项研究接受考比替尼（一种 MEK 抑制剂）、威罗非尼和抗 PD-L1 抗体阿替利珠单抗联合治疗，其中 72% 的患者实现了客观缓解（完全缓解率为 21%）。

4. 肿瘤抑制因子 PTEN 缺失

20 世纪末开始发现 PTEN 缺失是一种常见的致癌事件。一项研究在人类黑色素瘤和黑色素瘤同系小鼠模型中探索 PTEN 缺失对基于 T 细胞的免疫治疗的疗效，在没有 PTEN 的情况下，体外和体内肿瘤细胞对肿瘤特异性 T 细胞的细胞毒性作用具有更强的耐药性。来自肿瘤基因组图谱软组织肉瘤数据集的 RNA 测序数据显示，与 T 细胞浸润和活性相关基因（如编码 CD8α 和粒酶 B 的基因）在肿瘤的表达降低和 PTEN 删失有关。在 PD-1 免疫检查点阻断治疗部分反应的患者中，发现无反应病灶均有 PTEN 缺失，这表明 PD-1 免疫检查点阻断治疗有效可能与 PTEN 发挥作用有关。

由于 PI3K 受 PTEN 负调节且是肿瘤中常见的失调激酶，因此已提出抑制 PI3K 作为促进抗肿瘤免疫的治疗策略。目前研究结果支持在改善抗肿瘤免疫中，PI3K 亚型 PI3Kγ 或 PI3Kδ 发挥主要作用，例如，缺乏功能性的 PI3Kγ 或 PI3Kδ 野生型肿瘤以

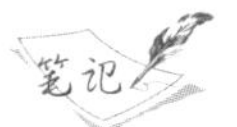

T 细胞依赖性方式减缓了肿瘤生长。目前正在进行临床研究（如 NCT02646748）以探索 PI3K 抑制剂和免疫检查点阻断对实体瘤患者的综合疗效。

二、肿瘤内在抗性的生物标志物

1. 肿瘤反应性 T 细胞

与过继活化肿瘤特异性 T 细胞的方法不同，免疫检查点阻断利用的是自然发生的抗肿瘤 T 细胞效应。研究表明免疫检查点阻断的有效性取决于预先存在的免疫反应。黑色素瘤是高度免疫原性的肿瘤，对免疫检查点阻断单药治疗的反应率很高，因此黑色素瘤一直是研究免疫治疗的理想肿瘤模型，在转移性黑色素瘤患者中，临床过继体外扩增的肿瘤浸润淋巴细胞的成功，为黑色素瘤存在天然肿瘤特异性 T 细胞提供了证据。

肿瘤微环境中的 T 细胞可能是抗肿瘤免疫反应的最简单指标。在接受抗 PD-1 治疗的黑色素瘤患者中，治疗前肿瘤中 T 细胞的数量与对治疗的反应相关，并且在一个小样本验证队列中，侵入性边缘的 $CD8^+$ T 细胞密度可预测免疫反应，并且这些 T 细胞具有更高水平的磷酸化 STAT1 表达。这表明对治疗的反应不仅需要 T 细胞的存在，还需要活化 T 细胞产生 IFN-γ，同时表明肿瘤固有 IFN-γ 信号也能对上述 PD-1 阻断反应发挥积极作用。在针对错配修复缺陷结直肠癌和尿路上皮癌的抗 PD-1 治疗药物帕博利珠单抗的研究中都发现了肿瘤微环境中 T 细胞的重要作用。

然而，这种结果并不总是一致。有研究发现在先前接受过抗 CTLA-4 治疗或未接受过抗 CTLA-4 治疗的患者中，基线时存在的肿瘤浸润淋巴细胞与抗 PD-1 治疗的反应无关，原因可能与肿瘤

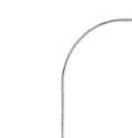

异质性和选择偏倚有关，也可能肿瘤携带肿瘤特异性 T 细胞，但局部免疫抑制因素限制了这些克隆的浸润和扩增。在其他情况下，肿瘤特异性 T 细胞可能存在于外周，但不存在于肿瘤微环境中，这表明肿瘤浸润淋巴细胞作为肿瘤免疫治疗内在抗性的标志物仍不成熟，需要进一步细化。

2. PD-L1 作为干扰素信号的标志物

作为免疫检查点调控因子，PD-L1 在肿瘤微环境中的表达可以预测部分肿瘤对免疫检查点阻断的有效性，但并非所有肿瘤都能准确预测。一些 PD-L1 阳性肿瘤患者对治疗没有反应，而一些 PD-L1 阴性肿瘤患者也可以从免疫检查点阻断中获益。

PD-L1 的表达主要受干扰素信号通路的调节，包括激酶 JAK1 和 JAK2，转录因子 STAT1、STAT2 和 STAT3，以及转录激活因子 IRF1（REFS）。IFN-γ 可以刺激肿瘤衍生外泌体中 PD-L1 的表达，还可以介导 $CD8^+$ T 细胞的抑制。在 IFN-γ 信号正常情况下，肿瘤浸润性 T 细胞与表达 PD-L1 的肿瘤和（或）免疫细胞共存，阻断 PD-1-PD-L1 轴可能是有效的。因此肿瘤内 IFN-γ 信号在 PD-1 阻断效应中具有关键的作用。

Ⅰ型干扰素信号传导和Ⅱ型干扰素（IFN-γ）信号传导均会聚以激活包括 PD-1 在内的下游基因靶标。Ⅰ型干扰素主要由骨髓细胞的模式识别受体对病原体特殊成分的识别引起，而Ⅱ型干扰素主要由 T 细胞识别同源抗原产生。因此，在 T 细胞抗肿瘤免疫过程中，Ⅱ型干扰素发挥着更突出的作用。干扰素信号通路（尤其是Ⅱ型干扰素信号通路）的突变，或限制肿瘤特异性 PD-L1 表达的表观遗传和转录组学改变，都会使 PD-（L）1 免疫检查点阻

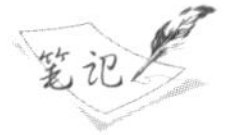

断变得没有意义。

此外，还有其他因素对 PD-L1 的表达进行调节，包括通过基因变异和表观遗传性修饰、转录水平变化（MYC、PTEN 和 HIF-1α）、转录后修饰、翻译后修饰（糖基化、磷酸化和泛素化）及 DNA 损伤通路等因素，如 PD-1 扩增子、表观遗传沉默、转录调控（例如，通过 MYC、PTEN 和低氧诱导因子 -1α）、转录后调控（通过微 RNA），以及细胞质和内体重新定位。这些因素均会影响 PD-1 阻断治疗的效果。

3. 肿瘤转录组特征

基于免疫组化评估肿瘤免疫状态受到很多因素影响。目前已经逐步被 RNA 测序和靶向基因检测所替代。临床试验和标准治疗中，肿瘤的基因组特征分析越来越常见，可辅助临床治疗方案的选择，然而目前的基因组分析很大程度上依赖于一组目标基因，这组目标基因只包含有限基因数量，其中包含一部分致癌基因。转录组分析可用于探究肿瘤的复杂性和异质性，可发现新的生物标志物，用于发展新的治疗策略。

然而，基于免疫特征的肿瘤 RNA 测序也有缺点，主要是肿瘤异质性导致其结果可重复较差。在一组接受抗 CTLA-4 处理的患者中，基于肿瘤免疫应答的转录组特征评分与免疫响应显著相关。但在另一组接受抗 PD-1 治疗的患者中，其评分与反应无关。

与大体肿瘤转录组学相比，单细胞测序技术更能有效评估免疫治疗促使的肿瘤微环境内不同细胞的分子水平的差异。32 名接受免疫检查点阻断治疗的患者的 48 份肿瘤标本分析表明，免疫应答的标本中 $CD8^+$ T 细胞浸润（免疫组化实验）没有增加。但

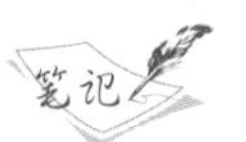

单细胞 RNA 测序显示，与 $CD8^+$ T 细胞相比，应答者基线样本中的 $CD8^+$ T 细胞富含与记忆细胞分化（例如，编码转录因子的 *TCF7*）、活化和细胞存活相关的转录本，而无应答者的肿瘤富含与免疫耐受相关的基因。

4. 肿瘤新抗原

有研究表明肿瘤新抗原在免疫检查点抑制剂治疗中可以作为潜在的预测指标，有证据表明新抗原能使特异性 T 细胞发挥免疫检查点阻断作用。但目前突变负荷作为免疫检查点阻断反应的预测作用仍然有限，这可能与肿瘤突变克隆有关，肿瘤细胞共有的克隆突变是产生有效抗肿瘤反应的关键因素。

要使突变成为免疫靶标，它必须通过 MHC 抗原有效地呈递给免疫系统。尽管新抗原预测技术有所改进，但缺乏对预测结果的有效高通量验证限制了其进展。例如，在一组接受抗 CTLA-4 治疗的患者中，作为预测有效反应的生物标志物，新抗原负荷并没有优于突变负荷。还有肿瘤微环境中抗肿瘤免疫反应仍不清楚，新抗原检测仍然是一个不成熟的生物标志物。

三、克服肿瘤内在耐药性的主要措施

免疫检查点抑制剂联合用药或双特异性免疫抗体：与单独用药相比，抗 CTLA-4 联合抗 PD-1 阻断具有更优异抗肿瘤表现，说明这两个免疫检查点具有协同作用。通过肿瘤转录组学和免疫组化分析，对双重免疫检查点阻断有治疗反应的原因是这类患者本身已具有被免疫检查点控制的肿瘤微环境（相当于“热”肿瘤），只是被 PD-1-PD-L1 和 CTLA-4 所阻断。目前，更多的针对替代免疫检查点抑制剂的研究正处于临床前和临床开发阶段，靶点包括

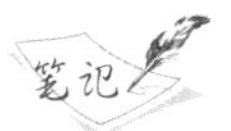

LAG3、VISTA、TIM3、腺苷 A2A 受体、CD73、BTLA、B7-H3、B7-H4 和杀伤细胞免疫球蛋白样受体的抑制剂。

“冷”肿瘤变成“热”肿瘤：临床上很大部分肿瘤是免疫性“冷”肿瘤，不太可能对免疫检查点阻断有反应。对于这些患者，可以通过增强抗原呈递，引发针对现有抗原的免疫反应来启动抗肿瘤免疫反应。肿瘤及其引流淋巴结是肿瘤抗原呈递的主要部位，因此诱发肿瘤内和淋巴结抗原呈递是很好的方法，这些方法主要有：①诱导一种促炎状态，从而解除肿瘤微环境中免疫抑制状态；②诱导细胞免疫原性死亡；③招募特异性抗原呈递细胞（antigen presenting cell，APC）以诱发针对肿瘤抗原的免疫反应。浅表性膀胱癌的卡介苗治疗就是早期利用肿瘤内免疫刺激来诱发免疫效应的成功案例。

联合放疗和（或）化疗：化疗和放疗是可以诱导细胞免疫原性死亡的有效手段。体内试验显示化疗法和放疗的免疫效果都依赖于 T 细胞，并且两者都可以增强免疫检查点阻断的效果。然而，化疗和放疗也有免疫抑制功能的另一面，可诱导肿瘤外在机制对免疫治疗产生耐药性。因此，这些标准治疗对克服免疫检查点阻断的内在抵抗力的作用有限，但放化疗可以通过控制疾病进展和引发细胞免疫原性死亡的作用，联合免疫治疗获得更好的效果。

溶瘤病毒：溶瘤病毒具有感染肿瘤细胞和诱导细胞死亡的独特能力；出于治疗目的，它们还经常被基因工程改造以增强抗肿瘤免疫反应。基于 1 型单纯疱疹病毒的 Talimogene Laherparepvec（或 T-VEC，以 ImLygic 销售）是第一个获得 FDA 批准的溶瘤病毒。它能够在转移性黑色素瘤细胞内复制并表达细胞因子 GM-CSF 以促进

附近 APC 的成熟和活化。在一项针对转移性黑色素瘤患者的Ⅰb期研究中，T-VEC 与抗 PD-1 治疗相结合，客观缓解率为62%，高于单独使用抗 PD-1 治疗的预期缓解率，值得注意的是，13 名 $CD8^+$ 低的患者中有 9 名产生 T 细胞浸润，5 名基线 IFN-γ 产生低的患者中有 3 名有完全反应。提出的机制是：溶瘤病毒恢复肿瘤细胞中 IFN-γ 信号传导，同时诱导 GM-CSF 的表达，二者导致 APC 在肿瘤微环境中的募集和激活，然后，APC 在肿瘤微环境或引流淋巴结中启动或激活肿瘤特异性 T 细胞，从而逆转原有的肿瘤免疫逃逸。

增强肿瘤免疫原性激活剂（如 TLR9 激动剂 SD-101）具有 CpG 基序的合成寡核苷酸，可激活肿瘤微环境中肿瘤和非肿瘤细胞上的 TLR9 信号传导从而诱发肿瘤免疫原性。在一项Ⅰb期研究中，78% 黑色素瘤患者有客观缓解。多个临床前研究结果显示 TLR9 激动剂 CpG 寡核苷酸诱导全身抗肿瘤免疫反应。其中 SD-101 和 OX40 激动剂双特异性抗体在转移性乳腺癌的自发小鼠模型等多种模型中均有效。CD40 是免疫系统中的一种关键免疫共刺激受体，存在于免疫系统中抗原提呈细胞的表面，在先天性免疫系统和适应性免疫系统机制的激活中起着关键作用。CD40 激动剂体，能够模拟内源性免疫激活过程激活 CD40，从而活化内源性免疫系统，扭转癌症患者的免疫抑制作用。CD40 激动剂联合化疗和抗 PD-1 治疗的Ⅰ期 / Ⅱ期研究正在进行中（NCT03214250）。

针对 MHC-Ⅰ类分子缺陷的肿瘤：CAR-T 针对 MHC-Ⅰ类或 MHC-Ⅱ类抗原呈递进行免疫调节。CAR-T 在血液恶性肿瘤中已经证实是一种行之有效的免疫治疗方案，它绕过了通过 MHC 进行抗原呈递，而是直接靶向肿瘤细胞表达的特定表面分子。然而，

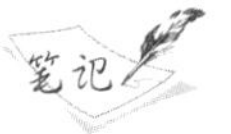

由于缺乏肿瘤特异性表面抗原和免疫抑制微环境，CAR-T 在实体瘤中仍处于起步阶段。个性化新抗原导向的 CAR-T、双特异性或三特异性 CAR-T、BAT 或与检查点抑制剂的联合应用已经成为一种有前途的新疗法。从安全性的角度来看，自杀基因的引入、抑制性 CARs、CARs 与 BsAb 的结合、靶抗原的组合识别等都是可能改变实体瘤患者未来发展前景的一些新的研究方法。针对 MHC 缺陷型肿瘤的另一种方法是以 CD19 为靶点的脐带血来源的嵌合抗原受体自然杀伤（chimeric antigen receptor natural killer，CAR-NK）细胞疗法，该细胞的作用是消除缺乏 MHC-Ⅰ类分子的细胞。CAR-NK 已经出现很多年，最近，阻断 NKG2A（一种在 NK 细胞和 T 细胞上表达的基于酪氨酸的抑制基序）已在头颈部鳞状细胞癌患者中显示出活性。

控制致癌免疫信号通路逆转免疫耐药：为解决由致癌信号驱动导致免疫检查点阻断抵抗，研究人员重新利用了现有的致癌信号通路抑制剂作为增强抗肿瘤免疫力的方法（尤其是与免疫检查点阻断相结合）。这些包括 Wnt 信号抑制剂、CDK4 和 CDK6 抑制剂及 MAPK 和 PI3K 抑制剂。

四、结论

免疫治疗仅使少部分晚期肿瘤患者获得长期的生存获益，如何扩大获益人群并解决免疫治疗的耐药问题成为现阶段临床实践的重要待解决问题。对免疫耐药机制的深入阐明是解决免疫耐药的关键环节。特异性免疫相关标志物的确立，免疫治疗过程中的动态监测也是同样需要重视的研究领域。

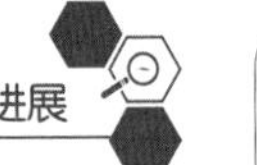

第十一节　肿瘤免疫治疗相关不良反应的管理

目前，肿瘤免疫治疗是基于对肿瘤逃逸机制的研究而开发的，免疫药物操纵免疫系统以重新激活抗肿瘤免疫反应，并且抑制肿瘤免疫逃逸途径。当前，肿瘤已经进入免疫治疗时代，临床比较成熟的免疫治疗方法主要包括免疫检查点抑制剂（immune checkpoint inhibitor，ICI）、过继细胞疗法，当前溶瘤病毒和肿瘤疫苗也正逐步走入临床。

免疫治疗已经深刻改变了多种实体和血液系统肿瘤的治疗格局，但与传统抗肿瘤方法不同，免疫治疗具有独特的毒性特征，这与免疫药物的类型及特定的作用机制有关。细胞因子如高剂量IL-2会对T细胞和NK细胞产生多种下游效应；免疫检查点抑制剂包括针对CTLA-4和PD-1及其配体PD-L1的抗体可抑制T细胞的抗肿瘤功能，从而导致不同的器官群特异性炎症副作用或免疫治疗不良反应（表1-11-1）。由于这些毒性特征，肿瘤免疫治疗需要密切监测，并且毒性通常需要特定的管理，其中可能包括类固醇或免疫调节剂。随着免疫疗法在肿瘤治疗中的应用范围不断扩大，临床很多指南均制定了ICI不良反应诊疗策略。

笔记

表 1-11-1　常见检查点抑制剂毒性概述

项目	基线监测	介绍	诊断	管理
皮肤	•完整的皮肤和黏膜检查 •获取免疫相关皮肤病史	•斑丘疹 / 丘疹性皮疹 •皮肤过敏反应 •皮肌炎 •Sweet 综合征 •坏疽性脓皮病 •大疱性疾病 •SJS/TEN •白癜风（仅限黑色素瘤）	•完成皮肤检查，注意病变类型和受影响的 BSA 百分比 •考虑皮肤活检	•1 级：润肤剂、外用皮质类固醇和（或）口服组胺 •2 级：高效外用皮质类固醇和（或）口服类固醇 •3～4 级：暂停 ICI；全身用（1～2）mg/（kg•d）类固醇治疗；皮肤科处理
结肠炎		•腹泻 •发热 •抽筋 •痉挛 •腹痛	•确定基线排便习惯 •CBC、CMP、TSH、ESR、CRP •感染性检查：粪便培养和卵子和寄生虫、艰难梭菌、CMV 血清学 •腹部 / 骨盆 CT •考虑通过活检进行 EGD/结肠镜检查的 GI 咨询	•≥2 级：保持 ICI 直到恢复到≤1 级；评估感染；开始（1～2）mg/（kg•d）类固醇；肠胃病学咨询 •若 3～5 天无反应，考虑加用英夫利昔单抗 •难治性病例或有英夫利昔单抗禁忌证的病例，可使用维多珠单抗；早期开始生物治疗可能会改善结果
肝炎	基线 CMP 和 ICI 期间每 2～3 周一次	•AST/ALT 偶然升高 •急性重型肝炎	•CMP •病毒研究 •如果怀疑自身免疫性肝炎，ANA、抗平滑肌抗体和 ANCA •腹部 / 骨盆 CT 评估肝转移 •审查药物性肝炎其他原因的药物清单	•1 级：继续 ICI，增加 LFT 监测频率 •2 级：保持 ICI 直到恢复到≤1 级；如果没有改善，开始全身性类固醇治疗 •3～4 级：停用 ICI；肝病咨询；开始（1～2）mg/（kg•d）类固醇治疗 •对于类固醇难治性病例，考虑吗替麦考酚酯；由于担心肝毒性，禁用英夫利昔单抗
甲状腺	TSH，基线时游离 T_4，ICI 上每 4～6 周一次	•甲状腺功能减退 •甲亢 •黏液性水肿 •甲状腺风暴	•TSH，游离 T_4 •AM 皮质醇评估并发肾上腺功能不全 •如果怀疑 Graves 病，TSH 受体抗体	•无症状性甲状腺功能减退症：如果 TSH ＞ 10 mIU/L，则进行甲状腺激素替代治疗 •症状性甲状腺功能减退症：甲状腺激素替代疗法 •甲状腺功能亢进：如果有症状，考虑内分泌咨询和服用普萘洛尔控制症状
垂体	•TSH，基线时游离 T4，ICI 上每 4～6 周一次 •考虑高危患者的基线 ACTH/皮质醇	•垂体炎 •甲状腺、肾上腺或性腺轴功能障碍	•TSH，游离 T_4 •促肾上腺皮质激素 •皮质醇或促肾上腺皮质激素刺激试验 •睾酮（男性） •雌二醇（女性） •FSH •LH •蝶鞍 MRI	•生理激素替代，包括左甲状腺素和类固醇替代，通常是终身需要的 •在甲状腺激素替代之前开始使用类固醇以避免肾上腺危象 •在确诊垂体炎的情况下进行内分泌科会诊

注：ACTH，促肾上腺皮质激素；ALT，丙氨酸氨基转移酶；ANA，抗核抗体；ANCA，抗中性粒细胞胞浆抗体；AST，天冬氨酸氨基转移酶；BSA，体表面积；CBC，全血细胞计数；CMP，综合代谢组；CMV，巨细胞病毒；CRP，C 反应蛋白；CT，计算机断层扫描；EGD，食管胃十二指肠镜检查；ESR，红细胞沉降率；FSH，促卵泡激素；GI，胃肠道；ICI，免疫检查点抑制剂；LFT，肝功能检查；LH，促黄体激素；MRI，磁共振成像；SJS/TEN，Stevens-Johnson 综合征 / 中毒性表皮坏死松解症；T_4，甲状腺素；TSH，促甲状腺激素。

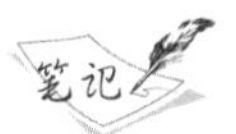

一、检查点抑制剂概述

作为免疫检查点蛋白，PD-1 和 CTLA-4 均能启动抑制 T 细胞功能的信号通路。CTLA-4 在 CD4 阳性和 CD8 阳性淋巴细胞表面表达，并与 T 细胞共刺激受体 CD28 竞争结合 T 细胞共刺激因子，后者在抗原呈递细胞表面表达免疫反应的早期阶段。CTLA-4 结合减少了 IL-2 的产生和 T 细胞增殖。PD-1 是一种细胞表面受体，表达于多种免疫细胞类型，包括 T 细胞、B 细胞和 NK 细胞，并与配体 PD-L1 和 PD-L2 结合。PD-L1 在多种组织类型上表达，包括肿瘤细胞，而 PD-L2 主要在造血细胞上表达。PD-L1 的表达受到活化 T 细胞和 NK 细胞产生的 IFN-γ 刺激。PD-1 信号能够抑制外周组织预前激活的 T 细胞。CTLA-4 和 PD-1 信号传导受到严格调节以达到自我耐受；然而，肿瘤细胞可以通过这些途径逃避免疫反应并建立允许肿瘤生长的微环境。肿瘤细胞上调 PD-1 通路可促进 T 细胞耗竭的发展，其特点是 T 细胞效应功能和增殖降低。

ICI 通过免疫检查点蛋白结合克服肿瘤介导的 T 细胞功能抑制。目前检查点抑制剂的临床应用主要集中在抗 CTLA-4 抗体（伊匹木单抗、曲美木单抗）、PD-1（帕博利珠单抗、纳武利尤单抗、西米普利单抗）及其配体 PD-L1（阿替利珠单抗、阿维鲁单抗和度伐利尤单抗）。检查点抑制剂已被批准用于治疗多种恶性肿瘤，包括但不限于黑色素瘤、肾细胞癌、肺癌（小细胞和非小细胞）、头颈部鳞状细胞癌、胃癌、卵巢癌、霍奇金淋巴瘤和具有 DNA 错配修复缺陷的肿瘤。除了肿瘤晚期外，ICI 治疗的适应证也已扩大到辅助治疗，当前针对实体和血液系统恶性肿瘤的多项临床试验都在进行中。

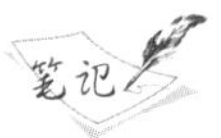

ICI对T细胞功能的去抑制可导致一系列炎症副作用或irAE。尽管确切的病理生理学尚不完全清楚，但研究已发现多种可能机制，irAE可能通过涉及自身反应性T细胞、自身抗体和细胞因子的多种途径产生。在对黑色素瘤接受新辅助伊匹木单抗治疗的研究中发现，基线血清IL-17水平与3级腹泻或结肠炎的发生密切相关，其机制可能是T细胞活化导致炎性细胞因子的产生，进而诱发irAE。IL-17在炎症性肠病中上调。另一项研究分析了垂体CTLA-4表达在垂体炎中的作用，发现在7名伊匹木单抗诱发的垂体炎患者中，其基线垂体抗体是阴性，但均出现了主要针对促甲状腺激素分泌细胞的抗体，这些抗体导致相关激素轴的缺陷，提示伊匹木单抗诱导的垂体炎是垂体中抗CTLA-4抗体与CTLA-4结合所致。

在对接受帕博利珠单抗治疗的NSCLC患者进行的一项研究中发现，PD-1治疗相关甲状腺功能障碍与80%的甲状腺功能减退患者有关。研究表明，检查点抑制剂通过靶向正常组织和肿瘤组织共有的抗原而诱发irAE。在一项针对接受抗PD-1治疗的NSCLC患者的自身免疫性皮肤毒性的前瞻性研究中发现9种T细胞抗原在肿瘤组织和皮肤中均有存在，这表明靶向癌细胞的T细胞也可能靶向具有相同抗原的正常组织。临床也在研究微生物因素在irAE发展中的作用。在接受伊匹木单抗治疗的一项黑色素瘤前瞻性研究中发现，在ICI引起的结肠炎患者肠道检测出具有拟杆菌属细菌。致命性ICI诱发的脑炎病例报告中发现在皮层和脑膜中出现Epstein-Barr病毒特异性T细胞受体和Epstein-Barr病毒阳性淋巴细胞，表明病毒感染与irAE的发展之间存在关联。

单药ICI的irAE发生率因药物、肿瘤类型和疾病背景而不同。据报道，在包括多种实体瘤类型患者的试验中，伊匹木单抗单药治疗的irAE发生率为72%，抗PD-1/抗PD-L1单药治疗为66%，PD-1和CTLA-4联合使用的irAE发生率则更高。对接受PD-1、CTLA-4或联合阻断治疗的患者的致命irAE的荟萃分析报告发现，抗PD-1的毒性相关死亡率为0.36%，抗PD-L1为0.38%，抗CTLA-4为1.08%，联合抗PD-1/抗PD-L1和CTLA-4为1.23%。致死性irAE类型也不同，抗CTLA-4治疗最常死于结肠炎（70%），在接受PD-1/PD-L1和CTLA-4联合阻断治疗中，最常见的治疗相关死亡原因是结肠炎（37%）和心肌炎（25%）。此外，致命的毒性事件最常发生在治疗早期，联合治疗的中位发生时间为14.5天，而抗PD-1或抗CTLA-4单药治疗的中位发生时间为40天。

irAE的发病、动力学和表现各不相同，通常需要特定的临床管理。免疫治疗相关不良反应几乎可以影响任何器官系统，需要引起临床警惕和多学科协作诊治。美国临床肿瘤学会、欧洲医学肿瘤学会、NCCN和CSCO等的共识指南均为irAE的监测、诊断和治疗提供了诊断与治疗相关指引。

二、免疫相关不良反应

（一）皮肤毒性

在CTLA-4或PD-1/PD-L1免疫治疗中，皮肤毒性是最常见的irAE。据报道，有30%～40%的PD-1/PD-L1免疫治疗患者发生皮肤不良反应，50%接受伊匹木单抗免疫治疗患者出现皮肤不良反应。一项使用纳武利尤单抗和帕博利珠单抗治疗多种实体瘤类型相关的皮肤不良反应irAE的Meta分析显示，皮疹的发生率分

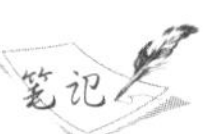

别为 16.7% 和 14.3%；纳武利尤单抗和帕博利珠单抗治疗黑色素瘤患者发生白癜风的概率分别为 7.5% 和 8.3%，但白癜风的发生与 ICI 治疗的晚期黑色素瘤患者的预后改善有关。同样，免疫性皮炎也与预后改善结果有关。

临床表现主要包括斑丘疹或丘疹脓疱性皮疹、皮肤过敏反应、皮肌炎、Sweet 综合征、坏疽性脓皮病、急性全身发疹性脓疱病、痤疮样皮疹、光敏反应、药物反应伴嗜酸性粒细胞增多和系统症状（drug response with eosinophilia and systemic symptoms，DRESS）、大疱性疾病、银屑病、白癜风和黑色素细胞痣的消退。最常见的皮肤不良反应是斑丘疹、瘙痒和白癜风。严重的不良反应如 Stevens-Johnson 综合征（Stevens-Johnson syndrome，SJS）/ 中毒性表皮坏死松解症（toxic epidermal necrolysis，TEN）或 DRESS，在 ICI 联合治疗中更为常见。皮肤毒性通常是最早出现的 irAE，抗 PD-1 的中位发病时间为 5 周，抗 CTLA-4 的发病时间为 3 ～ 4 周，联合用药的发病时间可提早到 2 周。PD-1/CTLA-4 联合阻断导致的皮肤毒性往往在发病较早时更严重。

处理：1 级皮肤 irAE 使用润肤剂、外用皮质类固醇和（或）口服抗组胺药进行治疗。2 级毒性在处理的同时可继续 ICI，但如果毒性没有改善，应停止 ICI。3 级或 4 级毒性应停止 ICI，并使用全身性皮质类固醇。在危及生命的情况下，特别是如果担心 SJS/TEN 或 DRESS，应永久停用 ICI，并将患者转诊至皮肤科专科处理。

（二）胃肠道毒性

1. 腹泻或结肠炎

腹泻是 ICI 治疗的比较常见并发症，在接受 CTLA-4 抗体治

疗的患者中发生率较高。对 10 项临床试验的系统评价报告显示，在接受抗 CTLA-4 治疗的患者中，27% ～ 54% 的患者出现腹泻，8% ～ 22% 的患者出现结肠炎。与单药治疗相比，CTLA-4/PD-1 联合阻断治疗的 3 级和 4 级结肠炎风险明显增加。一项对 945 名晚期黑色素瘤患者进行的随机Ⅲ期试验数据显示，2.2% 的纳武利尤单抗治疗患者、11.3% 的伊匹木单抗治疗患者和 12.8% 的伊匹木单抗联合纳武利尤单抗治疗患者会出现结肠炎。1% 接受纳武利尤单抗治疗的患者、7.7% 接受伊匹木单抗治疗的患者和 8.3% 接受伊匹木单抗和纳武利尤单抗联合治疗的患者发生 3 级和 4 级结肠炎。

临床处理：对于出现 2 级或更高级别腹泻 / 结肠炎的患者，应停止 ICI 并开始全身使用皮质类固醇。如果 3 ～ 5 天内没有反应，应考虑使用英夫利昔单抗；剂量推荐每次 5 mg/kg。在对 75 名免疫相关性小肠结肠炎患者的一项回顾性系列研究中发现，英夫利昔单抗的使用能够使症状缓解时间更快和类固醇使用持续时间更短，并且总生存期没有下降。在另一项 117 名接受 ICI 治疗并出现腹泻患者的回顾性系列研究中发现，类固醇使用时间大于 30 天与更高的感染率相关，结肠镜检查发现溃疡患者更可能患有类固醇难治性结肠炎。

维多珠单抗是一种具有肠道特异性作用的抗整合素 $\alpha_4\beta_7$ 抗体，已针对类固醇依赖性或难治性 ICI 诱导的结肠炎患者进行了研究。例如，对 28 名接受维多珠单抗治疗的对类固醇和（或）英夫利昔单抗无效的免疫相关小肠结肠炎患者的回顾性系列研究表明，28 名患者中的 24 名在使用维多珠单抗 3 剂后（中位数）出现持续临床缓解。

回顾性研究检查了早期接受生物制剂治疗的患者的结局。一项包括 1479 名接受 ICI 治疗的患者（其中 179 人出现免疫相关性肠炎）的系列研究发现，在结肠炎发作后 10 天内接受英夫利昔单抗或维多珠单抗治疗的患者临床结局有所改善，包括住院率降低、类固醇治疗持续时间缩短、减少类固醇失败率和更短的症状持续时间。需要前瞻性研究来阐明英夫利昔单抗和维多珠单抗的最佳时机。现有的回顾性数据表明，较早开始生物治疗可能会减少类固醇的使用并改善结肠炎相关的结果，并具有相似的肿瘤学结果。

已在 2 例对类固醇、英夫利昔单抗和维多珠单抗治疗无效的结肠炎患者进行粪菌移植（fecal microbiota transplants，FMT）的病例报告中发现，2 名患者在 FMT 后症状完全消退，但其中 1 名患者因反复腹痛和结肠镜检查发现持续溃疡而需要第二次 FMT。一项包括 26 名接受伊匹木单抗治疗的转移性黑色素瘤患者的前瞻性研究发现，肠道微生物群组成与对治疗的反应和结肠炎的发展之间存在关联。

2. 肝炎

根据汇总的临床研究数据估计，接受伊匹木单抗治疗的患者的免疫性肝炎发生率为 3% ～ 9%，接受抗 PD-1/ 抗 PD-L1 抗体治疗的患者为 1% ～ 2%。伊匹木单抗诱发的肝炎发生率具有剂量依赖性，在接受 3 mg/kg 治疗的患者中，肝炎的发生率＜ 4%，在接受 10 mg/kg 治疗的患者中发生率升至 15%。与单一疗法相比，接受联合疗法治疗的患者更常发生肝炎。考虑到伊匹木单抗诱导的肝炎的剂量依赖性，研究了伊匹木单抗与纳武利尤单抗的不同给药方案，观察到不同的毒性特征。例如，CHECKMATE 016 评估伊匹木

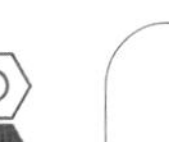

单抗与纳武利尤单抗不同方案治疗转移性肾细胞癌的安全性和有效性，包括纳武利尤单抗 3 mg/kg 和伊匹木单抗 1 mg/kg（N3I1）、纳武利尤单抗 1 mg/kg 和伊匹木单抗 3 mg/kg（N1I3）、纳武利尤单抗 3 mg/kg 和伊匹木单抗 3 mg/kg（N3I3）。在 N1I3 组中，21% 的患者 AST 和 ALT 水平出现 3 级和 4 级升高，而 N3I1 组 3 级 AST 和 ALT 升高的发生率为 4%。在后续安全性回顾分析中，包括 448 名接受 N1I3 治疗的晚期黑色素瘤患者，随后接受纳武利尤单抗维持治疗，大于 3 级的肝脏 irAE 最为常见，发生率为 17%。

患者最常表现为无症状的 AST 和 ALT 升高，伴有或不伴有高胆红素血症。转氨酶升高发生在用药后 6 ～ 14 周。虽然大多数患者在停止治疗后会好转，但已有多篇纳武利尤单抗、帕博利珠单抗和伊匹木单抗用药后出现急性肝衰竭的报告。对 16 名在 ICI 治疗期间发生≥ 3 级肝炎的患者进行的一系列研究发现，与抗 PD-1/ 抗 PD-L1 治疗不同，接受抗 CTLA-4 治疗患者出现不同肝损伤组织学模式。

ICI 治疗期间转氨酶升高需要鉴别的诊断有药物（ICI 或其他）、酒精和感染，尤其是病毒性肝炎。进行 ICI 出现 2 级毒性情况下，应进行肝功能监测，缓解到 1 级后可恢复治疗，若无好转应开始使用糖皮质激素。罕见病例对大剂量类固醇无效，这时应考虑霉酚酸酯。考虑到药物肝毒性，一些指南禁用英夫利昔单抗；但也不是绝对的，有报告使用英夫利昔单抗治疗对高剂量类固醇和吗替麦考酚酯无效的 1 例危重症肝炎患者，该转移性黑色素瘤患者接受伊匹木单抗与纳武利尤单抗治疗后出现危重症肝炎，接受 2 个周期的英夫利昔单抗，剂量为 5 mg/kg，间隔 2 周，达到部

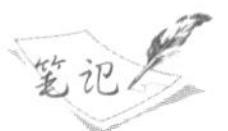

分缓解；英夫利昔单抗并未导致药物引发的肝脏 AE。因此需要进一步分析英夫利昔单抗对这一适应证的安全性。另有报道抗胸腺细胞球蛋白成功用于治疗类固醇无效的难治性肝炎患者，因此将可考虑抗胸腺细胞球蛋白用于急性临床恶化的病例。

（三）内分泌系统毒性

与 ICI 相关的内分泌毒性包括甲状腺功能减退或甲状腺功能亢进、甲状腺炎、垂体炎、原发性肾上腺功能不全和胰岛素依赖型糖尿病。内分泌毒性的类型因药物而异，联合治疗后发病率明显升高。一项包含 38 项随机临床试验的荟萃分析比较了不同方案导致的内分泌毒性发生率，发现接受伊匹木单抗的患者垂体炎的发生率最高，而抗 PD-1 单药治疗的甲状腺功能障碍发生率高于抗 CTLA-4 单药治疗。包括原发性肾上腺皮质功能不全和胰岛素依赖型糖尿病的其他内分泌毒性则很少见，其发生率分别为 0.7% 和 0.2%。一项包括 101 项针对多种实体瘤类型患者的临床试验荟萃分析发现，在接受伊匹木单抗治疗的患者中，垂体炎的发生率为 5.6%。另一个 CTLA-4 药物曲美木单抗的垂体炎发生率较低，为 1.8%。据推测，伊匹木单抗与曲美木单抗在垂体炎发生率上的差异主要是因为它们的免疫亚类不同。由于伊匹木单抗是一种免疫球蛋白 G1 抗体，它可以激活经典的补体级联反应，导致Ⅱ型超敏反应。相反，曲美木单抗是一种免疫球蛋白 G2 抗 CTLA-4 抗体，因此具有较低的补体级联激活可能性。

内分泌 irAE 发作的时间因药物和内分泌疾病而异。在接受伊匹木单抗治疗的黑色素瘤患者中，中度至重度内分泌 irAE 的中位发生时间为 7 ～ 20 周。一项包括 256 名接受伊匹木单抗治疗的黑

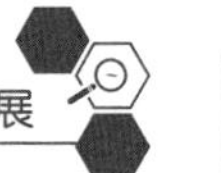

色素瘤患者的单机构回顾性研究报告显示，垂体炎的中位发病时间为 4 个月，但从用药后的 8 ～ 19 个月均有可能发生。甲状腺功能减退发生时间变化也比较大，治疗后 5 个月内，甚至长达 3 年都会发生。从接受纳武利尤单抗治疗的黑色素瘤患者随访中发现，甲状腺功能减退中位发病时间约为 10 周。

ICI 引起的内分泌毒性需要临床高度警惕，因为其表现为非特异性，症状包括恶心、疲劳、头痛或虚弱。因此指南建议在基线和 ICI 治疗期间应对 TSH 和 FT_4 水平进行常规检查。此外，可以考虑对血清促肾上腺皮质激素和皮质醇进行基线检测，尤其是在患有内分泌疾病的患者中。与其他可通过治疗解决的 irAE 不同，内分泌毒性几乎总是永久性的，需要终身激素替代治疗，因此这类患者应与内分泌科密切合作治疗。

1. 甲状腺毒性

ICI 治疗的甲状腺功能减退症比甲状腺功能亢进症更常见。甲状腺功能减退的发病率为 6.6%，据报道，接受伊匹木单抗治疗的患者发生率最低（3.8%），而联合治疗的患者发生率最高（13.2%）。甲状腺功能亢进症比甲状腺功能减退症少见，发病率为 2.9%；接受抗 PD-L1 治疗的患者发生率最低（0.6%），联合治疗的患者发生率最高（8%）。

ICI 引起的甲状腺功能障碍患者大多数无症状，少部分症状比较轻。一项回顾性研究纳入了 45 名在抗 PD-1 单药治疗或抗 PD-1/ 抗 CTLA-4 联合治疗多种实体瘤后出现甲状腺功能障碍的患者，发现 22% 的患者最初出现甲状腺功能减退，其余 78% 的患者仅有甲状腺炎。在甲状腺炎患者中，80% 的患者发展为甲状

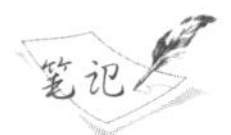

腺功能减退。在接受 ICI 治疗的患者中很少出现甲状腺风暴和黏液性水肿危象等重症。甲状腺功能障碍的中位发生时间为治疗后 4 周。老年患者和心血管疾病患者由于甲状腺疾病导致的心血管事件的发生风险更高。随着 ICI 适应证的扩大，这些甲状腺癌功能障碍诱发的心血管事件的发生频率可能会增加。

在排除肾上腺功能不全后，甲状腺功能减退的患者应接受甲状腺激素替代治疗。甲状腺炎应在甲状腺早期阶段采取保守治疗；但是，通过检查排除包括 Graves 病的其他原发甲状腺炎的、有甲状腺毒症症状（包括心动过速和震颤）的患者可以接受 β 受体阻滞剂对症处理。

2. 垂体毒性

抗 CTLA-4 单药治疗和联合治疗的垂体炎发病率最高。而且发病率呈剂量依赖性（伊匹木单抗在 3 mg/kg 的剂量下为 1% ～ 4%，在 10 mg/kg 的剂量下为 16%）。中位发病时间在 8 周或 9 周，或第 3 剂伊匹木单抗之后。抗 PD-1 单药治疗很少发生垂体炎。纳武利尤单抗单药治疗的垂体炎中位发病时间为 4.9 个月（范围为 1.4 ～ 11 个月）。

垂体炎的症状可能因受累垂体部分不同而有所区别，可以分别由甲状腺、肾上腺或性腺轴功能障碍引起，抗 CTLA-4 治疗过程中最常见的垂体炎表现为 ACTH 和 TSH 缺乏。已有报道促性腺激素减少导致性腺功能减退症，但发病率难以确定。垂体炎时垂体肿大通常是轻微的。尿崩症很少见。视力丧失的占位效应是很少见的。

出现垂体炎临床或实验室特征的患者应接受甲状腺、肾上腺和性腺轴的检测。发现有中枢性甲状腺功能减退症的患者应考虑

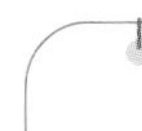

垂体炎，其特征是游离甲状腺素低，TSH 低或异常。如果至少 1 种垂体激素缺乏并伴有 MRI 异常，或者在出现症状时存在≥2 种垂体激素缺乏，则实验室和影像学可以诊断垂体炎。此时 MRI 表现为弥漫性垂体增大、漏斗部增大及钆给药后垂体均质或不均质强化。

由于 ICI 诱发垂体炎引起的肾上腺功能不全通常是永久性的，需要终身激素替代治疗。继发性甲状腺功能减退和性腺功能减退的恢复率分别为 6% ～ 64% 和 11% ～ 57%。一项对 25 名晚期黑色素瘤和伊匹木单抗诱发的垂体炎患者的回顾性研究发现，大剂量类固醇治疗并未改善垂体炎的消退频率或消退时间。与接受伊匹木单抗但未发生垂体炎的患者相比，发生垂体炎并接受大剂量或低剂量糖皮质激素治疗的患者总生存期有所提高。未来的研究将需要阐明高剂量糖皮质激素对垂体炎临床结果的影响。由于目前可用的数据并未显示大剂量类固醇可改善垂体功能的恢复，因此指南建议临床要慎重评估大剂量类固醇带来的风险和益处。有头痛、压迫症状或肾上腺危象的患者应接受甲泼尼龙或泼尼松治疗，剂量为每天 1 ～ 2 mg/kg，直至症状消退；没有这些症状的患者可以通过生理替代剂量进行治疗。

垂体炎患者应进行内分泌全面管理，补充缺乏的激素，包括生理性类固醇和甲状腺激素替代。如果同时存在肾上腺功能不全和甲状腺功能减退，应在甲状腺激素替代之前开始使用类固醇，以防止肾上腺危象。肾上腺功能不全患者应警惕肾上腺危象可能导致危及生命的严重后果，并应在感染、创伤或疾病的情况下积极给予氢化可的松。

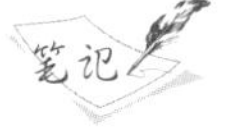

（四）免疫相关肺炎

肺炎是ICI治疗最常见的肺免疫毒性。虽然肺炎的总体发病率很低，但它一旦出现就可能危及生命，因此任何出现呼吸道症状的患者都应予以重视。一项对ICI致命AE的荟萃分析发现，35%的抗PD-1/抗PD-L1相关死亡是由肺炎引起的。PD-1单药治疗与CTLA-4单药治疗相比，肺炎的发病率略高，并随着双检查点抑制剂的增加而增加。一项包括915名接受抗PD-1/抗PD-L1单一治疗或联合免疫治疗多种肿瘤类型患者的大型回顾性研究报道，肺炎的总体发生率为5%，其中3～4级肺炎发生率在1%～2%。与黑色素瘤患者相比，非小细胞肺癌患者继发于抗PD-1/抗PD-L1治疗的肺炎更常见且更严重。一项包含20项针对黑色素瘤、NSCLC和RCC的抗PD-1治疗试验荟萃分析发现，与黑色素瘤患者全级别和≥3级肺炎的发生率（分别为1.6%和0.2%）相比，非小细胞肺癌患者的肺炎发生率明显升高（分别为4.1%和1.8%）。与黑色素瘤患者相比，肾细胞癌患者的全级别肺炎发生率较高，但3～4级肺炎发生率并没有增加。考虑到常常合并包括慢性阻塞性肺病和肺纤维化等疾病，NSCLC患者可能有更高的肺炎风险。另一项包含19项PD-1和PD-L1治疗NSCLC试验的荟萃分析发现，与PD-L1抑制剂相比，使用PD-1抑制剂的任何级别和≥3级肺炎的发生率都更高（3.6% *vs.* 1.3%和1.1% *vs.* 0.4%）。与既往治疗患者相比，初治患者的肺炎发病率也较高（4.3% *vs.* 2.8%）。但发生免疫相关肺炎的危险因素仍需进一步研究，其中包括吸烟史与PD-1/PD-L1通路在肺炎发展中的风险和作用。

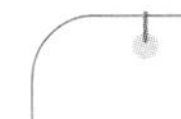

肺炎表现的严重程度和首发症状在不同患者中各不相同。患者可能会出现咳嗽、胸痛、喘息、气短或疲劳，还有一些患者无症状，仅在影像学检查中发现；有研究统计 33% 的患者在诊断时没有症状。只有极少数情况下，缺氧会迅速发展，并导致呼吸衰竭。影像学表现亦呈多样性，包括机化性肺炎、非特异性间质性肺炎、过敏性肺炎或常见的间质性肺炎 / 肺纤维化。NSCLC 患者中影像学表现为机化性肺炎更为常见。一项对接受抗 PD-1/ 抗 PD-L1 单药治疗或联合抗 CTLA-4 治疗的多种肿瘤类型患者的回顾性研究报道，肺炎中位发病时间为 2.8 个月，治疗后 9 天到 19.2 个月均有可能发生，其中接受联合治疗的患者发病更早。

鉴于免疫性肺炎临床表现不够典型且极其凶险，对出现呼吸道症状的 ICI 治疗患者应保持高度警惕性。指南建议对于高危人群应进行肺功能基线检查，同时因为患者可表现为免疫肺炎和感染并存，指南建议在检查期间联合使用广谱抗生素和免疫抑制剂。对于≥ 2 级肺炎的患者，应停止 ICI，并进行支气管镜检查和支气管肺泡灌洗，住院治疗并使用大剂量类固醇。

对于类固醇治疗效果不佳的免疫性肺炎，目前治疗上仍缺乏循证学手段。可以考虑使用英夫利昔单抗、环磷酰胺或吗替麦考酚酯进行免疫抑制。在一项例数最多的 ICI 引起的肺炎患者回顾性系列研究中，12 名≥ 3 级肺炎患者中有 5 名接受了英夫利昔单抗或英夫利昔单抗和环磷酰胺及大剂量类固醇的治疗，但这些患者都没有活下来；3 例死亡归因于长期免疫抑制引起的感染，1 例归因于肺炎，1 例归因于癌症进展。在 ICI 诱发的肺炎患者中，免疫抑制的最佳选择、时机和持续时间仍需进一步研究。

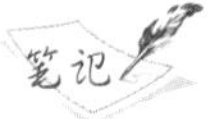

（五）风湿毒性

在接受 ICI 治疗的患者中，风湿性 irAE 的发生率很难客观描述，主要原因是临床上难以区分这些 irAE 和其他肌肉骨骼疾病。一项包括 33 项临床试验、3 项观察性研究和 16 例病例报告或系列的风湿病和肌肉骨骼 irAE 的系统评价报告中，关节痛的患病率为 1% ～ 43%，肌痛的患病率为 2% ～ 20%，其中只有 2 项研究免疫联合治疗，无法调查不同免疫方案与风湿病 irAE 之间的关系。

风湿性 irAE 的临床表现不尽相同。第一是关节炎，可能表现为血清阴性脊柱关节病，影响手部小关节的多发性关节炎，临床上类似于类风湿性关节炎；第二是大关节反应性关节炎，可能与结膜炎和葡萄膜炎同时发生。其他风湿性 irAE 包括干燥综合征、肌炎（类似于多发性肌炎）、巨细胞动脉炎、风湿性多肌痛、系统性红斑狼疮和结节病。症状可能会持续到停药后一段时间。一项包括 30 名患有多种肿瘤类型且发展为 ICI 所致关节炎的回顾性分析发现，表现模式因治疗方案而异。联合治疗的患者更有可能发展为膝关节炎和反应性关节炎样表型。相比之下，接受单一疗法治疗的患者更可能出现小关节受累，并且不太可能出现另一种 irAE。

对于有急性肌肉骨骼症状的患者，应高度怀疑风湿毒性，因为侵蚀和不可逆的关节损伤可能在数周内发生。1 级毒性使用非甾体抗炎药进行治疗，如果没有改善，则使用泼尼松。≥ 2 级毒性用泼尼松治疗。对于类固醇难治性患者，可以考虑增加免疫抑制药物，包括甲氨蝶呤、柳氮磺胺吡啶、来氟米特或抗细胞因子治疗。IL-6 受体抗体托珠单抗已获 FDA 批准用于治疗类风湿性关节炎和幼年特发性关节炎，并已被研究用于风湿性 irAE。

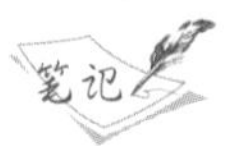

（六）其他罕见的免疫相关不良事件

1. 神经毒性

一项免疫相关不良反应报告，在接受纳武利尤单抗联合或不联合伊匹木单抗治疗的黑色素瘤患者中，严重神经系统 irAE 的总体发生率为 0.93%。中位发病时间为 45 天，消退时间为 32 天。43 例神经系统事件中有 32 例为 3 级或 4 级，1 例为致命性脑炎。另一项研究分析确定了不同的神经毒性类型，具体取决于免疫治疗的类别，重症肌无力与抗 PD-1/ 抗 PD-L1 治疗有关。与抗 CTLA-4 治疗及联合治疗相比，抗 PD-1/ 抗 PD-L1 治疗中非感染性脑炎 / 脊髓炎更为常见。与抗 PD-1/ 抗 PD-L1 治疗相比，抗 CTLA-4 治疗和联合治疗中格林巴利综合征和非感染性脑膜炎更为常见。重症肌无力的发病时间更早（中位数为 29 天），而其他神经系统毒性相对较晚，中位时间为 61 ～ 80 天，并且通常合并有心肌炎和肌炎。此外，与其他神经毒性相比，重症肌无力有更高的死亡率，此外肌炎和心肌炎死亡率最高。

神经系统 irAE 的表现可能多种多样，可能涉及中枢或周围神经系统的任何方面。诊断可能包括自身免疫性脑炎、重症肌无力、格林巴利综合征、周围神经病、后部可逆性脑病综合征、无菌性脑膜炎和横贯性脊髓炎。大多数神经系统毒性是低级别的，与抗 PD-1 治疗相比，抗 CTLA-4 治疗后 3 级和 4 级毒性的发生率更高（0.7%）。

ICI 治疗后出现神经系统症状的鉴别诊断比较复杂，包括 irAE、感染、中枢神经系统转移或软脑膜扩散、副肿瘤综合征、维生素 B_{12} 缺乏和糖尿病性神经病变。此外，ICI 治疗后发病时间

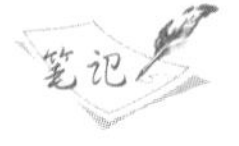

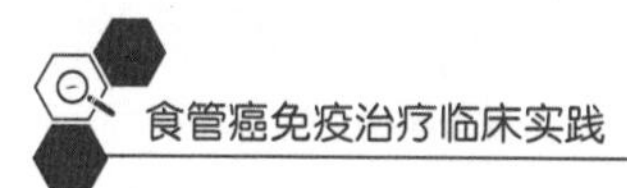

可能随时发生变化且可能快速恶化，因此对于出现新的神经系统症状患者，应考虑神经系统 irAE；对于≥ 2 级神经系统症状的患者，应停止 ICI，并在进行诊断评估时就开始使用类固醇，而因神经系统 irAE 需要住院的患者应多学科诊治。

对于类固醇无效或快速进展的患者，可以考虑增加免疫抑制药，但临床经验有限，目前的建议主要来自病例报告。已发表的病例报告中，还包括血浆置换术、注射免疫球蛋白。那他珠单抗是一种被批准用于治疗多发性硬化症的 α_4 整合素抗体，已被用于治疗 1 名在使用伊匹木单抗和纳武利尤单抗治疗后出现自身免疫性脑炎的患者。

2. 肾毒性

肾脏 irAE 很少见，在对已发表临床试验的回顾性分析中发现，ICI 单药治疗的发生率估计为 2%，联合治疗的发生率为 5%。最近的研究表明，接受 ICI 治疗的患者急性肾损伤发生率高于原先报告。未来更多的数据还将统计肾脏 irAE 的真实发病率。肾脏 irAE 表现各不相同，可能包括高血压恶化、电解质失衡、尿量改变或肌酐升高。

急性间质性肾炎（acute interstitial nephritis，AIN）是最常见的病理报告。例如，在 13 名经活检证实的 ICI 引起的急性肾损伤患者系列中，13 名患者中有 12 名出现主要病理表现为 AIN；唯一不是 AIN 的 1 例患者表现为急性肾脏血栓性微血管病。已报告的其他病理包括微小病变和狼疮样肾炎。与抗 PD-1 治疗（3 ～ 10 个月）相比，伊匹木单抗治疗（2 ～ 3 个月）更早发生肾毒性；但在 13 名患者中，发病时间跨度很大（21 ～ 245 天），其中 1 例肾

irAE 诊断是在最后一次 ICI 给药后 63 天。

ICI 治疗急性肾损伤的鉴别诊断包括脱水、败血症和其他药物治疗。检查包括尿液分析和肾脏超声检查。≥ 2 级肾毒性的患者应停止 ICI，如果没有其他可识别的原因，可以给予类固醇。关于糖皮质激素治疗 ICI 诱发的 AIN 的疗效数据有限。例如，小型病例系列研究表明，大多数患者使用糖皮质激素后肾功能恢复，但糖皮质激素的最佳剂量和持续时间尚不清楚。

3. 眼毒性

接受 ICI 治疗的患者中发生眼毒性的比例不到 1%，迄今为止，很少有 ICI 眼毒性的病例报告。眼毒性临床诊断各不相同，包括葡萄膜炎、外周溃疡性角膜炎、Vogt-Koyanagi-Harada 综合征、脉络膜新生血管、黑色素瘤相关视网膜病、甲状腺相关眼眶病和特发性眼眶炎症，眼毒性中位发病时间为 2 个月，临床表现也各不相同，有视力恶化、飞蚊症或结膜充血。

眼毒性通常合并有眼外 irAE，尤其是结肠炎。一项前瞻性临床试验表明，在 745 例接受抗 PD-1/ 抗 PD-L1 治疗的患者中，有 8 例出现眼部 irAE，其中 5 例合并出现眼外 irAE。眼部 irAE 可能导致视力恶化，因此一旦出现视觉症状建议转诊至眼科专科处理。2 级毒性可以局部用皮质类固醇治疗，而 3 级和 4 级毒性通常需要全身性皮质类固醇治疗。

4. 心血管毒性

一项回顾性和前瞻性多中心登记的 ICI 诱发心肌炎患者估计发病率为 1.14%，中位发病时间为 34 天。在一项接受纳武利尤单抗联合或不联合伊匹木单抗的早期 Meta 分析中，20 594 例患者

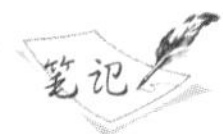

中有 18 例（0.09%）发生了严重的药物相关性心肌炎，联合用药的发生率更高（0.27%），单独使用纳武利尤单抗为 0.06%。然而，最近在对世界卫生组织数据库的一项回顾性分析发现，随着时间的推移，ICI 诱发心肌炎的发生率有所增加。据推测，心肌炎发病率增加的原因与检查点抑制剂的使用增加、对 ICI 诱发的心肌炎的认识提高有关。在心脏 irAE 患者中常常并发严重不良事件，101 名心肌炎患者中有 42 名出现 SAE，SAE 中最常见的是肌炎（25 名患者）和重症肌无力（11 名患者）。

心脏 irAE 的表现多种多样，可能包括呼吸困难、胸痛或急性心力衰竭。心脏 irAE 包括心肌炎、心包炎、心脏纤维化、心律失常和新发心力衰竭。心肌炎可迅速危及生命；在 ICI 诱发的心肌炎患者临床统计中，35 名心肌炎患者中有 16 名在中位随访 102 天时出现了严重的心脏不良事件，包括 6 例心血管死亡、3 例心源性休克、4 例心脏骤停和 3 次完全性心脏传导阻滞。心脏 irAE 常常危及生命，因此临床上应加强监测，以便及时干预。

指南推荐所有患者均应进行心电图和肌钙蛋白基线检查，但肌钙蛋白的最佳监测频率仍不清楚。一旦患者出现与心脏 irAE 相关的症状，就应进行包括心电图、肌钙蛋白、脑利钠肽、超声心动图和胸部 X 线检查的评估。疑似心肌炎患者建议进行多学科团队会诊，考虑到可能发生致命性心脏事件，更强调早期会诊干预。一旦确诊心肌炎，应立即停止 ICI，并进行大剂量糖皮质激素治疗。因为没有数据可用于确定疑似心肌炎患者开始应用皮质类固醇的阈值（如肌钙蛋白截止值），皮质类固醇的起始时间因人而异。在 ICI 引起的心脏毒性患者的回顾性系列研究中发现，接受

皮质类固醇治疗的 12 名患者中，有 8 名观察到左心室功能障碍完全可逆，而未接受皮质类固醇治疗的 6 名患者中有 1 名观察到左心室功能障碍完全可逆。指南建议初始甲泼尼龙脉冲给药（1 g/d，持续 3 ～ 5 日）。在不稳定的患者和对皮质类固醇无反应的患者中，应考虑增加免疫抑制药物，目前最佳药物尚不清楚，可以使用英夫利昔单抗、抗胸腺细胞球蛋白、静脉注射免疫球蛋白、霉酚酸酯和他克莫司。目前有一篇使用 CTLA-4 激动剂阿巴西普治疗类固醇难治性心肌炎的病例报告。

5. 血液学毒性

血液学 irAE 很少见。临床诊断包括溶血性贫血、红细胞再生障碍、中性粒细胞减少、血小板减少、骨髓增生异常、血友病 A、再生障碍性贫血和噬血细胞性淋巴组织细胞增多症。对世界卫生组织数据库的分析确定了 168 份 ICI 治疗继发的血液学毒性个案报告。最常见的血液学 irAE 为免疫性血小板减少性紫癜（68 例）和溶血性贫血（57 例），其中 4 例同时发生免疫性血小板减少性紫癜和溶血性贫血。血液学 irAE 中位发病时间为 40 天。一项包括 35 名接受抗 PD-1/ 抗 PD-L1 治疗的血液学 irAE 患者的观察性研究报告称，尽管大多数（77%）的血液学 irAE 为 4 级，但总体发生率＜ 1%，并且有 2 例继发于感染性中性粒细胞减少症。

进行性血细胞减少的鉴别诊断包括肿瘤进展、骨髓受累、胃肠道出血和药物不良反应。指南建议根据个体情况使用皮质类固醇进行治疗。

三、患有自身免疫性疾病或既往有 irAE 病史的患者

在患有自身免疫性疾病或既往有 irAE 病史的患者中，使用

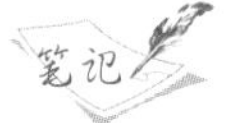

ICI 治疗存在自身免疫恶化、先前 irAE 再发展或新发 irAE 的风险。尽管这些人群往往被排除在临床试验之外，但已有研究评估了 ICI 在这些人群中的疗效和安全性。在接受伊匹木单抗治疗既往有自身免疫性疾病的 30 例黑色素瘤患者中（包括 6 名类风湿性关节炎患者、5 名银屑病患者和 6 名炎症性肠病患者），8 名患者出现自身免疫恶化，所有患者均接受皮质类固醇治疗，10 名患者出现了常规的 3 ～ 5 级 irAE，其中包括 1 例皮肤局限型银屑病患者的致死性结肠炎；然而，30 名患者中有 15 名并没有出现严重的 irAE。另一个系列包括 119 名既往存在自身免疫性疾病或先前使用伊匹木单抗治疗的 irAE 黑色素瘤患者，在接受抗 PD-1 治疗后，52 名已有自身免疫性疾病的患者中，20 例需要药物干预，但只有 2 例患者因 irAE 加重而停止治疗；另外在 15 名患者中出现了新的 irAE，其中 4 名需要停止治疗。另一研究发现，在 67 名既往使用伊匹木单抗而发生 irAE 的患者中，2 名患者出现相同 irAE 复发，23 名患者出现新发 irAE。8 名患者停止治疗，均没有与治疗相关的死亡。

一项回顾性队列研究发现，93 名多种肿瘤接受抗 PD-1/ 抗 PD-L1 联合或单药治疗且先前≥ 2 级 irAE 的患者，40 名患者再次接受抗 PD-1/ 抗 PD-L1 治疗，其中有 17 名患者出现复发性 irAE，5 名患者出现新发 irAE。一项多中心回顾性分析纳入了 80 名黑色素瘤患者，这些患者在联合治疗发生 irAE 后再次接受抗 PD-1 治疗，报告显示 18% 的患者出现 irAE 复发，21% 出现新发 irAE。在上述这 2 项研究中观察到的 irAE 发生率随再复发的变化反映了导致 irAE 的免疫治疗差异，因为 Pollack 等研究发现，从联合治疗过渡到抗 PD-1 单药治疗后，患者的总体毒性明显降低，而

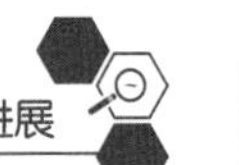

Simonaggio 等在患者抗 PD-1/PD-L1 单药治疗中出现了初始 irAE 后，又给患者应用了相同类别的治疗。研究表明，在联合治疗期间出现严重 irAE 的患者一般都有肿瘤高反应率和良好的临床结果，因此指南建议考虑对有反应或病情稳定的患者进行密切监测，不应轻易放疗免疫治疗。

患有自身免疫性疾病或既往 irAE 的患者，需要长期的前瞻性研究来阐明在特定临床情况下 ICI 治疗的最佳方法。指南建议在 4 级 irAE 后永久停用 ICI，但内分泌毒性除外，可以通过生理激素进行替代。3 级毒性后具有高发病率和高死亡率风险，包括肺、肝、胰腺、眼科和神经 irAE。一些有自身免疫性疾病或 irAE 的患者可以安全地接受 ICI 治疗，但应该谨慎使用，并且应该密切观察与随访。决定挑战或再次挑战免疫治疗的时候，应该考虑的因素应包括自身免疫性疾病或 irAE 的性质和严重程度、受影响的器官系统、治疗目标、治疗选择及额外 ICI 治疗的预期获益。

四、结论

肿瘤免疫治疗已经改变了多种实体和血液系统恶性肿瘤的治疗格局。临床试验继续扩大这些疗法的适应证，并探索利用免疫系统治疗肿瘤的新方法。免疫治疗日益增长的临床应用凸显了识别和管理其独特毒性特征的重要性。需要进一步的研究来开发风险分层模型并描述导致毒性的病理生理学特征，这将改善当前 irAE 的预防和治疗方法。毒性管理的基石通常是类固醇或免疫抑制药物，免疫抑制对抗肿瘤疗效的影响正在进行进一步的评估。

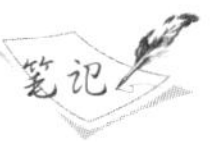

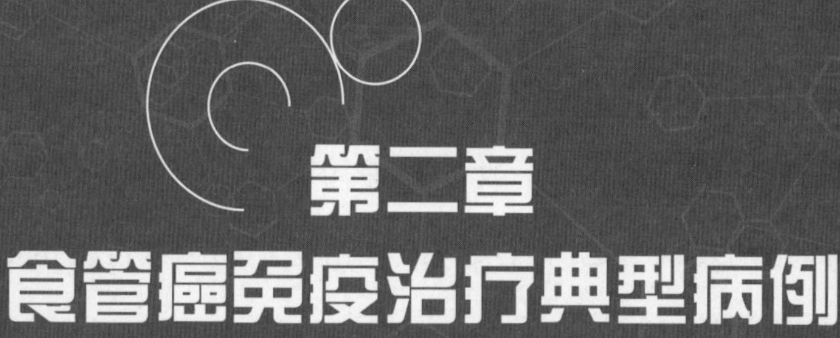

第二章 食管癌免疫治疗典型病例

病例 1　可切除食管癌：卡瑞利珠单抗联合同步放化疗新辅助治疗

病例介绍

患者，男性，63 岁，2019 年 8 月 26 日因“进食后伴哽噎感半月余”入院。

【现病史】半月前无明显诱因偶出现进食哽噎感，进食干质食物时明显，进食流质食物无影响。无胸骨后疼痛，无发热，无声嘶。

【既往史】3 年前患脑卒中，导致右侧肢体无力，现恢复情况可，四肢肌力 V 级，平日规律服用脑安胶囊。2 年前患高血压，平日服用降压胶囊（具体控制情况不详）。

【个人史】吸烟 40 余年，1 包 / 日；饮酒多年，每天饮白酒 250 mL，现已戒酒 1 年。

【家族史】否认家族性遗传病病史。

【体格检查】KPS：90 分。全身浅表淋巴结未触及肿大，双肺呼吸音清，未闻及干湿啰音，心律齐，未闻及杂音，腹平软，无压痛及反跳痛，肝脾肋下未触及，双下肢无水肿。

【辅助检查】

1. 实验室检查

（1）血常规：白细胞计数 7.08×10^9/L、粒细胞百分比 54.6%、红细胞计数 4.64×10^{12}/L、血红蛋白 149 g/L、血小板计数 177×10^9/L。

（2）CEA（ECL 法）：5.09 ng/mL。

2. 影像学检查

（1）胃镜（2019-08-04）（图 2-1-1）：食管距门齿 25 ～ 27 cm 处见一大小约 0.8 cm × 1.0 cm 隆起糜烂，环周 1/3，活检 2 块。诊断：食管隆起糜烂（癌？）；萎缩性胃炎（中度：C3）。病理示（食管肿物活检标本）浸润性中分化鳞状细胞癌。

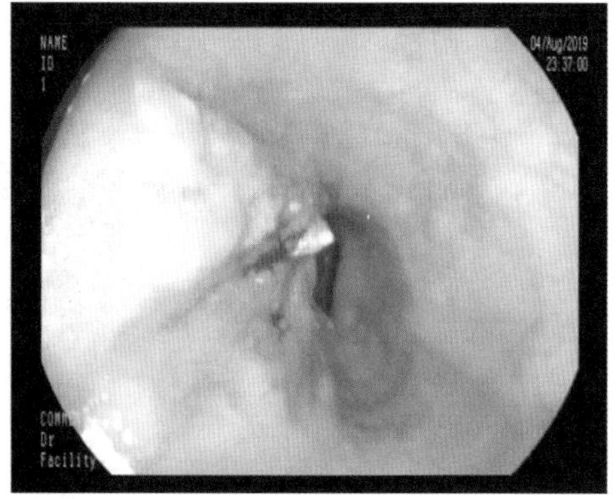

图 2-1-1　胃镜检查

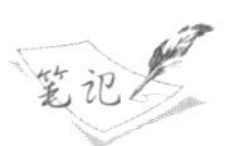

（2）超声胃镜（2019-08-22）：食管距门齿 25 ～ 27 cm 处见一大小约 0.8 cm × 1.0 cm 隆起糜烂，环周 1/3。于病灶处扫查可见第一层至第五层层次消失，呈不均匀低回声改变，内可见血流信号，扫查腹腔干及肺主动脉附近未见明显肿大淋巴结影。超声分期：食管癌（T3N0）。

（3）胸部 CT（平扫 + 增强）（图 2-1-2）：食管中段管壁增厚，可见类圆形软组织影，大小约 2.2 cm × 1.7 cm，边界欠清，平扫 CT 值约 47 HU，增强扫描可见不均匀强化，另胸廓入口处可见肿大淋巴结，大小约 1.9 cm × 1.8 cm，边界清，增强扫描可见环形强化。结果示食管中段占位，考虑食管癌伴胸廓入口处淋巴结转移。

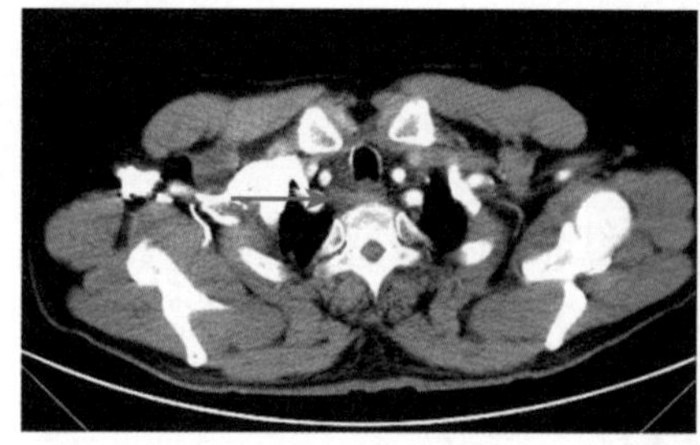
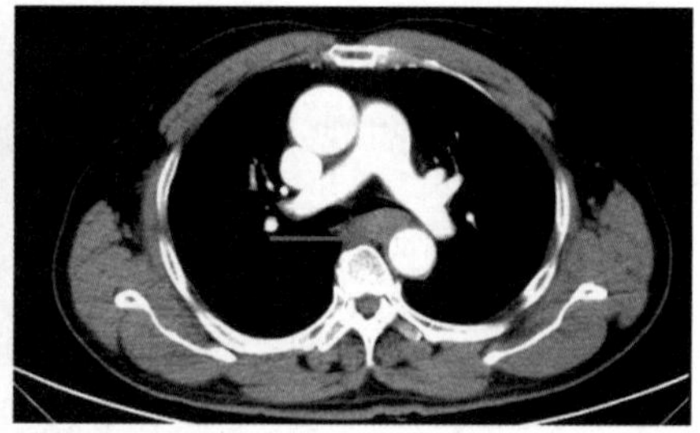

图 2-1-2　胸部 CT（平扫 + 增强）

（4）上消化道造影（图 2-1-3）：食管中段见长约 3 cm 管腔狭窄，黏膜破坏。

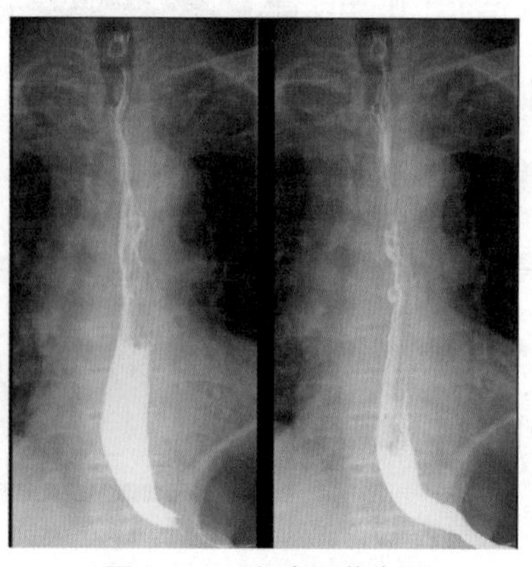

图 2-1-3　上消化道造影

（5）彩色超声多普勒：胸廓入口偏右侧（颈总动脉及甲状腺后方）探及一偏低回声区，大小约 19 mm × 20 mm，边界尚清，可见彩色血流信号。考虑胸廓入口偏右侧（颈总动脉及甲状腺后方）实性转移淋巴结。

【临床诊断】食管恶性肿瘤（鳞癌，中段，cT3N1M0，Ⅲ期）；高血压；脑梗死。

【诊疗经过】

第一阶段：新辅助放化疗 + 免疫治疗

患者于检查过程中出现声音嘶哑。2019-09-07 开始术前同步放化疗 + 免疫治疗，放疗采用 6MV-X/IMRT：肿瘤靶区（gross tumor volume，GTV）为影像可见的食管胸中段肿瘤病灶，淋巴结肿瘤靶区（gross tumor volume of lymph nodes，GTVnd）为气管旁淋巴结，临床靶区（clinical target volume，CTV）为 GTV 上下各扩 3 cm，前后左右扩 0.5 cm + 纵隔淋巴引流区（2 区、4 区、5 区、7 区），外扩 0.5 cm 为 PTV，95% PTV：40 Gy/20 f/4 w；期间给予“注射用紫杉醇白蛋白结合型 + 洛铂 + 卡瑞利珠单抗”2 周期，治疗过程顺利。

第二阶段：食管癌根治性手术

第一阶段治疗结束 1 个月后，复查 CT（图 2-1-4）：胸廓入口处淋巴结及食管中段病灶较治疗前明显缩小。于 2019-11-26 行胸腹腔镜下食管癌根治术，术后病理示（食管 + 部分胃切除标本）食管浅表凹陷型中分化鳞状细胞癌（放化疗后）；癌组织累及固有肌层，脉管侵犯情况待免疫组化进一步评估；上、下切缘及吻合器切缘阴性；食管周围淋巴结（6 个）、贲门周围淋巴结（2 个）

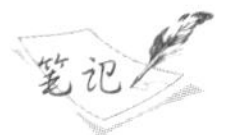

及胃小弯淋巴结（2 个）未见癌转移。临床另送检左喉返神经旁淋巴结（2 个）、第 2 组、第 4 组淋巴结（1 个）、第 7 组淋巴结（5 个）及第 8 组淋巴结（2 个），均未见癌转移；送检右喉返神经旁淋巴结为纤维结缔组织，未检出淋巴结。术后进行食管癌术前新辅助治疗效果评估（Mandard 肿瘤退缩分级系统）：TRG2（肿瘤消退明显，纤维化背景中仅见散在单个肿瘤细胞或小巢团状肿瘤）。术后患者声音恢复正常。

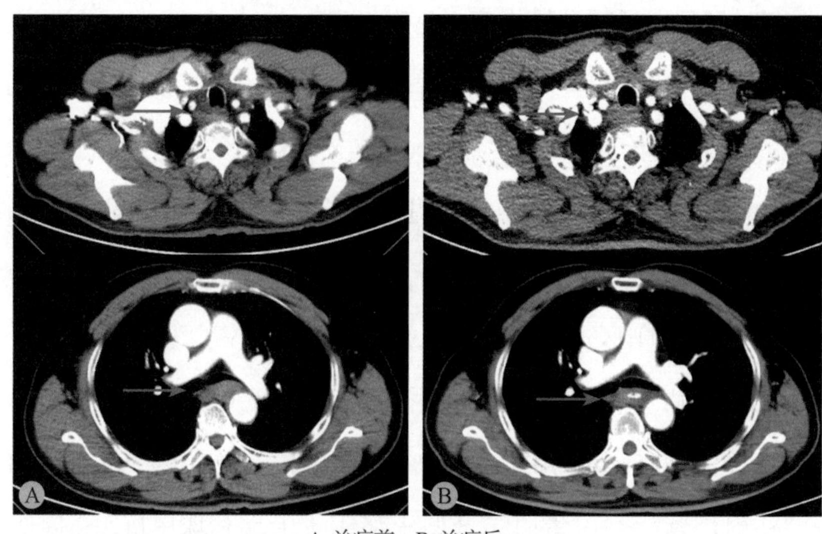

A. 治疗前；B. 治疗后。

图 2-1-4　新辅助治疗前后 CT 对比

病例点评

新辅助放化疗联合免疫治疗，是近年来的研究热点。国内对新辅助放化疗联合免疫治疗的研究相对较少，而其中比较著名的上海交通大学的 PALACE-1 研究，公布了 nCRT 联合免疫治疗的疗效，试验共纳入 20 例病理类型为鳞癌的食管癌患者，采用帕博利珠单

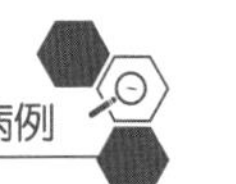

抗（2 mg/kg，q3w）的免疫治疗方案及紫杉醇（50 mg/m^2，qw）+卡铂（AUC=2，qw）的化疗方案，放疗剂量为 PTV 41.4 Gy/23 f，并在新辅助治疗结束后的 4 ～ 6 周进行手术治疗。在 20 例接受 nCRT 联合帕博利珠单抗治疗的食管鳞癌患者中，术后 pCR 率为 56%，原发灶 mPR 率为 89%，安全性可控。

该患者参考 PALACE-1 研究方案，经过新辅助放化疗及免疫治疗后，未出现放化疗及免疫治疗相关不良反应。经过治疗后，患者肿瘤较前消退明显，且淋巴结未见癌转移，在一定程度上证明了新辅助放化疗联合免疫治疗方案的安全性及可行性。就目前国内对于食管癌的治疗而言，使用较多的方案仍为新辅助化疗联合免疫治疗，其原因可能是既往普遍认为放疗具有免疫抑制作用。而在近年的研究中发现，免疫治疗和放射治疗具有协同作用，因此，理论上放疗联合免疫治疗是可以提高肿瘤的疗效的。

该患者距今未见肿瘤复发及治疗相关不良反应，此方案的安全性及有效性得到了验证。

笔记

病例 2　可切除食管癌：替雷利珠单抗联合同步放化疗新辅助治疗

病例介绍

患者，男性，58 岁，已婚，因“吞咽困难 2 月余”入院。

【现病史】患者于 2021 年 11 月前后无明显诱因出现吞咽困难，偶胸闷，无吞咽疼痛，无反酸、胃灼热，症状逐渐加重，遂于 2022-01-04 就诊于当地医院。查胃镜示距门齿约 25 ～ 29 cm 处食管肿物并狭窄。病理示中 – 低分化鳞状细胞癌，肿瘤伴有浸润性生长改变及表面坏死。

【既往史】否认高血压、糖尿病、心脏病等病史。

【个人史】吸烟10年，2～3包/日，已戒烟10余年；无饮酒史。

【家族史】否认家族遗传病病史。

【体格检查】KPS：90 分。全身浅表淋巴结无肿大及压痛，双肺呼吸音清，未闻及干湿啰音，心律齐，未闻及杂音，腹平软，右侧腹股沟可见陈旧性手术瘢痕，愈合情况良好。全腹部无压痛及反跳痛，肝脾肋下未触及，双下肢无水肿。

【辅助检查】

1. 实验室检查

（1）血常规：白细胞计数 6.65×10^9/L、粒细胞百分比 62.7%、红细胞计数 4.47×10^{12}/L、血红蛋白 154.0 g/L、血小板计数 302.0×10^9/L。

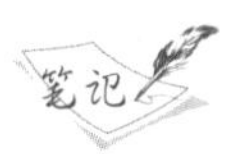

（2）CEA：3.05 ng/mL。

2. 影像学检查

（1）胸部 CT：食管中段管壁增厚，考虑食管癌；左上肺舌段及两下肺少许慢性炎性病变。

（2）电子胃镜：距门齿 25 ～ 28 cm 处可见一片状粗糙黏膜，表面稍发白，予以活检 4 块。距门齿 40 cm 见齿状线，贲门通过顺利，胃底未见异常，胃体中部大弯侧可见一大小约 3 mm 的无蒂息肉，予以钳除。胃角、胃窦黏膜红白相间，白相为主，给予胃窦小弯活检 1 块，幽门圆，十二指肠未见异常。检查诊断：食管黏膜粗糙（MT？）；萎缩性胃炎（轻度 C1）；胃体息肉（0-Is，已钳除）。

【临床诊断】食管恶性肿瘤（cT3N0M0，Ⅱ期）。

【诊疗经过】

第一阶段：新辅助免疫治疗联合同步放化疗

患者"食管恶性肿瘤"诊断明确，根据病情先行新辅助放化疗及免疫治疗。2022-01-17 开始术前同步放化疗 + 免疫治疗，放疗采用 6MV-X/IMRT：设影像可见的食管胸中段肿瘤病灶为 GTV，气管旁淋巴结为 GTVnd，CTV 为 GTV 上下各扩 3 cm，前后左右扩 0.5 cm + 纵隔淋巴引流区（2 区、4 区、5 区、7 区），外扩 0.5 cm 为 PTV，95% PTV：40 Gy/20 f/4 w，同时予以"顺铂注射液 30 mg ivgtt d7 + 替雷利珠单抗注射液 200 mg q21d"同步化疗 + 免疫治疗 2 周期。治疗结束 1 个月后复查胸部 CT（图 2-2-1），见肿瘤较前退缩，治疗有效。

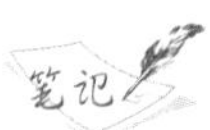

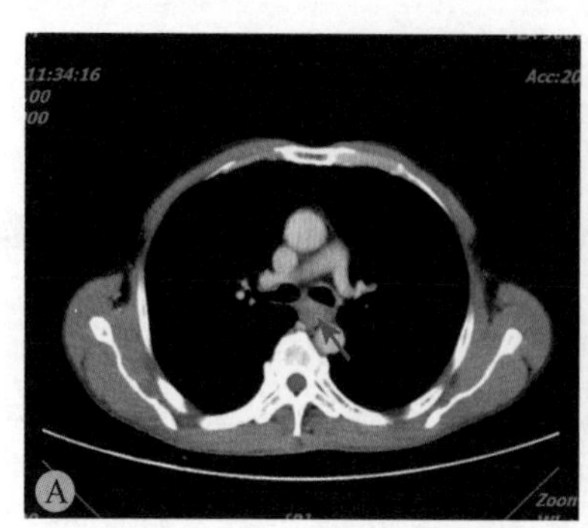
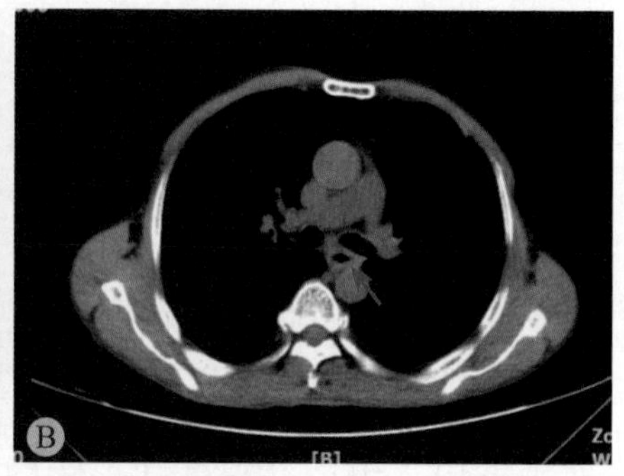

A. 放化疗前；B. 放疗 + 化疗 + 免疫治疗后。

图 2-2-1 治疗前后 CT 对比

第二阶段：食管癌根治性手术

于 2022 年 4 月 11 日在全麻下行胸腹腔镜下食管癌切除术（三切口），术后病理示结合既往病史符合食管鳞癌新辅助放化疗联合免疫治疗后改变，本次送检标本经充分取材，于固有肌层及黏膜下层仍可见灶性异型上皮细胞巢残留，肿瘤浸润深度待免疫组化染色进一步评估；脉管侵犯情况待免疫组化染色进一步评估；间质可见多量纤维增生伴异物巨细胞反应，考虑为治疗后改变；上、下切缘及吻合器切缘阴性；淋巴结均未见癌转移。患者食管癌术前新辅助治疗效果评估（Mandard 肿瘤退缩分级系统）：TRG2。免疫组化：结合既往病史，符合食管鳞癌新辅助放化疗联合免疫治疗后改变，本次送检标本经充分取材，于固有肌层及黏膜下层仍可见灶性低分化癌巢残留，浸润最深处位于固有肌层深层。根据 2010 年美国癌症联合委员会（American Joint Committeeon Cancer，AJCC）肿瘤 TNM 分期确定患者肿瘤分期为 ypT2N0M0。

检查所见：免疫组化：①化疗耐药：VEGF（++），ERCC1（++++），BRCA1（++++）。② PD-1：淋巴细胞中阳性数量 1 ～ 2 个 /HPF（热点区），淋巴细胞阳性率 1%。PD-L1：肿瘤细胞

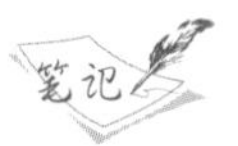

PD-L1 表达水平（TC）：2%；免疫细胞 PD-L1 表达水平（IC）：2%。③靶向预后：CerbB-2（0），Ki-67（40%），p53（80%，突变型表达模式），CD3 浆（阳性，阳性细胞占肿瘤间质 20%），CD8 膜 / 浆（阳性，阳性细胞占 CD3 阳性 T 细胞 80%）；P16 阴性。

2022-05-13 予以术后辅助化疗“替吉奥胶囊 2 粒 / 日 ×14 天 / 21 天”。

病例点评

食管癌是常见的恶性肿瘤之一，全球的发病率及死亡率一直居高不下。早期的食管癌通过单纯的手术切除，可以取得较好的效果。但大多数患者就诊时已处于中晚期，单纯手术的 5 年生存率仅为 10% ～ 35%。为使患者取得更好的生存获益，有学者提出术前新辅助化疗、术前新辅助放疗及同步放化疗的方案。国内外相关研究表明，术前同步放化疗相较于单纯手术使可手术食管癌患者获得明显生存获益。而许多Ⅱ期、Ⅲ期临床试验证实了免疫治疗联合放化疗可以增强机体抗肿瘤作用。替雷利珠单抗是一种新型的 PD-1 抑制剂，一项Ⅲ期随机临床试验显示替雷利珠单抗联合化疗可明显减少肺鳞状细胞癌患者一线治疗的死亡和疾病进展，明显延长Ⅳ期患者的 PFS。

肿瘤治疗反应与预后关系密切，因此对于肿瘤治疗反应的评价至关重要，实体瘤反应评价标准是评价肿瘤治疗反应的金标准，但需要病变符合测量标准才能进行评价。TRG 系统依据肿瘤新辅助治疗后的组织病理学改变对治疗后肿瘤的退缩情况进行分级，

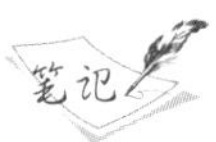

以揭示其预后信息。尽管 TRG 可以为肿瘤预后提供极有价值的信息，但是目前 TRG 标准纷乱庞杂，从二分法到五分法、从较为模糊的描述性概念到较为精确的百分比，尚缺乏统一标准，导致难以对使用不同 TRG 标准的临床研究进行比较。目前病理学家们仍未就 TRG 系统达成普遍共识，这一问题仍在激烈讨论中。

该患者确诊为食管癌，术前行新辅助放化疗及免疫治疗，复查 CT 见肿瘤明显退缩，治疗有效。术后病理提示 TRG2。食管癌的免疫治疗已成为标准的二线治疗方案，大大提高了患者的治疗效果，有望在未来为患者带来更大的生存获益。

TRG 系统在评价食管癌新辅助治疗反应方面作用显著，但目前食管癌 TRG 系统仍存在局限性，我们需要更加规范统一的 TRG 标准，并将淋巴结退缩反应的评价纳入其中。TRG 系统可以成为新辅助治疗后食管癌预后评价的重要手段，为术后的随访治疗提供依据。

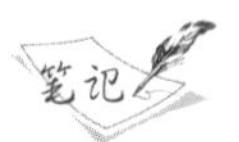

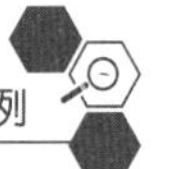

病例 3　可切除食管癌：卡瑞利珠单抗联合化疗新辅助治疗

病例介绍

患者，男性，64 岁，因“吞咽困难半年余，加重 1 周”就诊。

【现病史】患者于半年前无明显诱因出现吞咽困难，进食干燥、固体食物时明显，可进食流质、半流质食物，伴恶心、呕吐，无胸骨后疼痛，无进食饮水呛咳，无反酸、嗳气。2022-08-24 于医院就诊，电子胃镜示食管占位并狭窄；慢性胃炎。CT 示食管中下段占位，考虑食管癌。

【既往史】否认肝炎、结核、疟疾等传染病病史，否认高血压、心脏病、糖尿病、脑血管疾病、精神疾病病史，否认手术史、外伤史、输血史，否认药物、食物过敏史，预防接种史不详。

【个人史】吸烟 30 年，20 支 / 日。

【家族史】父母及兄弟姐妹均无类似病史。

【体格检查】无明显异常。

【辅助检查】

1. 实验室检查

（1）血常规（2020-08-29）：白细胞计数 5.52×10^9/L、粒细胞计数 3.16×10^9/L、淋巴细胞计数 1.75×10^9/L、红细胞计数 4.66×10^{12}/L、血红蛋白 146.0 g/L、血小板计数 119.0×10^9/L ↓。

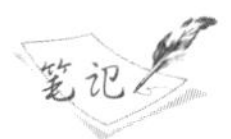

（2）血生化：尿素 8.1 mmol/L、肌酐 65.0 μmol/L、白蛋白 40.5 g/L、谷丙转氨酶 11.5 U/L、谷草转氨酶 13.7 U/L、总胆红素 7.1 μmol/L、直接胆红素 3.2 μmol/L。

（3）肿瘤标志物：AFP 2.71 ng/mL、CEA 7.76 ng/mL ↑、CA12-5 18.3 U/mL、CA19-9 32.2 U/mL、CA15-3 14.1 U/mL、CA72-4 1.6 U/mL、神经元特异性烯醇化酶 11.1 μg/L。

2. 影像学检查

（1）胸部增强 CT（2020-08-31）：双肺肺气肿；左下肺结节影，建议密切随访除外转移瘤可能；肝右叶低密度影，考虑肝血管瘤；食管中下段管壁增厚，考虑食管癌，建议行上消化道钡餐检查（图 2-3-1）。

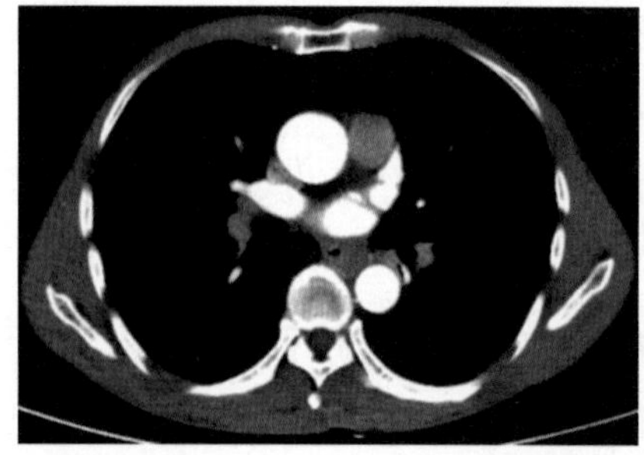
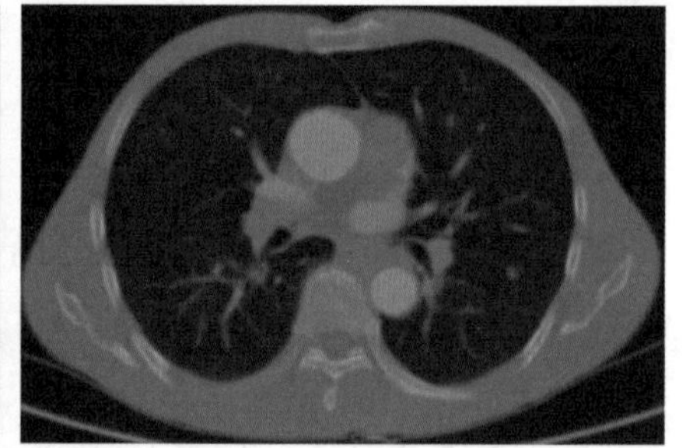

图 2-3-1 胸部增强 CT

（2）颈部彩超（2020-08-31）：双侧颈部未见明显肿大淋巴结。

（3）腹部彩超（2020-09-01）：肝内可见偏强回声区，考虑血管瘤可能，建议复查；胆、胰、脾、双肾、膀胱未见明显异常；双侧输尿管未见扩张；前列腺增生；门静脉、双肾血流显像好。

（4）食管钡餐（2020-09-02）：食管中下段占位，考虑食管癌。

（5）骨关节 ECT（2020-09-02）：全身骨显像未见明显异常（图 2-3-2）。

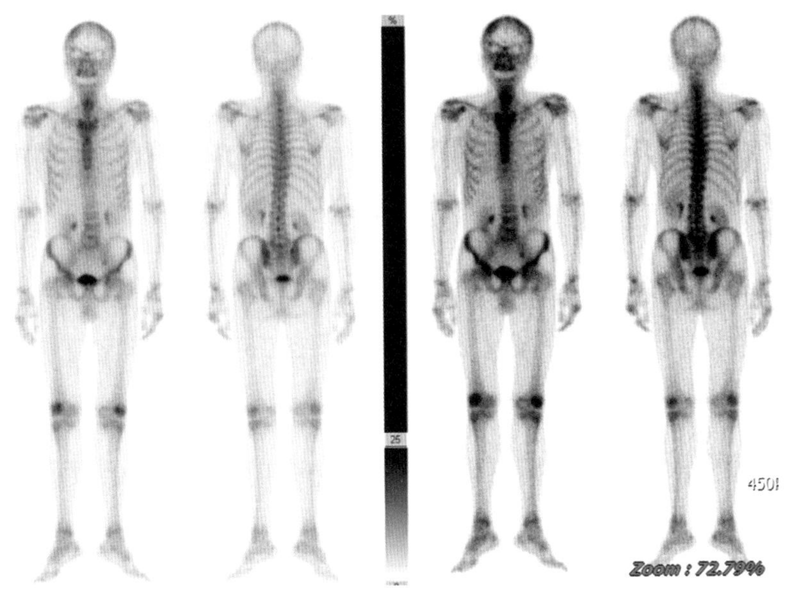

图 2-3-2　骨关节 ECT

【临床诊断】胸中下段食管癌中分化鳞状细胞癌（cT3N0M0，Ⅱ b 期）。

【诊疗经过】

第一阶段：卡瑞利珠单抗联合化疗新辅助治疗

于 2020-09-02、2020-09-26 行 2 周期免疫治疗联合化疗：卡瑞利珠单抗 200 mg d1+ 紫杉醇（白蛋白结合型）400 mg d1+ 洛铂 50 mg d1。2022-10-21 复查胸部增强 CT 示食管病灶较前好转；双肺多发结节影，较前相仿，提示病情好转（图 2-3-3）。

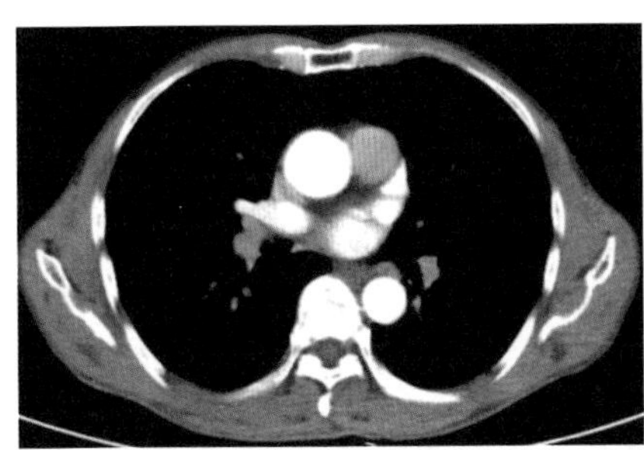
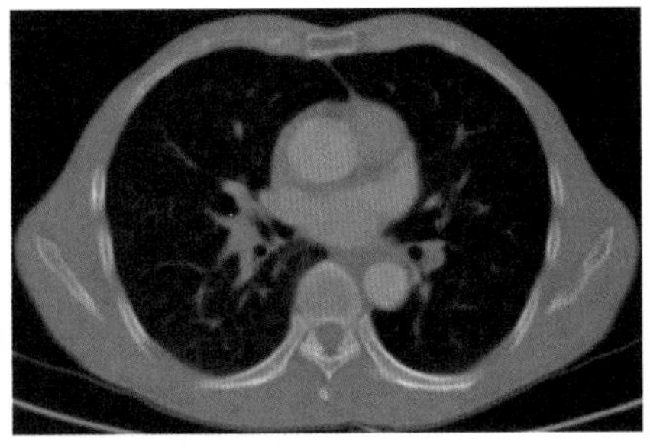

图 2-3-3　新辅助治疗后 CT 示食管肿瘤明显缩小

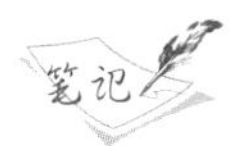

第二阶段：根治性手术

2020-10-29 全麻下行“胸腹腔镜下食管癌三切口切除胃代食管颈部吻合 + 空肠造瘘术 + 探查止血”，2020-11-04 术后病理回报:（食管 + 部分胃切除标本）见癌组织残留，呈中分化鳞状细胞癌（图 2-3-4），癌组织累及黏膜下层，未见神经及脉管侵犯；上、下切缘及吻合口切缘阴性；食管旁淋巴结（6 个）及胃周围淋巴结（4 个）未见癌转移。另送左喉返神经旁淋巴结（6 个）、右喉返神经旁淋巴结（2 个）、胃左动脉旁淋巴结（1 个）、第 105 组淋巴结（2 个）、第 107 组淋巴结（13 个）及第 110 组淋巴结（2 个），均未见癌转移。根据 2010 年 AJCC 肿瘤 TNM 分期确定患者肿瘤分期为 T1bN0Mx。患者食管癌术前新辅助治疗效果评估（Mandard 肿瘤退缩分级系统）：TRG4。2011-11-01 复查胸部 CT 示食管呈术后改变，未见肿瘤复发。

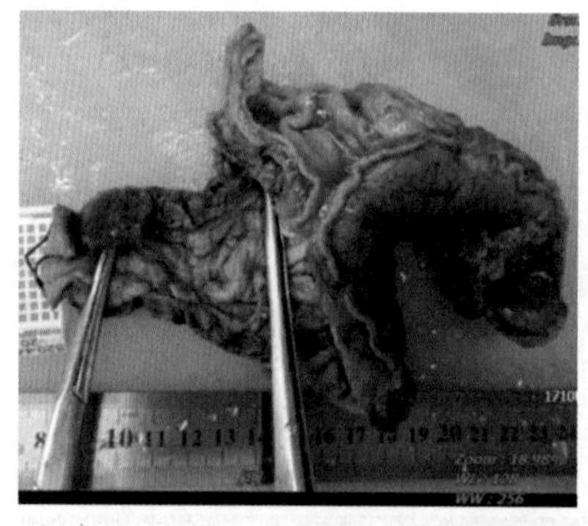
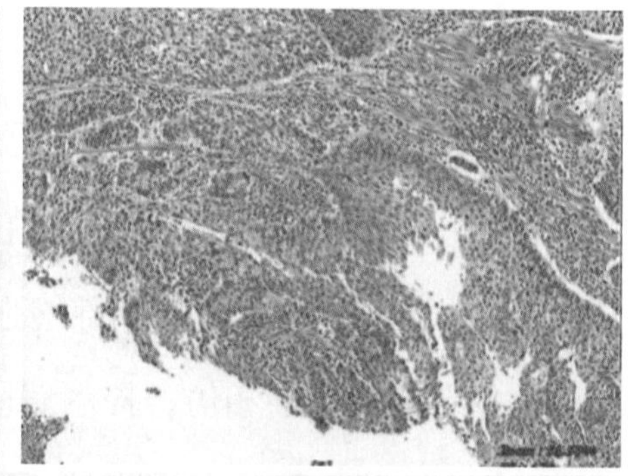

图 2-3-4　术后食管癌大体标本及病理结果

病例点评

我国食管癌高发，且 95% 以上为鳞状细胞癌，而欧美国家以

腺癌为主，占 70% 左右。国家卫生健康委办公厅印发的食管癌诊疗指南（2022 年版）、CSCO 及 NCCN 发布的食管癌诊疗指南均建议将术前新辅助治疗作为可切除食管癌患者的标准治疗，包括新辅助同步放化疗、新辅助化疗、新辅助放疗，以提高根治性切除率、病理完全缓解率、肿瘤局部控制率，进而改善术后长期生存。单纯行手术的局部晚期食管鳞癌患者，5 年的 OS 仅为 14%。CROSS 研究显示，与单纯手术相比，术前新辅助同步放化疗显著延长食管鳞癌患者生存期，47/161 例（29%）获得 pCR。R0 切除率在新辅助治疗组为 92%，单纯手术组仅为 69%，新辅助治疗组 mOS 和 mPFS 明显优于单纯手术组 [mOS：81.6 个月 *vs.* 21.1 个月（*HR*=0.48，*P*=0.008）；mPFS：74.7 个月 *vs.* 11.6 个月（*HR*=0.48，*P*=0.006）]。由中山大学肿瘤防治中心牵头的一项探索新辅助放化疗联合手术治疗局部晚期食管鳞癌Ⅲ期临床试验，试验纳入 451 例经组织学确诊为 cT1-4N1M0/T4N0M0（Ⅲb 或Ⅲ期）可切除的胸段食管鳞癌患者，新辅助放化疗联合手术组 pCR 率为 43.2%，R0 切除率高于单纯手术组（98.4% *vs.*91.2%，*P*=0.002），DFS 延长（100.1 个月 *vs.*41.7 个月，*HR*=0.58，*P* ＜ 0.001），mOS 更优（100.1 个月 *vs.*66.5 个月，*HR*=0.71，*P*=0.025），围手术期两组死亡率无显著差异（*P*=0.212）。2020 年 NCCN 和 CSCO 指南均推荐将免疫治疗用于食管鳞癌患者，标志着食管鳞癌的治疗进入免疫治疗时代。对于局部晚期食管癌，免疫治疗的加入能否进一步提高 pCR 率、延长 DFS 并转化为生存获益，还有待研究。在 2019 年 ASCO 报道的两项研究中，帕博利珠单抗联合放化疗的 pCR 率为 46.1%，阿特珠单抗联合放化疗的 pCR 率为 39%，均较

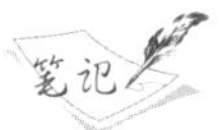

CROSS 研究中 29% 的 pCR 率明显提高。次年在 ASTRO 上公布的 PALACE-1 研究结果显示，针对我国食管鳞癌患者，术前进行同步放化疗联合免疫治疗同样显示出良好的疗效和安全性，pCR 率为 55.6%，mPR 率为 89%，中位肿瘤体积减小 33.3%，3 级以上 AE 发生率为 65%（13/20），主要为血液学毒性。目前单纯术前化疗联合免疫治疗研究偏少，但在无法切除的局部晚期或转移性食管鳞癌患者中，已开展多项研究。一项由北京大学肿瘤医院领衔开展的随机、多中心、双盲研究，在无法切除的局部晚期或转移性食管鳞癌患者中，对比了信迪利单抗联合紫杉醇和顺铂（TP 方案）及安慰剂联合 TP 方案一线治疗的疗效及安全性。结果显示，信迪利单抗联合 TP 方案安全有效。该患者为可切除局部晚期食管鳞癌（cT3N0M0 Ⅱ期），根据指南建议，有术前新辅助治疗指征，考虑患者有肺气肿，未行术前放疗，采用术前同步化疗联合免疫治疗，患者耐受良好，明显降期，DFS 大于 1 年，OS 未达。该病例提示我们，免疫治疗联合化疗用于食管癌的术前治疗是安全有效的，但还有待进一步的临床经验和研究数据去验证。

笔记

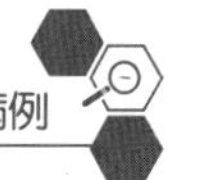

病例 4　术后食管癌：卡瑞利珠单抗同步放疗辅助治疗

病例介绍

患者，男性，70 岁，因“进食后吞咽梗阻感半年余”入院。

【现病史】2021 年 3 月无明显诱因出现进食后吞咽梗阻感，2021 年 6 月以来，进食后吞咽梗阻感较前加重。于当地医院就诊，消化内镜检查提示食管癌，病理提示鳞状细胞癌。未给予治疗。今为进一步手术，就诊于我院，门诊拟以“食管癌”收住入院。

【既往史】高血压 3 年，最高血压 180/110 mmHg，平素规律服用氯沙坦 1 片 qd、非洛地平 2 片 qd，未规律监测血压。否认糖尿病、心脏病等病史，否认手术史。

【个人史】无吸烟史；无饮酒史。

【家族史】否认家族遗传病病史。

【体格检查】KPS：90 分。全身浅表淋巴结无肿大及压痛，双肺呼吸音清，未闻及干湿啰音，心律齐，未闻及杂音，腹平软，右侧腹股沟可见陈旧性手术瘢痕，愈合情况良好。全腹部无压痛及反跳痛，肝脾肋下未触及，双下肢无水肿。

【辅助检查】

1. 实验室检查

（1）血常规：白细胞计数 7.66×10^9/L、粒细胞百分比 56.9%、

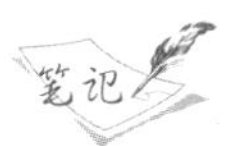

红细胞计数 4.76×10^{12}/L、血红蛋白测定 146.0 g/L、血小板计数 222.0×10^{9}/L。

（2）CEA：3.72 ng/mL。

2. 影像学检查

（1）颅脑 CT（平扫 + 三维重建）：老年性脑萎缩；左侧上颌窦软膜下囊肿。

（2）胸部 CT（平扫 + 增强 + 三维重建）（图 2-4-1）：两上肺斑片、结节、条索影（部分伴钙化），考虑陈旧性结核；双上肺小叶中央型肺气肿；主动脉弓及左右冠状动脉钙化；食管下段稍增厚，建议进一步行上消化道钡餐检查。

（3）上腹部 CT[平扫 + 增强（三期）+ 三维重建]：胆囊及胆总管下段结石；十二指肠降部憩室；肝内小囊肿；左肾上极小囊肿。

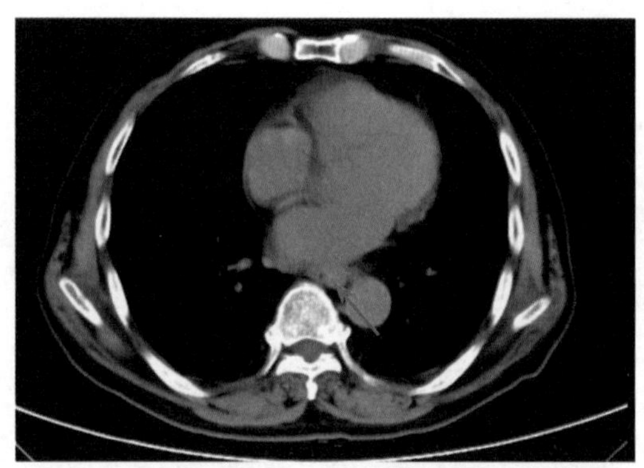

图 2-4-1　CT 示食管下段占位

【临床诊断】食管恶性肿瘤（cT2-3N0M0）。

【诊疗经过】

第一阶段：食管癌根治术

完善相关术前检查检验，于 2021-09-09 行“胸腹腔镜下食

管癌切除术（三切口）”。术后病理提示食管进展期溃疡型中分化鳞状细胞癌；癌组织累及纤维膜层，见神经侵犯，脉管未见癌栓；上、下切缘及吻合器切缘阴性；贲门左淋巴结（4个）、胃小弯淋巴结（5个）、左喉返神经旁淋巴结（1个）、右喉返神经旁淋巴结（1个）、第107组淋巴结（3个）、第108组淋巴结（1个）、第109组淋巴结（3个）、第110组淋巴结（2个）、第111组淋巴结（2个）及第112淋巴结（8个）未见癌转移。术后根据2010年AJCC肿瘤TNM分期确定患者肿瘤分期为T3N0M0。

免疫组化：① CerbB-2（阴性），Ki-67（50%），p53（80%），P16阴性。② PD-1表达：淋巴细胞中阳性数量0个/HPF（热点区），淋巴细胞阳性率0。PD-L1表达：肿瘤细胞（TC）：0；免疫细胞PD-L1表达水平（IC）：1%。

第二阶段：术后放射治疗联合免疫治疗

术后于2021-10-20行术后辅助放疗，6MV-X/IMRT：CTV为食管原瘤床上下各扩3 cm，前后左右扩0.5 cm + 纵隔淋巴引流区（2区、4区、5区、7区），外扩0.5 cm为PTV，95% PTV：40 Gy/20 f/4 w；同时分别于2021-10-20、2021-11-16行同步卡瑞利珠单抗免疫治疗。

术后复查胸部CT（平扫 + 三维重建）：食管癌术后复查，右侧胸腔、食管及胃呈术后改变，未见明显肿瘤复发及转移征象；双上肺散在少许炎症；双侧少量胸腔积液伴左下肺轻度膨胀不全；双肺散在陈旧性病灶合并双肺肺气肿伴肺大疱形成；主动脉弓及双侧冠状动脉钙化；双侧胸膜局限性增厚。

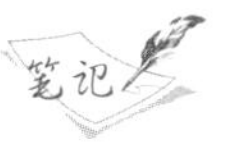

病例点评

食管癌是原发于食管上皮的恶性肿瘤，其发病率与死亡率在我国一直居高不下。晚期食管癌的传统治疗方式主要是化疗或者放疗。随着研究的不断深入，免疫治疗逐渐成为食管癌治疗的一种重要选择。目前最常用的免疫抑制剂为卡瑞利珠单抗或帕博利珠单抗。

早年非对照或回顾性研究结果指出，食管癌术后放疗可改善患者长期生存，因此，关于食管癌术后放疗对比单纯手术的随机分组研究相继开展。Zieren 等对 68 例Ⅱ～Ⅳ期行根治术的 TE-SCC 患者的研究表明，术后放疗较单纯手术未能提高患者 OS 及 DFS，且显著增加了吻合口狭窄的发生率，因此，不推荐对根治术后的胸段食管磷癌患者行单纯术后放疗。梅泽如等对 165 例中下段食管癌术后患者的研究显示，术后放疗组生存获益不显著（5 年生存率：54.1% *vs.* 43.3%，$P > 0.05$），但锁骨上复发率显著降低。Xiao 等对 495 例根治术后的胸段食管磷癌患者随机分组，术后放疗组接受的放疗剂量为 50 ～ 60 Gy，每次 2 Gy，结果显示，术后放疗仍未能给患者带来生存获益（5 年生存率：41.3% *vs.*31.7%，$P > 0.05$）；然而，亚组分析显示术后放疗可显著改善Ⅲ期患者（5 年生存率：35.1% *vs.*13.1%，$P < 0.01$）和淋巴结阳性患者生存率（5 年生存率：31.3% *vs.*15.6%，$P < 0.05$）；同时研究表明，术后放疗可显著降低锁骨上及颈部复发（$P < 0.01$）、胸腔内复发（$P < 0.05$）及吻合口复发（$P < 0.01$），但是不能降低腹腔复发（$P > 0.05$）及血行转移（$P > 0.05$）。因此，术后放

疗较单纯手术可明显提高局部区域控制率，显著降低锁骨上、胸腔内及吻合口的复发，而对整体生存率无明显影响；Ⅲ期和淋巴结阳性患者有可能从术后辅助放疗中获益。

Mukaida 等研究显示，术后同步放化疗较术后单纯放疗提高了局部晚期食管癌患者的 5 年生存率（25.2% *vs.*18.9%），但因病例数太少而未达到显著统计学差异。Saito 等及 Liu 等的非随机对照研究结果均表明术后同步放化疗较术后单纯放疗可显著改善局部晚期胸段食管磷癌患者生存率（$P < 0.05$）。

术后放疗联合免疫治疗是食管癌免疫治疗时代的新课题，是否优于单纯放疗或同步放化疗目前仍不清楚。有研究发现卡瑞利珠单抗在治疗晚期鳞癌方面具有一定的有效性和安全性。基于此，中国开展的随机Ⅲ期研究（NCT 03099382）显示卡瑞利珠单抗相较于化疗明显提高了患者的 mOS，降低了死亡风险；该研究还显示无论 PD-L1 表达水平高低，患者都可以从卡瑞利珠单抗治疗中获益。该患者术后选择放化疗 + 卡瑞利珠单抗免疫治疗的方式，术后复查 CT 未见明显复发转移征象。具体疗效还需进一步随访观察和开展Ⅲ期临床试验来验证。

笔记

病例 5　Ⅳa 期局部晚期食管癌：卡瑞利珠单抗联合化疗 + 同步放化疗 + 免疫维持治疗

病例介绍

患者，男性，58 岁，因“进行性吞咽困难 1 月余”就诊。

【现病史】2020-09-15 因“进行性吞咽困难 1 个月”就诊于外院，行胃镜检查示食管溃疡性病变，性质待查；慢性萎缩性胃炎（C1 型）。食管肿物病理示鳞状上皮高级别上皮内瘤变、癌变。2020-10-15 为进一步治疗就诊于我院消化内科。吞咽困难较前明显加重，无法进食干饭，偶可进食流质饮食。

【既往史】诊断为乙型病毒性肝炎病原携带者 1 年余，口服恩替卡韦抗病毒治疗。否认其他传染病病史，否认慢性病病史，否认外伤史，否认输血史。

【个人史】吸烟 20 年，约每日 12 支，无饮酒史。

【家族史】否认家族肿瘤病史。

【体格检查】KPS：90 分。全身浅表淋巴结未触及肿大，双肺呼吸音清，未闻及明显干湿啰音，心率 72 次 / 分，律齐，未闻及病理性杂音，腹软，无压痛、反跳痛、肌紧张，肝脾肋下未触及，神经系统未见异常。

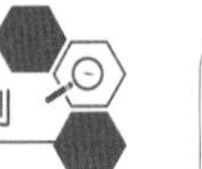

【辅助检查】

1. 实验室检查

白细胞计数 8.91×10^9/L、红细胞计数 3.54×10^{12}/L ↓、血红蛋白 101.0 g/L ↓、血小板计数 229.0×10^9/L、尿素（脲酶紫外速率法）8.0 mmol/L、肌酐（比色法）125.0 μmol/L ↑、白蛋白（溴甲酚绿法）37.0 g/L ↓、直接胆红素（重氮法）6.4 μmol/L ↑、间接胆红素 5.8 μmol/L、肌酸磷酸激酶（紫外法）53.0 U/L、谷丙转氨酶（IFCC 法）10.7 U/L、谷草转氨酶（IFCC 法）20.6 U/L、甘油三酯（GPO-PAP 法）0.93 mmol/L、AFP（ECL 法）2.15 ng/mL、CEA（ECL 法）6.60 ng/mL、糖抗原 CA19-9（ECL 法）18.4 U/mL、游离 PSA（ECL 法）0.395 ng/mL。

2. 影像学检查

（1）颈部 + 胸部 + 全腹部 CT（2020-10-15）：食管中下段增厚，考虑食管癌继发双侧颈根部、纵隔淋巴结转移，较大者大小约为 3.7 cm × 4.6 cm，肝胃间隙多发淋巴结转移，大小约为 1.9 cm × 1.6 cm。

（2）ECT（2020-10-19）：全身骨显像未见明显异常。

（3）超声胃镜（2020-10-20）：食管肿物伴狭窄，距门齿 30 cm 处可见环周型不规则溃疡型肿物，表面糜烂坏死，质脆，活检 3 块，易出血，胃镜无法通过；于病灶处扫查可见第一层至第四层呈低回声改变，第五层显示不清，似受浸润。胃镜病理检查（2020-10-22）：（食管黏膜活检标本）中低分化鳞状细胞癌（图 2-5-1）。

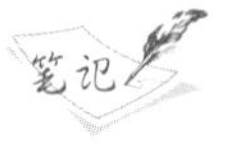

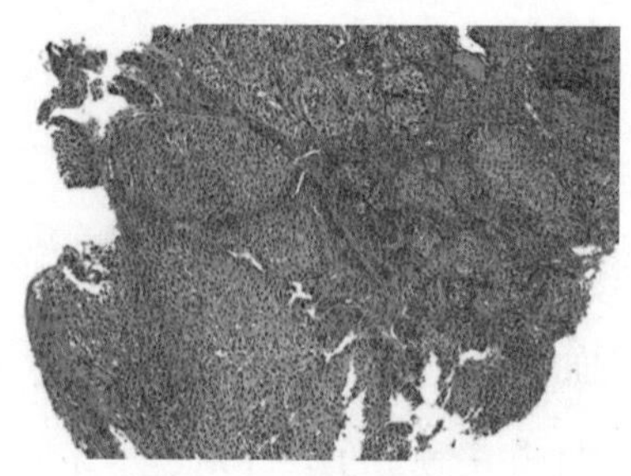

图 2-5-1　胃镜病理检查

（4）胃肠钡餐（2020-10-31 ）：食管中下段见不规则充盈缺损影，管腔变窄，边缘毛糙，黏膜破坏，管壁僵直，造影剂通过受限，病变段长约 6.6 cm，余所见胃及十二指肠无明显异常，考虑食管中下段癌。

【临床诊断】胸下段食管鳞癌（cT3N3M0，Ⅳ a 期）。

【诊疗经过】

第一阶段：新辅助免疫治疗联合化疗

胸外科会诊无法行根治性切除，于 2020 年 10 月 29 日至 2021 年 1 月 4 日给予 4 周期化疗联合免疫治疗，具体方案为卡瑞利珠单抗 200 mg d1 + 白蛋白结合型紫杉醇 400 mg d1 + 洛铂 50 mg d2，每 3 周一次，过程顺利，未出现相关不良反应。治疗后复查颈部、胸部 CT 示病灶较前明显缩小（图 2-5-2 至图 2-5-5），疗效评价为 PR。

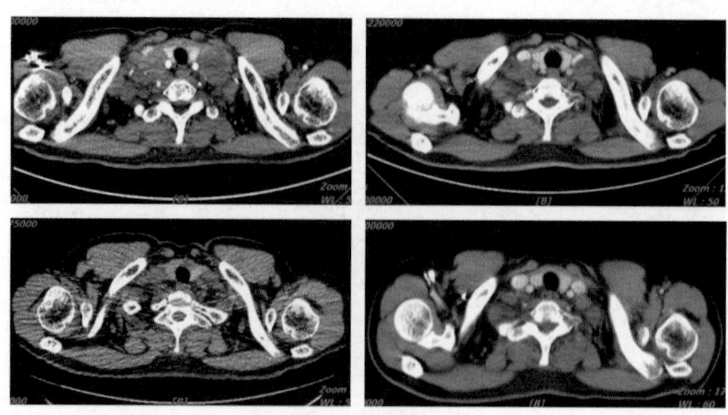

图 2-5-2　CT 显示治疗过程胸廓入口转移淋巴结变化

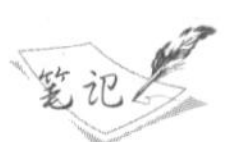

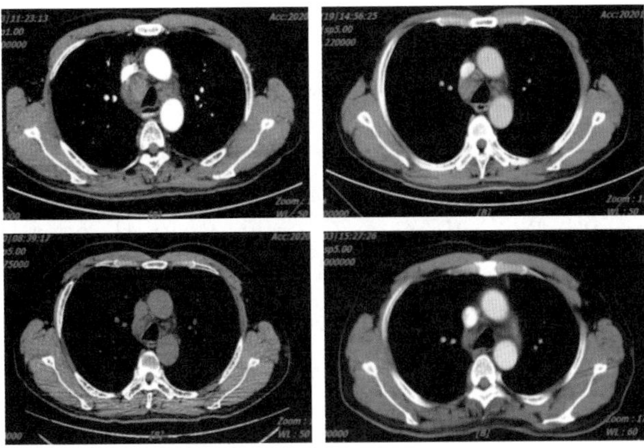

图 2-5-3　CT 显示治疗过程纵隔淋巴结转移淋巴结变化

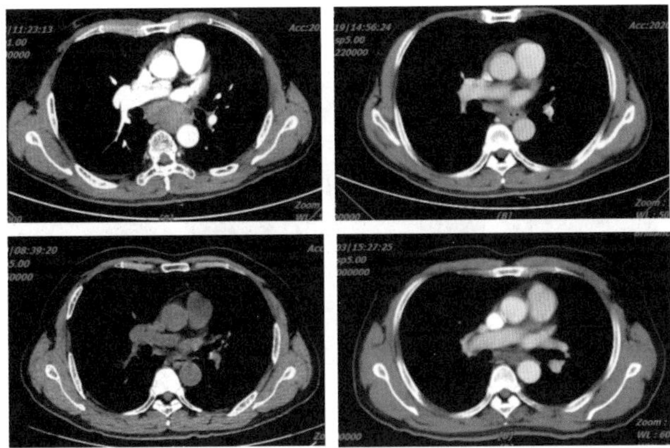

图 2-5-4　CT 显示治疗过程食管病灶变化

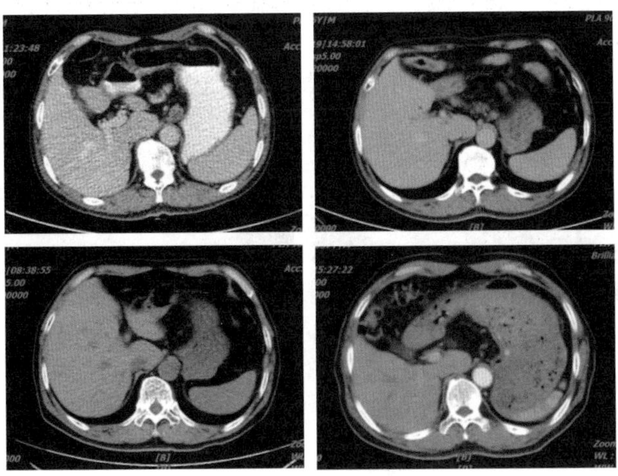

图 2-5-5　CT 显示治疗过程肝胃间隙转移淋巴结明显缩小

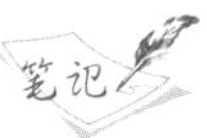

第二阶段：根治性放疗

2021 年 2 月 3 日至 2021 年 3 月 15 日行根治性放疗，方案：6MV-X/IMRT，食管下段肿瘤病灶为 GTV，外扩 0.5 cm 为 PGTV，95% PGTV：60 Gy/30 f/6 w；2 区、4 区、7 区阳性纵隔淋巴结为 GTVnd，外扩 0.5 cm 为 PGTVnd，95% PGTVnd：60 Gy/30 f/6 w；CTV 为 GTV 上下各扩 3 cm，前后左右扩 0.5 cm，包括双侧锁骨上、纵隔淋巴引流区（2 区、4 区、5 区、7 区），外扩 0.5 cm 为 PTV，95% PTV：51 Gy/30 f/6 w。放疗结束后复查颈胸部 CT 示肿瘤及淋巴结病灶缩小（图 2-5-6、图 2-5-7），疗效评价为 PR。

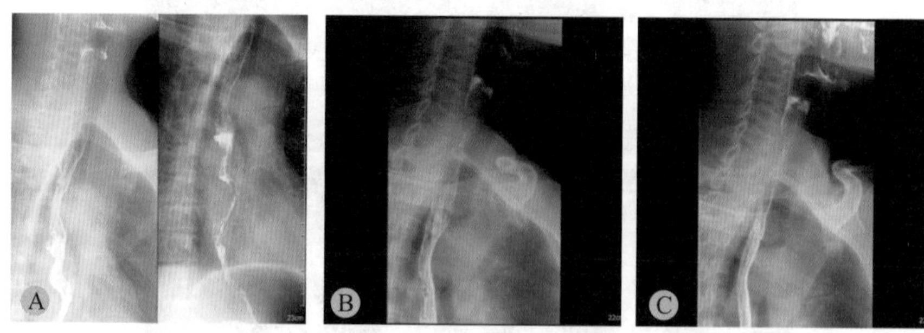

A. 治疗前；B. 治疗结束；C. 治疗结束后 2 个月。

图 2-5-6　食管钡餐检查显示食管病灶变化过程

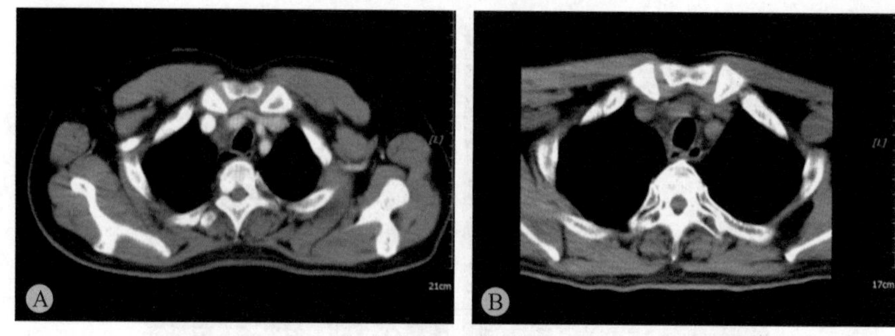

A. 放疗前；B. 放疗后。

图 2-5-7　CT 检查显示胸廓入口转移淋巴结放疗前后变化

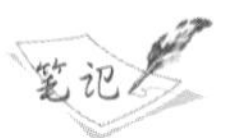

第三阶段：免疫维持治疗

于 2021 年 4 月 22 日至 2022 年 3 月 2 日给予免疫维持治疗（卡瑞利珠单抗 200 mg d1），过程顺利，未见明显不适。其间，2021-07-27 复查颈部、胸部 CT 示食管下段病灶较前好转，双侧颈根部及肝胃间隙转移淋巴结未见明显显示，纵隔内转移淋巴结较前稍缩小；胃镜及钡餐未见明显肿瘤病灶；疗效评价为 CR。2021-12-27 复查颈部、胸部 CT 示食管下段病灶较前相仿，双侧颈根部及肝胃间隙转移淋巴结未见明显显示，纵隔内转移淋巴结较前相仿；全腹部 CT 示未见肿瘤转移；胃肠造影示食管中下段管壁稍僵直，扩张轻度受限，造影剂通过尚可；疗效评价为 CR（图 2-5-8）。

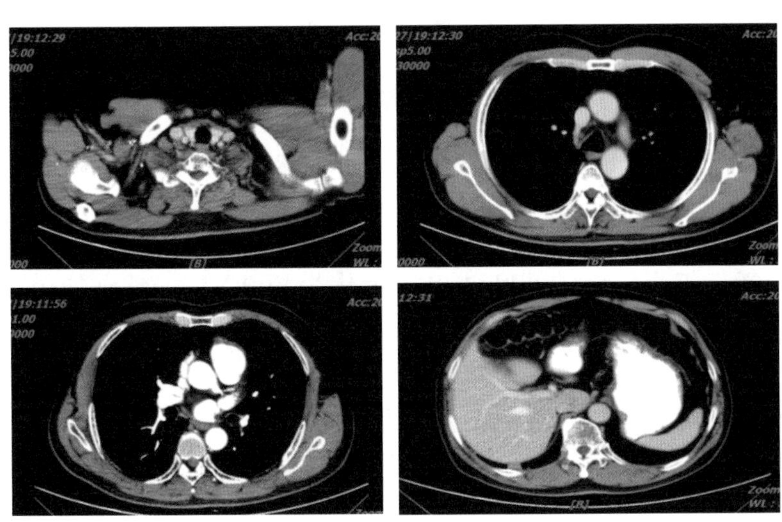

图 2-5-8　CT 检查显示免疫维持过程中肿瘤基本得到控制

病例点评

食管癌发病率和死亡率在世界范围内都很高，尽管在过去半个世纪中，手术对食管癌根治性治疗至关重要，但 50% ～ 60%

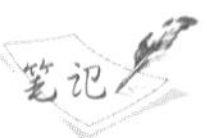

的患者由于各种原因不适合进行手术切除。对于不可切除局部晚期食管癌和不能手术的食管癌患者，根治性同步放化疗已经成为一种重要的治疗策略，因为其结合了放疗和化疗的协同效应，可发挥局部控制作用。具有里程碑意义的肿瘤放射治疗协作组试验（RTOG-8501）确立了根治性放疗联合同步化疗与 FP 方案用于局限性食管癌患者的有效性。不可手术食管癌的同步放化疗联合免疫治疗的相关研究（如 Keynote 975，Rationale 311 等）正在进行中，尚缺乏充分的循证医学证据，因此推荐在临床研究范畴内开展。

食管癌放疗患者营养不良发生率较高，可严重影响治疗效果或导致不良反应。对于存在营养不良风险或营养不良的患者，建议给予规范化营养治疗。放疗前梗阻严重不能进食、营养状况差、有严重的低蛋白血症或贫血、肿瘤溃疡深大有穿孔或大出血风险者，建议先行营养支持治疗。

近 5 年来，以帕博利珠单抗为代表的 PD-1 抑制剂在食管癌后线、二线及一线治疗中开展了一系列临床研究，KEYNOTE-181 研究数据的披露开启了食管癌免疫治疗时代。基于全球关键Ⅲ期临床研究 KEYNOTE-590 的数据，2021 年 9 月初，帕博利珠单抗联合化疗获 NMPA 批准用于一线晚期食管癌，晚期食管癌一线免疫治疗迈入黄金时代。KEYNOTE-590 是首个证实免疫联合化疗一线治疗晚期食管癌显著优于化疗的Ⅲ期临床研究，2020 年 ESMO 大会首次发布该研究达到主要研究终点：帕博利珠单抗联合化疗方案相比单纯化疗，可显著改善全人群的 OS 和 PFS。2021 年 ASCO 年会发布了中国亚组分析结果，中国人群获益和全球一致，

随后 KEYNOTE-590 主要研究结果发表在 *Lancet* 上。基于该研究的结果，NMPA 也在 9 月初批准帕博利珠单抗联合化疗用于晚期食管癌的一线治疗。

该患者初诊即为不可手术的局部晚期食管癌，因食管病灶巨大导致无法进食，疾病进展快，若不尽快解决患者进食问题可能导致营养不良发生，从而影响后续治疗及导致治疗疗效差。因患者淋巴结转移范围广泛，初始治疗考虑全身治疗，根据 KEYNOTE-590 临床研究，在化疗（该患者因肌酐高于正常水平，因此化疗方案选择白蛋白结合型紫杉醇 + 洛铂）的基础上加免疫治疗，治疗 1 周期后患者进食困难症状明显改善，可正常饮食，影像学复查提示食管病灶及转移淋巴结较前明显缩小。在 4 周期免疫联合化疗治疗后，影像学复查疗效评估接近临床 CR，考虑有根治可能，给予根治性放疗，因患者肌酐水平升高，未给予同步化疗。放疗结束后继续免疫治疗维持一年，近期复查的疗效评价为 CR。该患者通过免疫、化疗及放疗等综合治疗，取得临床获益。免疫疗法为局部晚期食管癌患者的治疗提供了新的选择方案。

笔记

病例 6 Ⅲ b 期不可切除局部晚期食管癌：卡瑞利珠单抗联合化疗 + 同步放化疗 + 免疫维持治疗

病例介绍

患者，女性，65 岁，因“进行性吞咽困难半年余”就诊。

【现病史】患者于 2020 年 3 月无明显诱因出现进食干饭后吞咽困难，开水送服后好转，偶伴恶心，呕吐胃内容物。于 2020-09-16 就诊于当地医院，查胃镜示距门齿 24 ～ 30 cm 处有一食管肿物，考虑为食管恶性肿瘤。活检病理示鳞状细胞癌。

【既往史】否认高血压、糖尿病、心脏病病史。

【个人史】无吸烟史，无饮酒史。

【家族史】否认家族遗传病病史。

【体格检查】神志清，精神可，全身浅表淋巴结无肿大及压痛，双肺呼吸音清，未闻及干湿啰音及胸膜摩擦音，律齐，未闻及明显病理性杂音，腹软，无压痛、反跳痛、肌紧张，肝脾肋下未触及，无移动性浊音。

【辅助检查】

（1）实验室检查：血常规、血生化、肿瘤标志物未见明显异常。

（2）影像学检查：胸部、上腹部 CT（平扫 + 增强）（2020-09-28）（图 2-6-1）示食管起始段及中段管壁局限性增厚，管腔狭窄，最

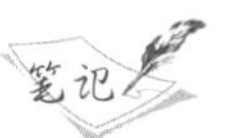

厚处直径约 1.3 cm，考虑恶性肿瘤；两上肺小结节，建议随访；纵隔内见多发淋巴结影，边界清，较大者约 1.2 cm × 0.5 cm，建议随访。ECT 未见明显异常。

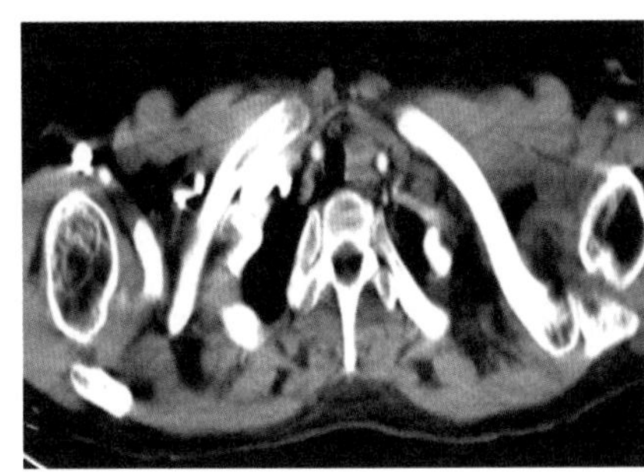
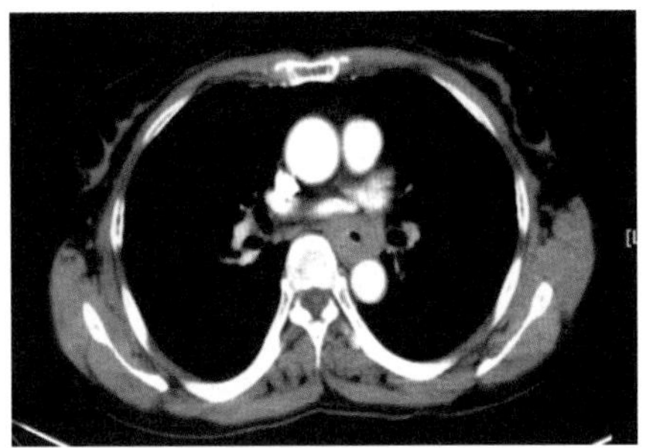

图 2-6-1 CT 检查示食管中段占位伴上纵隔淋巴结转移

【临床诊断】中段食管鳞癌（cT3N1M0，Ⅲ b 期）。

【诊疗经过】

第一阶段：卡瑞利珠单抗联合化疗新辅助治疗

考虑食管肿块大，于 2020-09-30 给予 1 周期“白蛋白结合型紫杉醇 400 mg d1 + 洛铂 40 mg d1 + 卡瑞利珠单抗 200 mg d1 q21d”诱导化疗联合免疫治疗，过程顺利。

第二阶段：卡瑞利珠单抗联合根治性同步化疗

2020 年 10 月 30 日至 2020 年 12 月 11 日给予 1 周期根治性同步放化疗，采用 6MV-X/IMRT，GTVnx 为食管病灶，95% PGTVnx 剂量：60 Gy/30 f/6 w。放疗期间于 2020-10-30、2020-12-05 给予同步“白蛋白结合型紫杉醇 300 mg d1 + 洛铂 30 mg d1 + 卡瑞利珠单抗 200 mg d1 q21d”化疗联合免疫治疗 2 周期，放疗 20 次。其间，于 2020-11-26 复查胸部 CT 示食管病灶较前（对比 2020-10-27 CT 片）缩小（图 2-6-2），且患者进食情况好转，疗效评价为 PR。患者自觉症状好转，放疗 26 次后拒绝继续放疗。2021-01-23、2021-03-27、

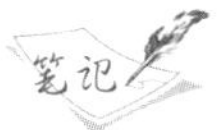

2021-04-29 行“白蛋白结合型紫杉醇 300 mg d1 + 洛铂 30 mg d1+ 卡瑞利珠单抗 200 mg d1 q21d”辅助化疗联合免疫治疗 3 周期，过程顺利。辅助化疗期间于 2021-03-25 复查胃镜示食管距门齿约 18 ～ 34 cm 处有连续的大片状黏膜充血、水肿，环 1/2 ～ 3/4 周，距门齿 20 cm 左右可见结节样隆起，局部黏膜充血、糜烂。活检病理（图 2-6-3）:（食管黏膜活检标本）送检纤维结缔组织表面为大片坏死及炎性渗出物，间质内可见个别退变细胞。本次活检标本的免疫组化染色结果示未见明确恶性残留，请结合临床及内镜所见，必要时重检。后定期复查未见明显复发及转移。2021-12-18 复查胸部、上腹部 CT 示食管起始段及中段管壁稍增厚，较前片大致相仿（图 2-6-4）。考虑患者一般情况可，于 2021-12-20 给予“卡瑞利珠单抗 200 mg d1”免疫治疗，过程顺利。后续因患者经济原因，未再维持免疫治疗。现定期复查随访中。

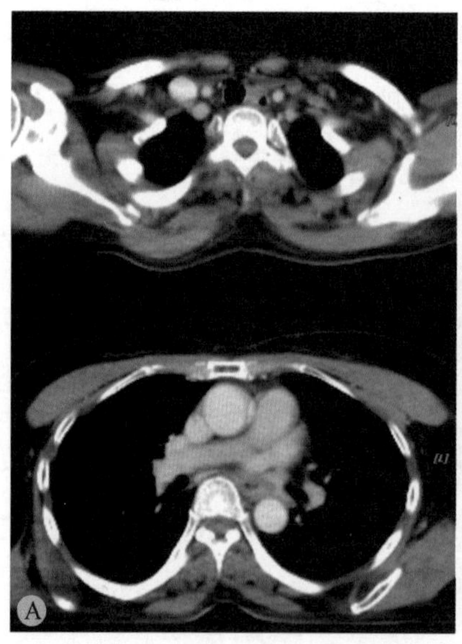

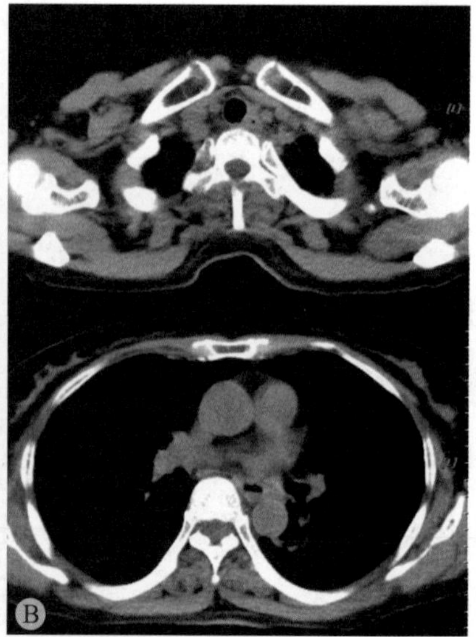

A. 2020-10-27 CT 片（放疗前）；B. 2020-11-26 CT 片（放疗中）。

图 2-6-2　放疗前及放疗中 CT 检查

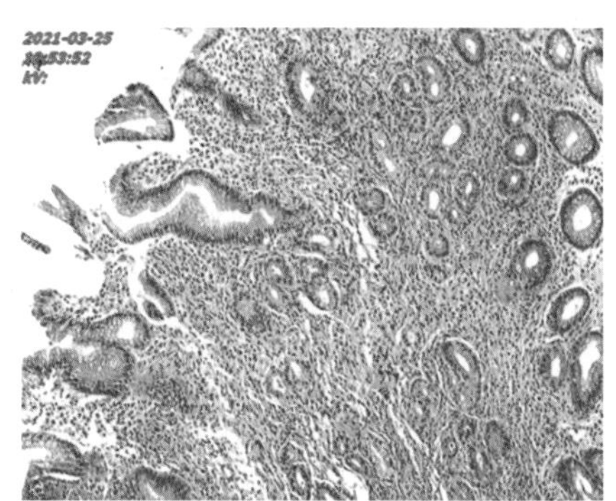

图 2-6-3　2021-03-25 复查胃镜活检病理结果

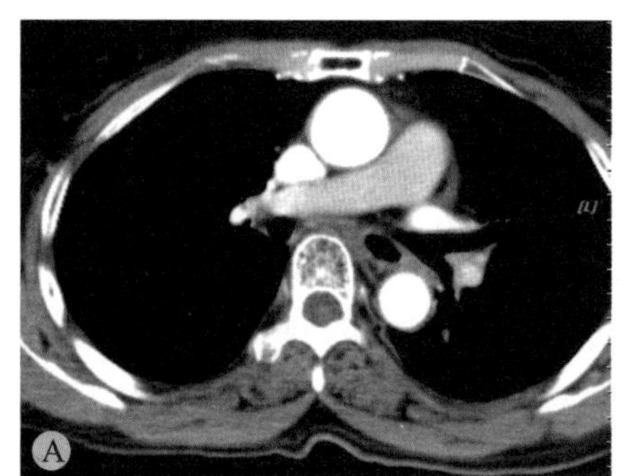

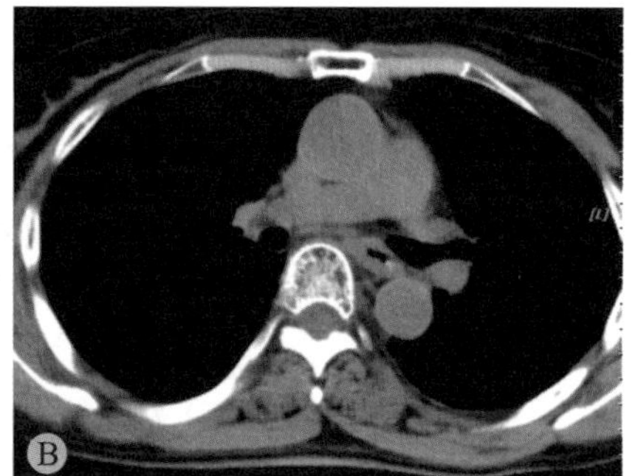

A. 2021-08-09 CT 片；B. 2021-12-18 CT 片。

图 2-6-4　治疗前后 CT 对比

病例点评

PD-1 抑制剂是一种免疫抑制分子，是目前治疗肿瘤的新型药物，通过下调免疫系统对人体细胞的反应，以及通过抑制 T 细胞炎症活动来调节免疫系统并促进自身耐受，达到杀灭肿瘤目的。简单来说，肿瘤细胞通过 PD-L1 与 T 细胞结合，能够成功逃避机体免疫系统的识别和攻击，但是 PD-1 抑制剂可以阻断这种免疫逃逸，恢复患者自身免疫系统抗癌作用。

PD-1 抑制剂是目前肿瘤研究的热点，作为一把“利刃”在各

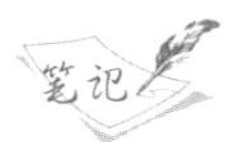

种实体瘤的治疗中发挥重要作用，但临床医生如何有效利用好这把“利刃”，如何在抗肿瘤过程中做到真正的“手起刀落”，最大限度地杀灭肿瘤，仍然是未知的。越来越多的研究正在进行各种组合和探索，包括免疫治疗与放化疗联合、单药免疫治疗维持、新辅助免疫治疗等，相信在不远的将来，会有更多的临床数据来揭开免疫治疗神秘的面纱。

该患者为Ⅲb期食管中段鳞癌，在治疗伊始，采取强强联合的治疗模式，通过放化疗+免疫治疗的模式，达到较好的病灶控制，但在化疗间歇期出现严重的放射性食管黏膜损伤，虽然病理活检排除复发可能性，但一定程度上严重影响患者的生存质量。是不是放疗联合免疫治疗会增加急性放射损伤的风险呢？二者的结合，既是强强联合，又是优势互补。首先，肿瘤的微环境是免疫细胞和癌细胞作战的第一线，放射治疗可导致 DNA 双链断裂，直接导致癌细胞的凋亡、坏死和自噬等。肿瘤细胞在死亡过程中释放肿瘤特异性抗原，增加免疫细胞发现癌细胞的机会，产生新的免疫应答。其次，放射治疗或许可以激活新的免疫效应，达到调节 T 细胞免疫活动的作用。除此之外，放射治疗还可增加肿瘤微环境中趋化因子 CXCL10 和 CXCL16 的水平，促进杀伤 T 细胞往肿瘤细胞迁移。因此，免疫治疗并未增加放射治疗的副作用。在长期随访过程中，该患者也从该模式中获得了较好的生存获益。

总之，在疾病初始阶段，治疗方案的选择可能直接决定患者的预后，因此，一线治疗方案的选择应慎之又慎，如何使用好现有的治疗手段，显得尤为关键。放疗与免疫治疗的关系是互为补充、互相促进的关系，这可能是食管癌综合治疗的趋势。

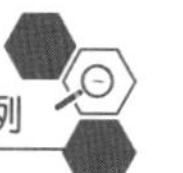

病例 7　不可切除局部晚期食管癌：帕博利珠单抗联合同步放化疗 + 免疫维持治疗

病例介绍

患者，男性，64 岁，因“吞咽梗阻感 1 年余”就诊。

【现病史】患者于 1 年前无明显诱因出现进食后梗阻感。

【既往史】否认肝炎、结核、疟疾等传染病病史，否认高血压、心脏病病史，否认糖尿病、脑血管疾病、精神疾病病史，否认手术史，否认外伤史，否认输血史，否认药物、食物过敏史，预防接种史不详。

【个人史】吸烟 45 年，约每日 20 支，1 年前已戒烟；偶有少量饮酒，每次约 100 mL 白酒。

【家族史】父母及兄弟姐妹均无类似病史。

【体格检查】神志清醒，营养中等，正常面容，全身浅表淋巴结无肿大及压痛。双肺呼吸音清，未闻及干湿啰音及胸膜摩擦音。心率 74 次 / 分，律齐，各瓣膜听诊区未闻及杂音，无心包摩擦音。腹平软，无压痛、反跳痛，腹部无包块。肝脏未触及，脾脏未触及，无移动性浊音。双下肢无水肿，四肢肌力、肌张力未见异常，双侧肱二、三头肌腱反射正常，双侧膝、跟腱反射正常，双侧 Babinski 征阴性。

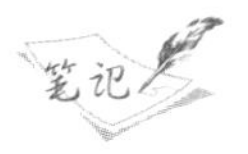

【辅助检查】

1. 实验室检查

（1）血常规（2020-12-08）：白细胞计数 5.86×10^9/L、粒细胞计数 3.53×10^9/L、淋巴细胞计数 1.75×10^9/L、血红蛋白测定 149.0 g/L、血小板计数 246.0×10^9/L。

（2）血生化：尿素 4.1 mmol/L、肌酐 66.0 μmol/L、白蛋白 43.4 g/L、总胆红素 11.4 μmol/L、直接胆红素 4.0 μmol/L、谷丙转氨酶 12.6 U/L、谷草转氨酶 20.7 U/L。FT_3 4.83 pmol/L、FT_4 15.58 pmol/L、促甲状腺素 1.375 μI U/mL。

2. 影像学检查

（1）胃镜（2020-11-10）：距门齿 30 ～ 32 cm 处见一隆起性肿物，考虑食管癌。胃镜病理（图 2-7-1）:（食管）鳞状细胞癌。

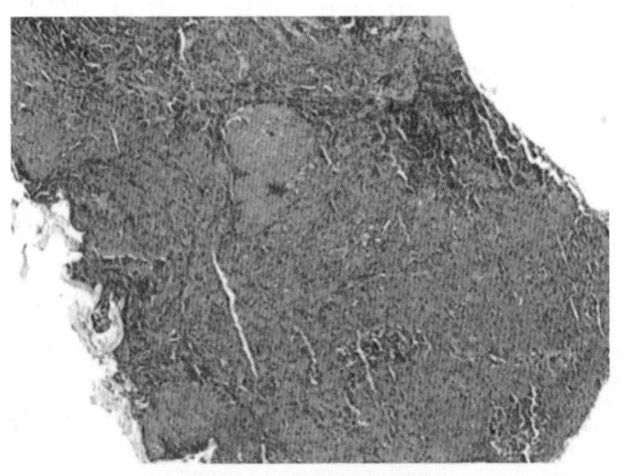

图 2-7-1　胃镜病理

（2）胸腹部 CT（2020-11-21）（图 2-7-2）：考虑胸下段食管癌伴上段气管左旁淋巴结转移可能，请结合内镜检查；双肺弥漫多发微小结节，请结合职业史并建议随访；双肺气肿伴左肺上叶肺大疱；双下肺炎症可能，建议复查；胸椎退行性病变；肝内低密度影，请结合肝脏影像学检查。

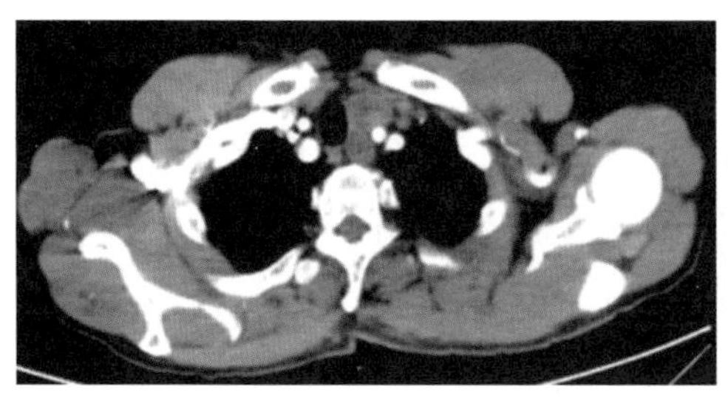
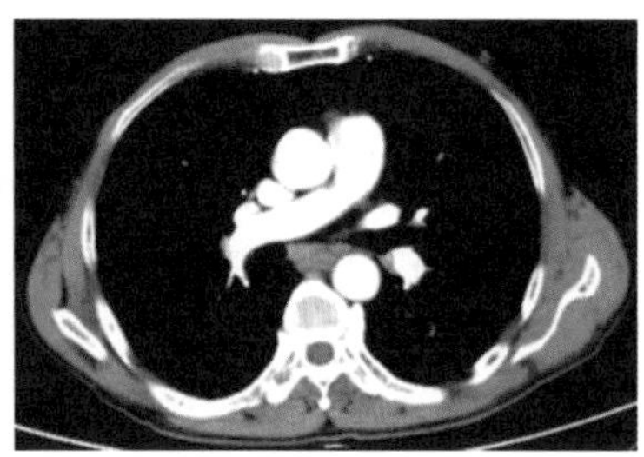

图 2-7-2 胸腹部 CT

（3）腹部彩超：肝、门脉、脾未见明显占位；腹主动脉、下腔静脉及双侧髂血管周围未见明显肿大淋巴结。

（4）PET-CT（2020-12-02）（图 2-7-3）：食管中下段管壁局限性增厚，呈高代谢，考虑食管癌；伴左胸廓入口区淋巴结肿瘤转移。双肺内多发弥漫、细小点状密度增高影，结合职业史，考虑尘肺；双肺门区、纵隔内多发肿大淋巴结，密度较高，呈略高代谢，考虑淋巴结慢性炎性肉芽肿性病变，建议随访；左、右冠状动脉斑片状钙化；心包少量积液；胆囊结石伴慢性胆囊炎；右腮腺区软组织密度结节，呈略高代谢，考虑腺淋巴瘤可能，建议随访；前列腺轻度肥大；轻度骨质疏松。

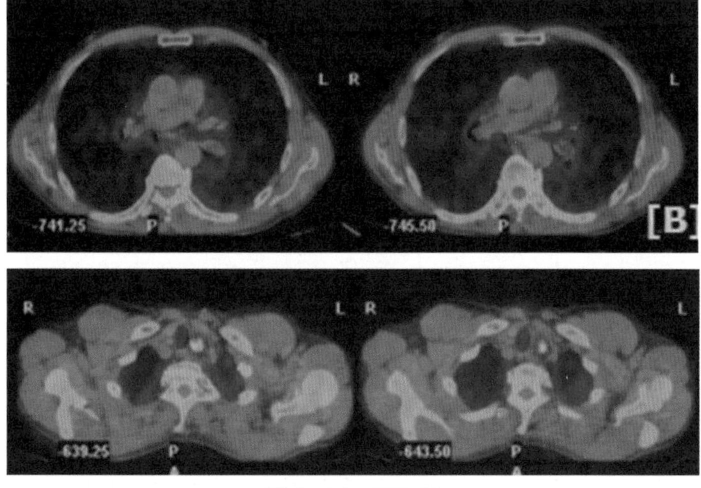

图 2-7-3 PET-CT

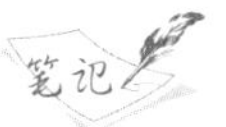

（5）胸部增强 CT（2020-12-05）：食管中下段管壁增厚，结合本院 2020-12-02 PET-CT，考虑食管癌，伴左胸廓入口处淋巴结肿瘤转移；纵隔内多发小淋巴结影，建议随访；尘肺；左右冠状动脉钙化。全腹部增强 CT：肝多发小囊肿；胆囊多发结石伴慢性胆囊炎；右肾多发囊肿；前列腺增生伴钙化。

（6）X 线钡餐（2020-12-08）（图 2-7-4）：食管中下段见偏侧性充盈缺损影，累及长度约 2.0 cm，食管中下段癌。

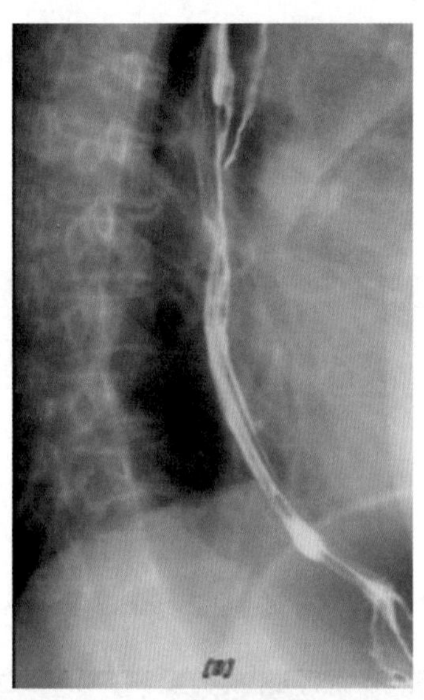

图 2-7-4　X 线钡餐

3. 病理检查

2020-12-01 病理会诊：（食管活检标本）浸润性中分化鳞状细胞癌。

【临床诊断】胸下段食管鳞癌伴气管旁淋巴结转移（cT2N1M0，Ⅱ期）。

【诊疗经过】

2020-12-15 开始行根治性同步放化疗，6MV-X/IMRT：影像可

见的食管病灶及气管旁肿大淋巴结为 GTV，上下外扩 1 cm，前后左右外扩 0.5 cm，为 PTV-60，95% PTV-60：60 Gy/2 Gy/6 w。GTV 上下外扩 3 cm，前后左外扩 1 cm，右方外扩 0.5 cm，包括食管周围淋巴结引流区为 CTV，CTV 上下外扩 1 cm，前后左右外扩 0.5 cm 为 PTV-50，95% PTV-50：50 Gy/2 Gy/5 w，放疗期间于 2020-12-15、2021-01-13 行“顺铂 110 mg + 氟尿嘧啶 6000 mg q28 d”方案化疗 2 周期，于 2020-12-15、2021-01-06、2021-01-27 行“帕博利珠单抗 200 mg q21d”方案免疫治疗 3 周期。2021-02-05、2021-03-01 给予“顺铂 110 mg + 氟尿嘧啶 6000 mg q21d”化疗 2 周期。2021-02-19、2021-03-11、2021-03-31、2021-04-22、2021-05-13 给予“帕博利珠单抗 200 mg q21d”方案免疫治疗 5 周期。

2021-03-31 复查胸部增强 CT 示食管中下段癌伴左侧胸廓入口处淋巴结转移化疗后复查，现食管中下段病灶较前片稍进展；左侧胸廓入口处淋巴结转移较前片缩小，疗效评估为 PR（图 2-7-5）。

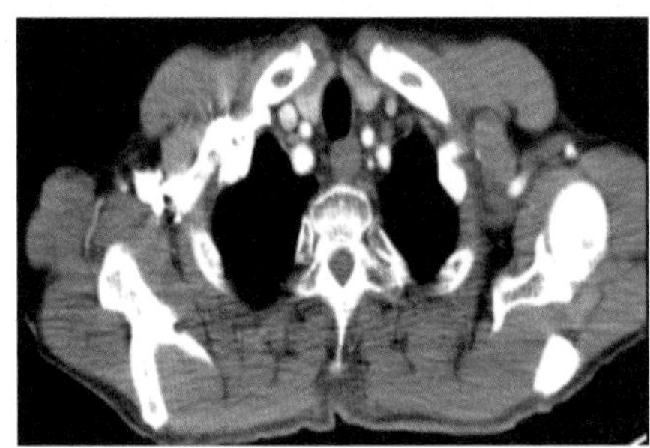
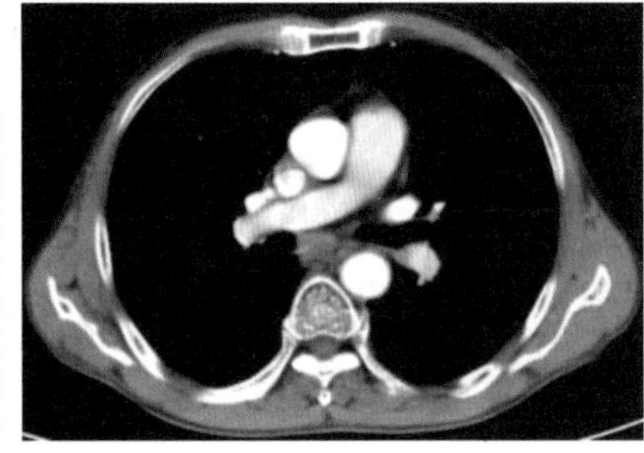

图 2-7-5　2021-03-31 复查胸部增强 CT

2021-06-01 复查胸部增强 CT 示原食管中下段癌伴左侧胸廓入口处淋巴结转移化疗后复查，较前（2021-03-31 CT 片）大致相仿，疗效评估维持 PR（图 2-7-6）。

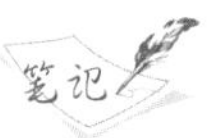

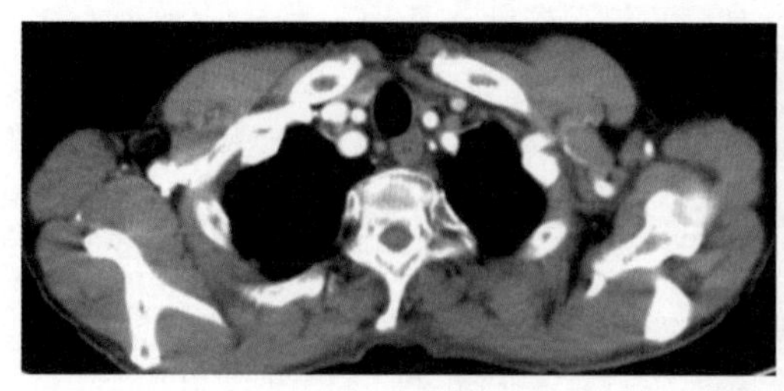 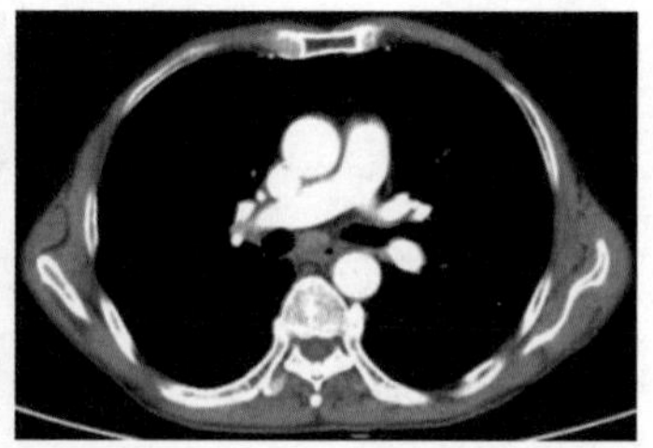

图 2-7-6　2021-06-01 复查胸部增强 CT

2021-06-02、2021-07-14、2021-08-25、2021-10-09、2021-11-08 行“帕博利珠单抗 400 mg q6w”方案免疫治疗 5 周期，疗效评估维持 PR。

2022-04-12 复查胸部增强 CT 示“原食管中下段癌伴左侧胸廓入口处淋巴结转移化疗后复查，现食管病灶较前 2022-02-08 CT 片大致相仿；纵隔内及右侧胸廓入口淋巴结影，较前大致相仿，建议随访”，全腹部增强 CT 示“肝胃间隙及腹膜后多发淋巴结，考虑转移瘤灶”，疗效评估 PD（图 2-7-7）。

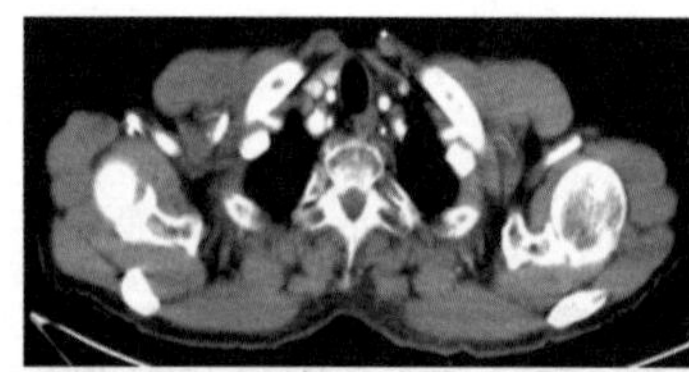 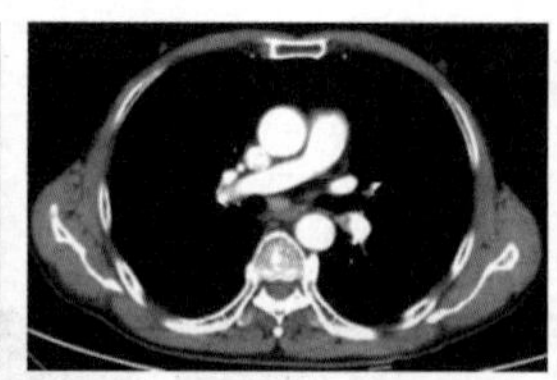 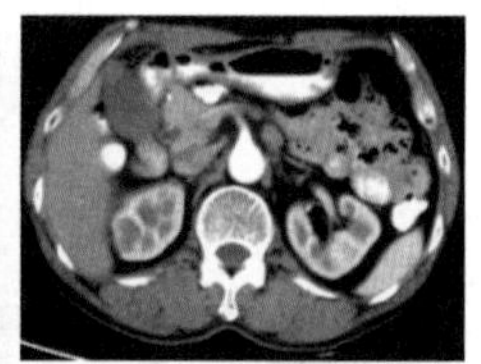

图 2-7-7　2022-04-12 复查胸部增强 CT

病例点评

初诊时 50% ～ 60% 的食管癌患者由于各种原因无法行手术切除，对于不可切除局部晚期食管癌和不能手术的食管癌，根治性同步放化疗是最重要的治疗方案。RTOG-8501 试验确立了根治性放疗联合同步 FP 方案化疗在局部晚期食管癌治疗中的地

位，虽然同步放化疗组 OS 明显优于放疗组，但也仅为 12.5 个月。在 PRODIGE5 /ACCORD17 试验中，对比了 FOLFOX 方案联合放疗与 FP 方案联合放疗，两者 FPS 及 OS 均无显著差异，虽然 FOLFOX 方案联合放疗组总生存期达到 20.2 个月，但显然是远远不够的。关于加入手术是否能改善生存，在 Bedenne 等发表的一项包括 259 名患者的研究中显示，患者接受 2 周期 FP 方案化疗联合放疗，随后随机分配至接受进一步放化疗（3 周期 FP 方案联合放疗）或手术，手术组的局控更优（单独放化疗组 *vs.* 手术组的 *HR*=1.63，*P*=0.03），但 3 个月死亡率明显增高（手术组 9.3% *vs.* 单独放化疗组 0.8%，*P*=0.0002），并且 mOS（手术组 17.7 个月 *vs.* 单独放化疗组 19.3 个月）及 2 年生存率（手术组 34% *vs.* 单独放化疗组 40%，*P*=0.44）均无明显获益，提示放化疗加入手术并不能改善局部晚期食管癌患者的生存期，反而增加了治疗相关死亡率。对于这类患者，需要寻找更优的治疗方案。

免疫检查点抑制剂在恶性黑色素瘤、肺癌等多种实体瘤中均展现出亮眼的 FPS 及 OS。KN-180 研究中，帕博利珠单抗单药用于二线及以上的食管癌患者，ORR 为 9.9%。在一项Ⅲ期研究（KN-181）中，纳入患者为转移性食管癌，已接受二线治疗而后进展，比较帕博利珠单抗单药与化疗，结果显示单药组的 ORR（9.9%）优于化疗组（6.7%），提示免疫检查点抑制剂在食管癌患者中的应用前景。2012 年在放疗联合免疫检查点抑制剂用于转移性恶性黑色素瘤的研究中，首次报道放疗诱发的远隔效应，该效应是一种远离放疗原发部位肿瘤出现消退的现象。随后 Sharabi 在 2015 年、2016 年分别发表一项研究，在多种鼠模型（黑色素瘤、

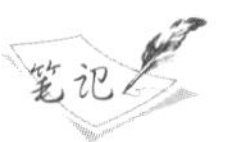

乳腺癌、胶质母细胞瘤、结肠癌）中，放疗联合免疫治疗（PD-1/PD-L1 通路抑制剂）对比单一治疗，不论是存活率还是肿瘤生长控制情况均获得改善。同时在 Deng L 的研究中，放疗使 PD-L1 表达增加，可能有助于放疗与化疗的协同作用。该例患者为胸下段食管鳞癌伴气管旁淋巴结转移（cT2N1M0，Ⅱ期），在接受标准同步放化疗的基础上，加用免疫检查点抑制剂帕博利珠单抗行同步及维持治疗，患者总体耐受良好，PFS 超过 16 个月，OS 未达，明显优于既往报道的单纯同步放化疗，为局部晚期食管癌的治疗提供启示。

笔记

病例 8 不可切除局部晚期食管癌：卡瑞利珠单抗联合化疗＋同步放化疗＋免疫维持治疗

病例介绍

患者，男性，62 岁，因“声音嘶哑 2 月余”就诊。

【现病史】患者于 2019 年 10 月无明显诱因出现声音嘶哑，未予以重视。于 2019-11-25 就诊，查胸腹部 CT 示食管中上段部分管壁不规则增厚，符合食管癌改变，邻近纵隔内多发淋巴结征；双肺少许慢性炎症，双肺部分轻度气肿；余未见明显异常。查胃镜示食管癌。活检病理示（距门齿 25 cm）食管鳞癌。外送基因检测结果：TMB 4.2mutation/Mb，MSI-L。

【既往史】否认高血压、糖尿病、心脏病病史。

【个人史】吸烟 1 包 / 日，约 30 余年，无饮酒史。

【家族史】否认家族遗传病病史。

【体格检查】神志清，精神可，全身浅表淋巴结无肿大及压痛，双肺呼吸音清，未闻及干湿啰音及胸膜摩擦音，律齐，未闻及明显病理性杂音，腹软，无压痛、反跳痛、肌紧张，肝脾肋下未触及，无移动性浊音。

【辅助检查】

（1）实验室检查：血常规、血生化、肿瘤标志物均未见明显异常。

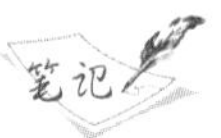

（2）胸部CT（2020-02-26）：现食管上段管壁增厚，增强后可见强化，邻近纵隔内多发淋巴结；双肺轻度肺气肿。上腹部CT未见明显异常。

（3）病理检查：食管鳞癌，组织取材表浅，浸润深度无法判断。

【临床诊断】上段食管鳞癌（cT2N2M0）。

【诊疗经过】

第一阶段：卡瑞利珠单抗 + 新辅助化疗

请外科会诊，食管病灶为潜在可切除病灶，建议先行新辅助化疗后视复查情况决定是否手术治疗。于2019-12-04开始行TPF方案："白蛋白结合型紫杉醇400 mg d1 + 顺铂40 mg d1 ～ d3 + 5-Fu 1000 mg d1 ～ d5 q21d"化疗1周期，化疗过程中出现白细胞减少（CTCAE 3级）、粒细胞减少（CTCAE 3级）、口腔黏膜溃疡、腹泻。于2020-01-06调整剂量至"白蛋白结合型紫杉醇300 mg d1 + 顺铂30 mg d1 ～ d3 + 5-Fu 850 mg d1 ～ d4 q21d"进行第2周期化疗，过程顺利，未见明显副作用发生。2020-03-11复查胸部CT示现食管上段管壁增厚，较前2020-02-26 CT相仿。疗效评价为SD，考虑治疗效果不佳。2020-03-11、2020-04-09在原方案的基础上联合"卡瑞利珠单抗200 mg"免疫治疗2周期，过程顺利。2020-05-14复查胸部CT示现食管上段管壁增厚，较前CT有好转（图2-8-1）。患者声音嘶哑症状亦明显好转，疗效评价为PR。

第二阶段：卡瑞利珠单抗联合根治性同步放化疗

经外科会诊，考虑上段食管癌手术难度大，建议予以根治性同步放疗，于2020-05-21开始采用6MV-X/IMRT，GTVnx为上段

食管病灶，95% PGTVnx 剂量：60 Gy/30 f/6 w，GTVnd 为肿大淋巴结转移灶，95% PGTVnd 剂量：60 Gy/30 f/6 w，CTV 为纵隔淋巴结引流区，包括淋巴结引流区（1 区、2 区、4 区、7 区），95% PCTV 剂量：54 Gy/30 f/6 w，放疗过程中同步“顺铂 40 mg d1 q7d”化疗、“卡瑞利珠单抗 200 mg d1 q21d”免疫治疗，放疗结束复查胸部 CT，疗效评价为 PR（图 2-8-2）。

2020 年 6 月 30 日至 2021 年 7 月 5 日给予“卡瑞利珠单抗 200 mg d1 q21d”维持免疫治疗 17 周期，治疗过程中患者出现躯干多发散在血管瘤，可耐受。其间，定期复查胸部 + 全腹部 CT，未见明显复发及转移。现定期复查随访中。

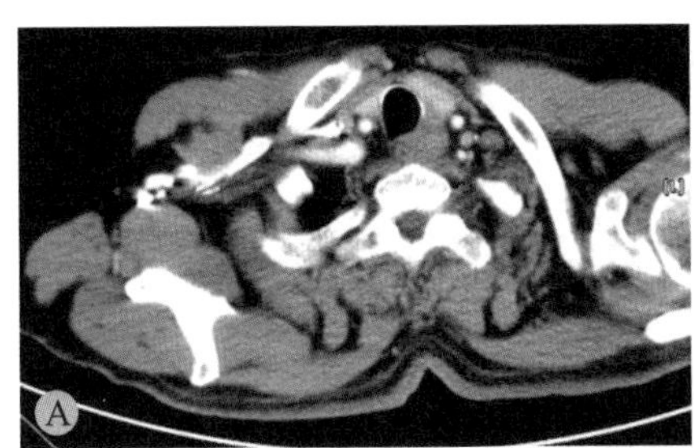
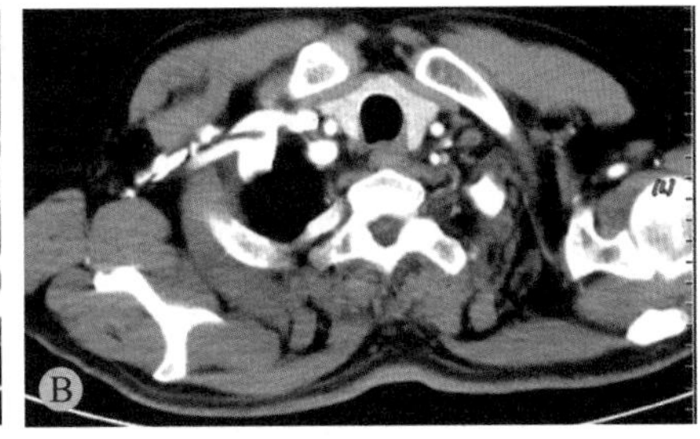

A. 2020-02-26 CT 检查；B. 2020-05-14 CT 检查。

图 2-8-1 第一阶段治疗后复查胸部 CT

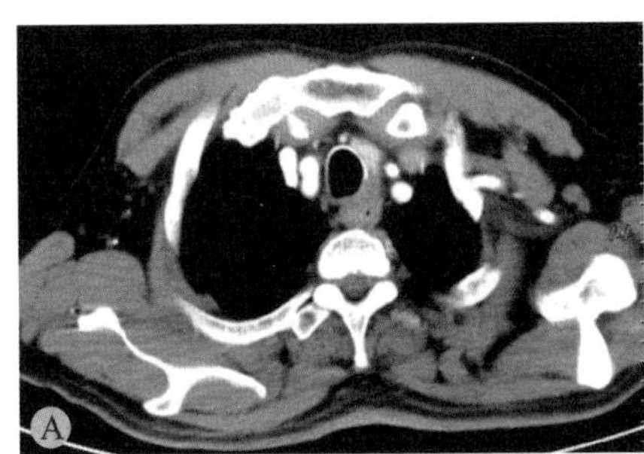
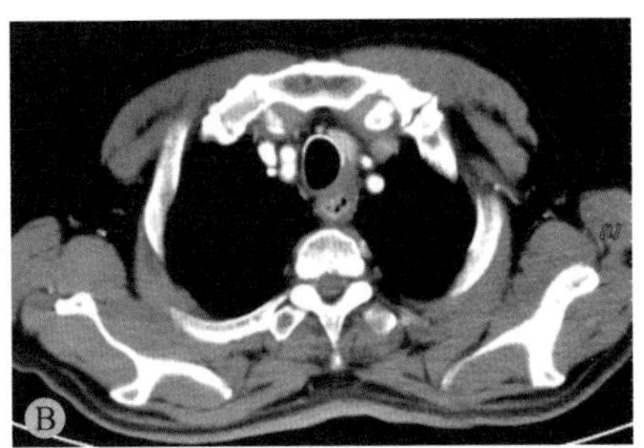

A. 2020-05-14 CT 检查；B. 2021-06-30 CT 检查。

图 2-8-2 放疗结束复查胸部 CT

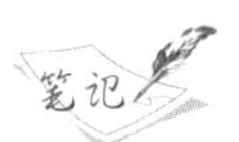

病例点评

对于局部晚期可手术切除的食管癌患者，围手术期药物治疗对改善生存至关重要。免疫治疗在新辅助及辅助治疗阶段也有很多相关研究数据发表，结果令人振奋。PALACE-1 研究将帕博利珠单抗 + CROSS 方案作为新辅助治疗应用于局部晚期可切除食管癌患者。尽管研究入组病例数量较少，但研究数据显示，入组人群中超过一半（55.6%）的原发肿瘤病灶及淋巴结均达到 pCR，相较于单纯 CROSS 方案治疗，免疫联合为患者带来明显获益。NICE 研究将卡瑞利珠单抗 + 化疗用于局部晚期可切除胸段食管癌患者新辅助治疗，用以观察患者肿瘤缓解情况及安全性。研究结果显示，入组并最终完成治疗接受手术的 47 位患者，pCR 率高达 42.5%。这些研究均呈现出新辅助治疗免疫联合可以给患者带来获益，本例患者经会诊考虑为食管可切除，给予新辅助治疗，经 2 周期 TPF 方案化疗后疗效评价为 SD，后联合卡瑞利珠单抗免疫治疗 2 周期后疗效评价为 PR，且未出现明显免疫相关副作用，进一步证明了卡瑞利珠单抗 + 化疗在局部晚期可切除胸段食管癌患者新辅助治疗中的有效性及安全性，指南推荐新辅助治疗免疫联合化疗或放化疗的联合模式，周期数为 2 ～ 4 周期。

根治性同步放化疗适用于无法切除、不适合手术或拒绝手术食管癌标准治疗方案的患者。法国的 FFCD 9102 研究中，Bedenne 等开展根治性放化疗与新辅助放化疗后手术的随机对照研究，共有 259 名 T3N0-1M0 食管癌患者随机分配至根治性放化疗或新辅助放化疗后手术治疗组。两组第一阶段均接受了由氟尿

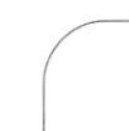

嘧啶 / 顺铂和 46 Gy/23 f 的放疗，然后随机分配至接受手术或继续根治性放化疗组。入组人群中食管鳞癌占到 89%，结果显示两组生存率没有差异：其中手术组局部控制有所改善，但 2 年 OS 为 34%，较根治性放化疗组的 40% 要差。

不论是新辅助治疗或是辅助治疗，未来随着更多相关研究的深入探索，治疗选择愈发丰富，我们不仅要让患者活得更长，还要让他们活得更好。该患者同步放化疗后疗效评价为 PR，未达 CR，后续辅助治疗因患者 TPF 化疗发生 3 级白细胞及粒细胞减少、口腔溃疡及腹泻等副作用，严重影响患者生活质量，故辅助治疗未行化疗。卡瑞利珠单抗在新辅助治疗阶段显示出了有效性，因而在辅助治疗阶段给予卡瑞利珠单抗维持治疗 17 周期。随着免疫治疗周期的延长，免疫相关副作用发生率也增加，患者出现躯体散在多发血管瘤，未出血，但患者仍可耐受，安全性好。

笔记

病例 9 不可切除局部晚期食管癌：卡瑞利珠单抗联合化疗 + 同步放化疗 + 免疫维持治疗

病例介绍

患者，女性，60 岁，因“进行性吞咽困难半年余”入院。

【现病史】患者 2021-06-20 因进行性吞咽困难半年余就诊。

【既往史】高血压病史 5 年余，自服降压药，血压控制可。

【家族史】家族中无恶性肿瘤病史及遗传病病史。

【体格检查】神志清，查体合作，全身浅表淋巴结未触及肿大，胸廓正常，双肺叩诊呈清音，听诊呼吸规整，双肺呼吸音清，未闻及干湿啰音，心前区无隆起，心率 80 次 / 分，律齐，未闻及明显心脏器质性杂音，腹部平软，无压痛，肝脾未触及，双下肢不肿，神经系统未见异常。

【辅助检查】

（1）胃镜检查（2021-06-20）：食管距门齿 21 ～ 25 cm 处黏膜不规则隆起，环及全周，质地脆，易出血，管腔狭窄，镜身勉强通过，考虑食管 MT；慢性萎缩性胃炎。病理（2021-06-20）：（食管 21 ～ 25 cm）鳞状细胞癌。

（2）全身 PET-CT（2021-07-02）（图 2-9-1A、图 2-9-1B）：食管中上段管壁局限性增厚，呈高代谢，考虑食管癌（肿瘤累及长度约 5.3 cm）；伴右胸廓入口区、右锁骨上窝、上纵隔食管旁多发

淋巴结肿瘤转移；肝胃间隙、胃贲门旁数个肿大淋巴结，呈略高代谢，考虑肿瘤转移可能。

【临床诊断】上段食管鳞癌（cT3N2M0，Ⅲ期）。

【诊疗经过】

第一阶段：免疫治疗联合化疗

于 2021-07-08、2021-07-29 给予 2 周期化疗联合免疫治疗，方案为“卡瑞利珠单抗注射液 200 mg d1 + 白蛋白结合型紫杉醇 300 mg d1 + 洛铂 40 mg d1”，过程顺利。2 周期治疗结束后，复查胸部 CT 提示（图 2-9-1C、图 2-9-1D）：SD。

第二阶段：食管癌根治性放化疗

2021 年 8 月给予根治性放化疗，采用 6MV-X/IMRT，GTVnx 为食管肿瘤病灶，GTVnd 为 1 区、2 区转移淋巴结，95% PGTVnx、PGTVnd 剂量均为：60 Gy/30 f/6 w，CTV 为双侧锁骨上、纵隔淋巴引流区（2 区、4 区、5 区、7 区），95% PCTV 剂量：51 Gy/30 f/6 w；2021-08-18 开始给予“洛铂 50 mg d1”同步化疗，过程顺利。放疗结束复查胸部 CT（图 2-9-1E、图 2-9-1F）及食管钡餐，疗效评价为 PR。

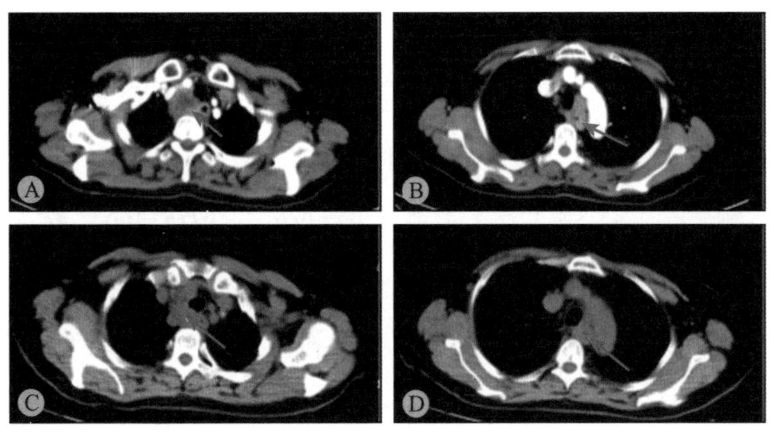

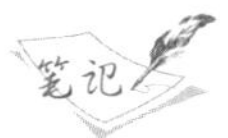

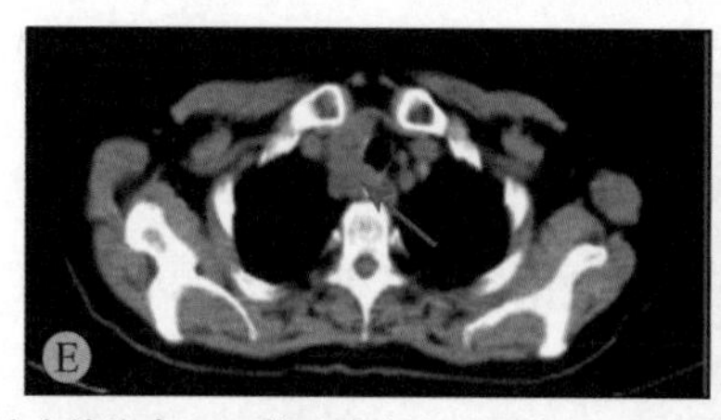
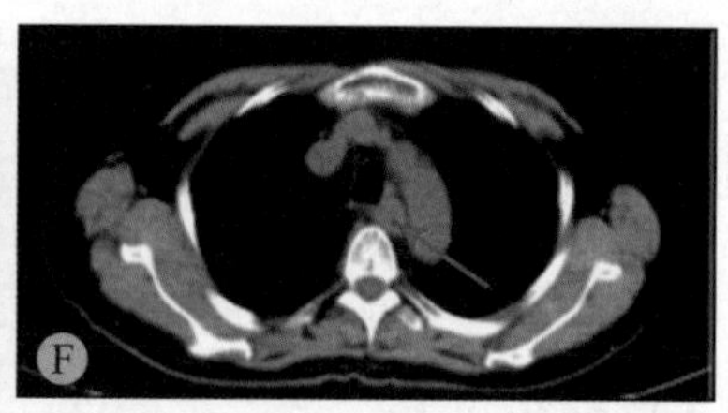

A. 治疗前胸廓入口淋巴结大小（基线）；B. 治疗前食管肿物大小（基线）；C. 2 周期化疗联合免疫治疗后胸廓入口淋巴结大小；D. 2 周期化疗联合免疫治疗后食管肿物大小；E. 同步放化疗后胸廓入口淋巴结大小；F. 同步放化疗后食管肿物大小；箭头指示为靶病灶位置。

图 2-9-1　治疗过程中 CT 显示靶病灶变化情况

病例点评

KEYNOTE-522 研究是一项Ⅲ期、前瞻性、随机、双盲的多中心临床对照试验，研究入组的病例为Ⅱ～Ⅲ期初治的三阴性乳腺癌患者，T1cN1-2 或 T2-4N0-2，ECOG 评分 0 ～ 1 分，脏器功能良好，研究组与对照组按 2 ∶ 1 随机分组。研究组在新辅助化疗的同时静脉应用帕博利珠单抗 200 mg（每 3 周 1 次）。术后放疗与否依据患者病情由各研究中心决定。术后继续应用帕博利珠单抗，可与放疗同时或放疗结束后再用（每 3 周 1 次），直至 9 次（27 周）。对照组在新辅助化疗时及手术后均应用安慰剂。预设的分层因素为腋窝淋巴结状态、肿瘤大小，以及卡铂的给药方式。PD-L1 用免疫组化的方法检测（22C3 pharmDx），CPS ＞ 1 分为阳性。帕博利珠单抗 - 化疗组 123 例患者（15.7%）和安慰剂 - 化疗组 93 例患者（23.8%）发生了不良事件或死亡（HR=0.63；95% CI：0.48 ～ 0.82；P ＜ 0.001）。根据 α 水平 0.01034 这一预设统计学标准，与安慰剂 - 化疗组相比，帕博利珠单抗 - 化疗组的无事件生存期（event-free survival，EFS）显著改善。36 个月时，帕博

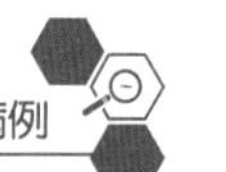

利珠单抗－化疗组和安慰剂－化疗组的估计 EFS 率分别为 84.5%（95% *CI*：81.7 ～ 86.9）和 76.8%（95% *CI*：72.2 ～ 80.7）；两组均未达到中位无事件生存期（median event free survival，mEFS）。研究结论为：在既往未经治疗的Ⅱ期或Ⅲ期三阴性乳腺癌患者中，无论 PD-L1 表达状态如何，与单纯新辅助化疗相比，新辅助化疗 + 帕博利珠单抗（后续接受帕博利珠单抗辅助治疗）显著延长了无事件生存期。

该患者为Ⅲ期的胸上段食管鳞癌，既往研究显示不可手术的 N + 或 cT3-cT4a 的患者首选根治性同步放化疗。其中同步的化疗方案首选紫杉醇 + 卡铂或氟尿嘧啶 + 铂类。根据 2021 CSCO 指南推荐，这类患者可选择根治性同步放化疗 + 化疗或新辅助治疗 + 食管癌切除术，二者推荐等级均为 2B 类。根据该患者基线检查结果，考虑存在上腔静脉压迫综合征风险，参考 KEYNOTE-522 研究结论，为提高患者获益、减少肿瘤急症发生概率，先予以联合帕博利珠单抗 2 周期控制肿瘤生长速度。观察结果提示患者疗效评价为 SD，达到预期目标。

笔记

病例 10　不可切除局部晚期食管癌：帕博利珠单抗联合同步放化疗 + 免疫维持治疗

病例介绍

患者，男性，53 岁，已婚，因“声嘶 1 月余，吞咽梗阻感 3 周”就诊。

【现病史】患者于 2020 年 6 月无明显诱因出现声音嘶哑，伴有吞咽困难感。

【个人史】吸烟史 30 余年，约 20 支 / 日，未戒烟；偶有饮酒。

【体格检查】无明显异常。

【辅助检查】

（1）颈部磁共振：左上气管旁占位，大小约 37 mm × 30 mm，考虑淋巴结转移瘤，继发左侧声带麻痹。

（2）胃镜：距门齿 28 ～ 31 cm 处可见一大小约 35 mm × 15 mm 的食管肿物。食管肿物活检病理（图 2-10-1）：浸润性中分化鳞状细胞癌。

（3）食管钡餐检查（图 2-10-2）：食管中段管腔狭窄，黏膜破坏，长约 5 cm。

（4）全身 PET-CT（图 2-10-3）：气管左缘软组织密度肿块，与邻近气管左侧壁及食管壁关系密切、分界不清，呈高代谢，考

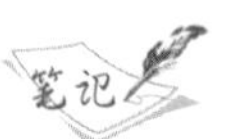

虑恶性肿瘤（淋巴结肿瘤转移可能性大），继发左侧声带麻痹；食管中段管壁局限性略厚，代谢略高，考虑食管癌可能。

（5）PD-L1：肿瘤细胞阳性率 5%。

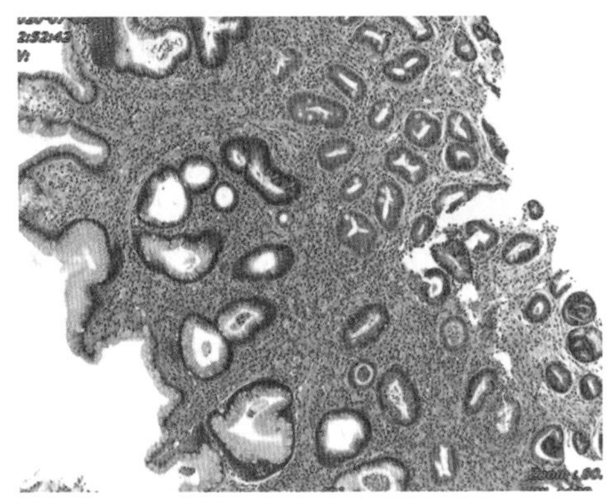

图 2-10-1　2020-06-02 食管病理示中分化鳞状细胞

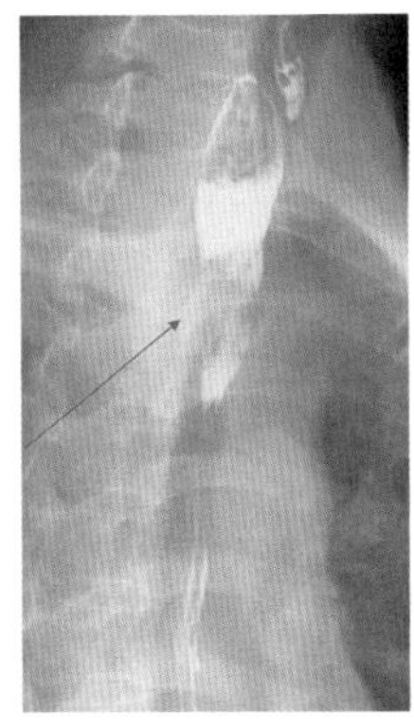

图 2-10-2　2020-06-30 治疗前食管钡餐检查

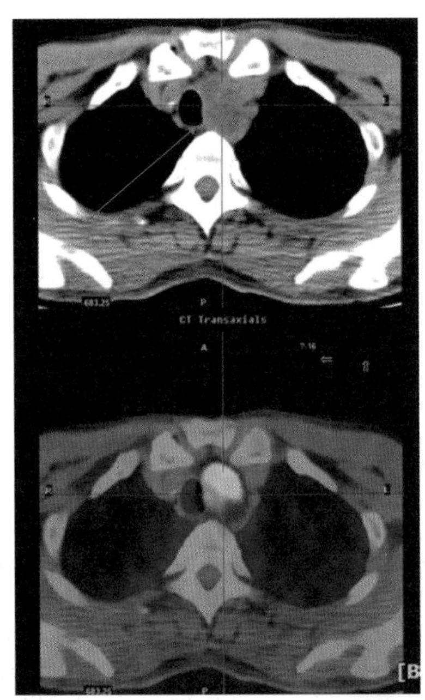

图 2-10-3　2020-07-02 治疗前 PET-CT 示气管旁淋巴结肿大伴高代谢

【临床诊断】胸中段食管鳞癌（cT2N1M0，Ⅱ期）。

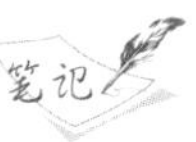

【诊疗经过】

2020-07-10 开始行同步放化疗，6MV-X/IMRT：设影像可见的食管胸中段肿瘤病灶为 GTV，外扩 0.5 cm 为 PGTV，95% PGTV：60 Gy/30 f/6 w；气管旁淋巴结为 GTVnd，外扩 0.5 cm 为 PGTVnd，95% PGTVnd：60 Gy/30 f/6 w；CTV 为 GTV 上下各扩 3 cm，前后左右扩 0.5 cm + 纵隔淋巴引流区（2 区、4 区、5 区、7 区），外扩 0.5 cm 为 PTV，95% PTV：51 Gy/30 f/6 w；放疗期间于 2020-07-10 行“氟尿嘧啶 1300 mg d1 ～ d5 + 顺铂 120 mg d1 + 帕博利珠单抗 200 mg d1”同步化疗 1 周期，2020-08-10 行“顺铂 120 mg d1 + 帕博利珠单抗 200 mg d1”方案同步化疗 1 周期，末次放疗时间为 2020-08-19，其间，出现放射性食管炎（CTCAE 2 级）和放射性骨髓抑制（CTCAE 1 级），2020-08-19 复查 CT（图 2-10-4），疗效评价为 PR。

2020-09-01、2020-09-22 行“雷替曲塞 4 mg d1 + 顺铂 120 mg d1 + 帕博利珠单抗 200 mg d1 q21d”方案辅助化疗 2 周期，过程顺利，后患者声音嘶哑明显好转，进食基本正常。行“帕博利珠单抗 200 mg q21d”维持治疗，其间，于 2021-11-12 复查 CT（图 2-10-5）。末次免疫用药时间为 2022-03-25。

CR 状态维持 18 个月。

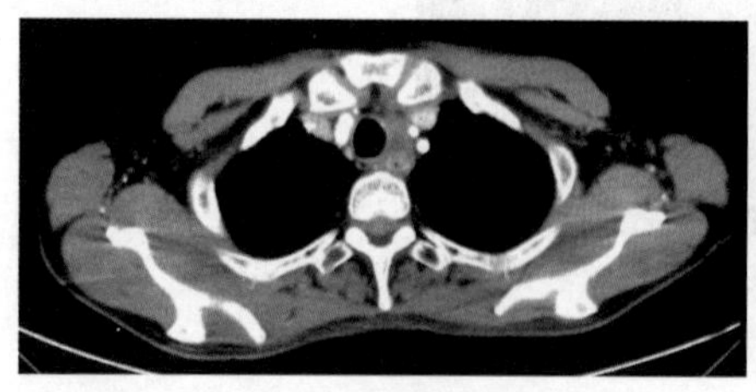
图 2-10-4　2020-08-19 复查 CT

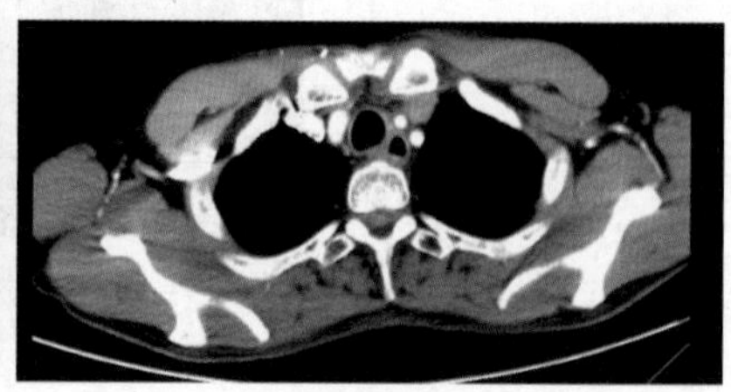
图 2-10-5　2021-11-12 复查 CT

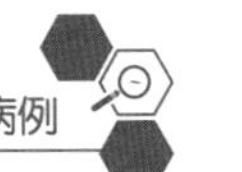

病例点评

食管癌在我国发病率居第六位，死亡率居第四位。由于我国早癌筛查胃镜尚没有纳入常规体检项目，往往食管癌诊断时多如本例患者，为局部晚期，失去了手术机会。那么，常见的不可手术的情况如下：① T1-T4bN + M0；②颈段食管癌或颈胸交界癌距环咽肌＜ 5 cm；③经术前放疗后评估仍然不可手术切除；④存在手术禁忌证（如气道瘘等）致气道管理无法实施、麻醉药物过敏等；⑤手术风险大，如高龄、严重心肺疾患等；⑥患者拒绝手术。

当患者存在这些情况时，同步放化疗成为替代手术治疗的根治性治疗方法。早在 1992 年，RTOG85-01 研究奠定了根治性同步放化疗的标准定位，证明在局部晚期食管鳞癌亚组，同步放化疗对比单纯放疗的 mOS 从 9.6 个月延长到 12 个月。但根治性同步放化疗的整体疗效并不理想，仍需进一步探索新的治疗方案。

近年来研究发现，食管癌是一种免疫原性强的肿瘤类型，PD-L1 表达较高，为食管癌免疫治疗探索提供了理论基础。对于无法接受手术的不可切除局部晚期食管癌，免疫治疗前移至同步放化疗阶段并给予维持治疗的前景仍不明朗。2020 年 ASTRO 年会公布了一项卡瑞利珠单抗联合同步放化疗治疗局部晚期食管鳞癌的单臂探索性研究结果，入组了 20 例局部晚期食管鳞癌患者，免疫治疗贯穿于 6 周同步放化疗的全过程，于放疗结束后继续进行一段时间的免疫维持治疗，并在第 11 周起服用阿帕替尼。研究整体应答率为 65%（2 例 CR，11 例 PR），截至中位随访时间 17 个月时，仅有 5 例患者发生疾病进展，一年 PFS 率达 80%，一

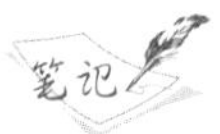

年OS率达86.4%。因此，将PD-1抑制剂前移至同步放化疗阶段值得探索。该患者在采用标准同步放化疗的基础上，联合应用帕博利珠单抗，疗效评价为PR，并且没有出现3级及以上不良反应。后给予帕博利珠单抗注射液联合PF方案治疗2周期后，应用帕博利珠单抗维持治疗，目前CR状态维持18个月，疗效佳。目前对于不可切除局部晚期食管癌已在进行相关多中心Ⅲ期临床试验，包括KEYNOTE-975研究、RATIONALE 311研究、KUNLUN研究、ESCORT-CRT研究，以评估免疫联合根治性放化疗在局部晚期食管癌的可行性。

但并不是所有的患者对免疫治疗都有效，这也是我们在晚期食管癌一定强调要联合放化疗的原因，所以怎么样去精准地选择患者，还需要继续探索。本例患者为局部晚期食管鳞癌，肿瘤细胞阳性率PD-L1 CPS评分5分，已经获得18个月的PFS，OS有获益，延长有统计学意义，相较临床试验有更好的获益，因此PD-L1在食管癌中的表达可能是潜在的免疫治疗生物标志物。

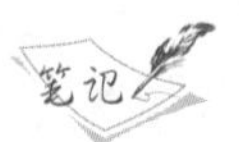

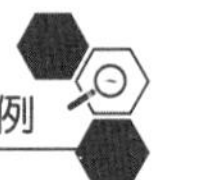

病例11 脑转移晚期食管癌：信迪利单抗联合化疗加立体定向放疗后序贯根治性手术

病例介绍

患者，男性，51岁，已婚，因“进行性吞咽困难3月余”入院。

【现病史】2022年1月无明显诱因出现进食后吞咽哽噎感，偶有腹胀，无进食后胸背后疼痛、胸闷。就诊于医院，胃镜示食管多发糜烂，易出血，考虑MT；慢性萎缩性胃炎。病理活检示中分化鳞状细胞癌。

【既往史】否认高血压、糖尿病、心脏病等病史。

【个人史】无吸烟史，无饮酒史。

【家族史】否认家族遗传病病史。

【体格检查】KPS：90分。全身浅表淋巴结未触及肿大，双肺呼吸音清，未闻及干湿啰音，心律齐，未闻及杂音，腹平软，无压痛及反跳痛，肝脾肋下未触及，双下肢无水肿。

【辅助检查】

1. 实验室检查

（1）血常规：白细胞计数 3.23×10^9/L ↓、粒细胞百分比43.5%、红细胞计数 4.47×10^{12}/L、血红蛋白128.0 g/L ↓、血小板计数 277.0×10^9/L。

（2）CEA：3.28 ng/mL。

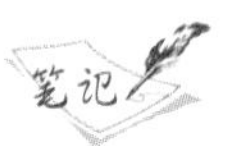

2. 影像学检查

（1）胸部 CT（图 2-11-1）：食管中上段管壁增厚，管腔狭窄，考虑食管癌，纵隔多发肿大淋巴结，考虑肿瘤转移；双肺多发微小结节，建议随访；双上肺尖肺气肿；双肺少许陈旧性病灶。

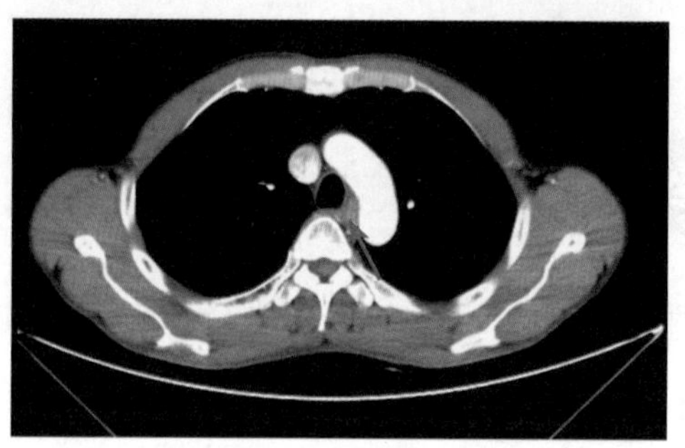

图 2-11-1　胸部 CT 检查

（2）头颅 MRI（图 2-11-2）：左额叶异常信号，考虑转移瘤；所见双侧筛窦炎症。

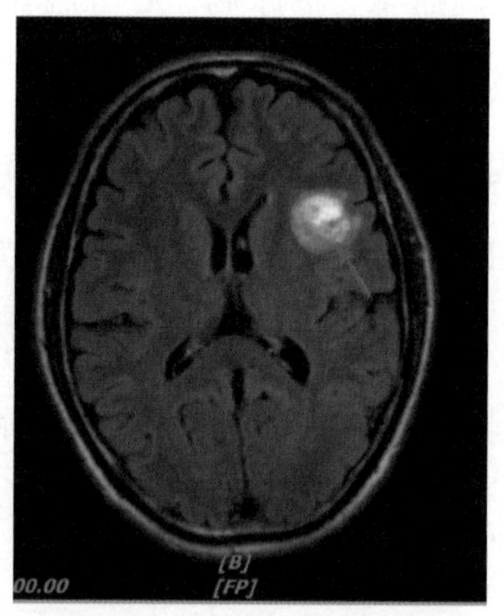

图 2-11-2　头颅 MRI 检查

（3）全身骨 ECT：全身骨显像未见明显异常。

【临床诊断】食管恶性肿瘤（T2N1M1，Ⅳ期）；脑继发恶性肿瘤；慢性萎缩性胃炎。

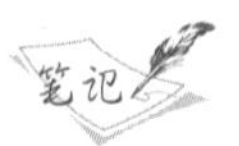

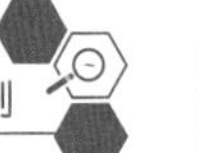

【诊疗经过】

第一阶段：免疫治疗联合化疗 + 脑转移病灶立体定向放疗

患者确诊为食管恶性肿瘤伴脑部寡转移，患者于 2022-05-08、2022-05-30 行“白蛋白结合型紫杉醇 + 洛铂 + 信迪利单抗”免疫治疗联合化疗 2 周期，同时于 2022-05-12 起行脑部转移灶 SBRT：以脑转移病灶为 GTV，外放 0.2 cm 为 PGTV，95% PGTV：50 Gy/5 f。复查胸部 CT（2022-06-20）（图 2-11-3）及脑部 MRI（2022-06-21）（图 2-11-4）：食管病灶、纵隔淋巴结转移灶及脑转移病灶明显缩小。治疗结束于 2022-06-21。

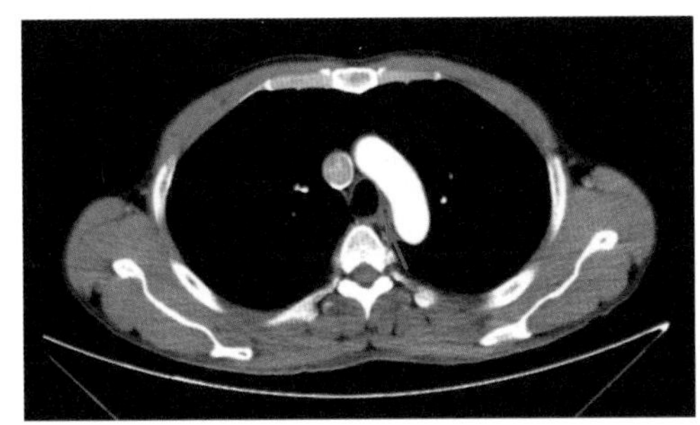

图 2-11-3　2022-06-20 CT 示食管病灶明显缩小

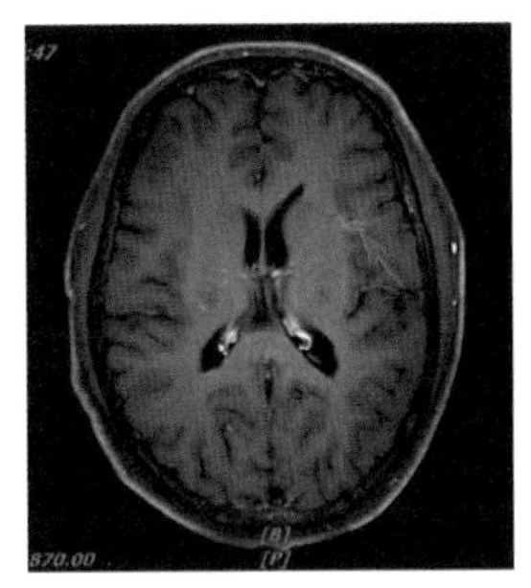

图 2-11-4　2022-06-21 MRI 示左额叶转移灶基本消失

第二阶段：食管癌根治术

于 2022-06-22 在全麻下行“胸腹腔镜下食管癌切除术（三切口）”。术后病理：食管浅表平坦型中分化鳞状细胞癌，癌组织累及黏膜下层，上、下切缘及吻合口切缘阴性；临床另送淋巴结：胃小弯淋巴结（5 个）、贲门左淋巴结（10 个）、贲门右淋巴结（2 个）、左喉返神经旁淋巴结（11 个）、右喉返神经旁淋巴结（4 个）、第 105 组淋巴结（3 个）、第 107 组淋巴结（7 个）、第 108 组淋巴结（1 个）、第 109 组淋巴结（1 个）、第 110 组淋巴结

（1 个）、第 111 组淋巴结（1 个）及第 112 组淋巴结（2 个）均未见癌转移。依据 2010 年 AJCC 肿瘤 TNM 分期，患者肿瘤分期为：ypT1b、ypN0、cMx。本例患者食管癌术前新辅助治疗效果评估（Mandard 肿瘤退缩分级系统）为 TRG4。

（1）化疗耐药：VEGF（+），BRCA1（++），ERCC1（+++）。

（2）PD-1/PD-L1 状态：PD-1（NAT）：淋巴细胞中阳性数量 8 个 /HPF（热点区），6%。PD-L1（E1L3N）：肿瘤细胞 PD-L1 表达水平（TC）：0；免疫细胞 PD-L1 表达水平（IC）：3%。

（3）靶向预后：C-erbB-2（0），Ki-67（70%），p53（75%，突变型表达模式）。

目前继续行信迪利单抗单药免疫维持治疗。

病例点评

食管癌是国内常见的恶性肿瘤，生存期短，5 年生存率仅为 10% 左右，食管癌转移的部位通常为肝、肺、区域淋巴结、骨及肾上腺，根据以往文献报道，脑转移发生率仅为 0.4% ～ 5%。虽然食管癌的早诊早治、精准放射治疗及营养支持对食管癌预后有所改观，脑转移检出率也有增加趋势，但由于缺乏食管癌脑转移治疗及预后前瞻性随机对照相关研究数据，目前仍没有针对食管癌脑转移治疗的权威性指南和规范的治疗模式。

ORIENT-15 研究是一项全球、随机、双盲研究，旨在评估信迪利单抗 + 化疗对比化疗作为一线治疗不可切除局部进展的复发或转移性食管鳞癌。研究结果提示，无论 PD-L1 分层，信迪利单

抗＋化疗相比化疗均可显著改善 OS、PFS 和 ORR，且安全性可靠。该研究结果证明，信迪利单抗联合化疗可以被认为是局部晚期、复发或转移性食管鳞癌患者的新一线治疗方案。因此，信迪利单抗联合化疗一线治疗晚期食管癌获得了 2022 年 CSCO 食管癌诊疗指南的一线治疗推荐。

本例患者初诊时即为晚期，但从影像评估看食管癌伴淋巴结转移，局部分期为可手术食管癌，而脑转移仅为孤立性寡转移，可以从局部治疗（包括手术或立体定向放疗）中获益，因此在全身治疗明显获益的前提下，局部治疗可能会使此类患者获得更佳的局控及生存。食管癌出现脑转移，从分期上讲就为肿瘤晚期，但对于脑部寡转移，局部治疗仍然能为患者带来明显的局控及生存。有文献报道，食管癌脑转移接受脑转移瘤手术切除及脑部放疗的患者比仅接受脑部放疗的患者具有更长的 OS。仅接受手术治疗者的 OS 为 7.0 ～ 17.7 个月，术后放疗者的 OS 为 9.6 ～ 65.5 个月，而仅接受放疗者的 OS 为 1.8 ～ 9.5 个月，仅接受化疗者的 OS 仅有 1.8 个月。

因此，本例患者按指南给予标准的免疫治疗联合 TP 化疗方案，治疗 2 周期评估发现食管病灶及淋巴结明显退缩。同时行脑转移病灶立体定向放疗，6 周后 MRI 检查发现左额叶转移灶基本消退。而免疫治疗联合化疗对于脑转移病灶是否有效，目前仍不清楚。已有病例报道发现，食管鳞癌脑转移患者，在经过特瑞普利单抗单药治疗之后，脑转移病灶完全消失，被局部坏死区代替，并且患者维持良好的认知功能。因此，对于病灶较小的、稳定的、无症状的脑转移病灶患者，免疫检查点抑制剂可能具有一定的治

疗价值潜力。应该进一步探索脑局部放疗与免疫检查点抑制剂的协同效应及最佳联合策略。

本例患者后续给予食管癌根治术，通过充分的病理检查发现，术前影像发现的可疑淋巴结转移灶均为阴性，而食管病灶仍存在明显肿瘤病灶，但达到了 R0 切除。这种临床病灶的 CR 有可能使得晚期食管癌获得疗效的提高，这也是免疫时代下食管癌新治疗模式的探索，值得进一步观察与总结。

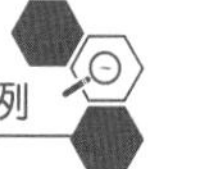

病例 12　Ⅳ b 期肺转移食管鳞癌：替雷利珠单抗联合化疗

病例介绍

患者，女性，46 岁，因“进行性吞咽困难 1 年”就诊。

【现病史】患者 2019-05-20 无明显诱因出现进食吞咽困难，表现为进食硬质食物时有哽噎感，无恶心、呕吐，无畏寒、发热，无胸闷、胸痛，无腹痛、腹泻，未重视、未诊治。因吞咽困难进行性加重，遂于 2020-05-06 就诊于外院，查胃镜示距门齿 26 ～ 31 cm 处见不规则新生物，凸向腔内，表面凹凸不平。活检病理示鳞状上皮高级别上皮内瘤变，局灶可疑浸润。未治疗。2020-05-11 就诊于我院，行食管造影检查提示食管中上段见规则充盈缺损影，管腔变窄，边缘毛糙，并见腔内龛影，黏膜破坏，管壁僵直，造影剂通过受限，累及长度约 7.2 cm。胸部 CT 示（图 2-12-1A）：食管中段管壁增厚，考虑恶性肿瘤；两肺多发结节，较大者位于左上肺，大小约 0.7 cm × 0.9 cm，考虑转移。

【既往史】24 年前诊断为右侧甲状腺乳头状癌，行右侧甲状腺全切 + 左侧甲状腺次全切 + 颈部淋巴结清扫术，术后行辅助放疗；7 年前行左侧残余甲状腺切除术，术后病理示结节性甲状腺肿，可见少量癌细胞巢残留（甲状腺乳头状癌）。

【个人史】无疫区居住史，无牧区、矿山、高氟区、低碘区居

住史；无疫情、疫水接触史，无化学性物质、放射物、毒物、毒品接触史；无吸烟史，无饮酒史。

【家族史】母亲因直肠癌已故，父亲体健。兄弟姐妹健在，均体健，家族中无传染病及遗传病病史。

【体格检查】身高：161 cm，体重：45.9 kg，体表面积：1.42 m^2，KPS：90 分。营养中等，全身浅表淋巴结未触及肿大及压痛。胸廓对称，胸骨无压痛，双肺呼吸运动正常，触诊语颤正常，无胸膜摩擦感，叩诊呈清音，听诊呼吸规整，双肺未闻及干湿啰音。心率 61 次 / 分，律齐，各瓣膜听诊区未闻及杂音。腹平坦，腹部柔软，无压痛、反跳痛，腹部无包块。四肢肌力、肌张力未见异常，双侧肱二头肌、肱三头肌腱反射正常，双侧膝腱、跟腱反射正常，双侧 Babinski 征阴性。

【辅助检查】

1. 实验室检查

（1）血常规、尿常规、大便常规、血生化无明显异常。

（2）肿瘤标志物：CEA、CA12-5、CA15-3、CA19-9 正常。

2. 影像学检查

全腹部 CT（2020-05-24）：所见双肺多发结节，考虑转移，较前 2020-05-11 CT 片相仿；肝胃间隙淋巴结影，考虑转移；腹膜后腹主动脉旁多发小淋巴结影，建议密切随访，不除外肿瘤转移可能；肝内多发小囊肿；胆囊结石伴慢性胆囊炎；腹盆腔积液；子宫肌瘤；左侧附件区低密度影，考虑卵泡可能，建议随访。

3. 病理学检查

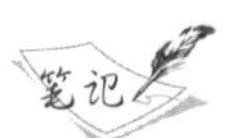

病理会诊（2020-05-26）:（食管黏膜）鳞状细胞癌。

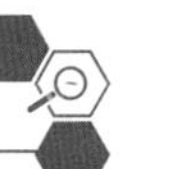

【临床诊断】胸中上段食管鳞癌伴多发淋巴结、双肺转移（cT3N2M1，Ⅳb期）；甲状腺乳头状癌术后。

【诊疗经过】

第一阶段：化疗 + 免疫治疗

于2020年5月25日至2020年6月26日给予2周期化疗联合免疫治疗，方案为“替雷利珠单抗200 mg + 白蛋白结合型紫杉醇100 mg d1、200 mg d8　q3w”。治疗2周期后复查胸腹部CT（2020-08-03）（图2-12-1B）：食管病灶、肝胃间隙及腹膜后腹主动脉旁多发转移淋巴结较前有所缩小，疗效评价为PR；双肺多发转移灶较前进展，疗效评价为PD。毒副反应：胃肠道反应（CTCAE 1级）。

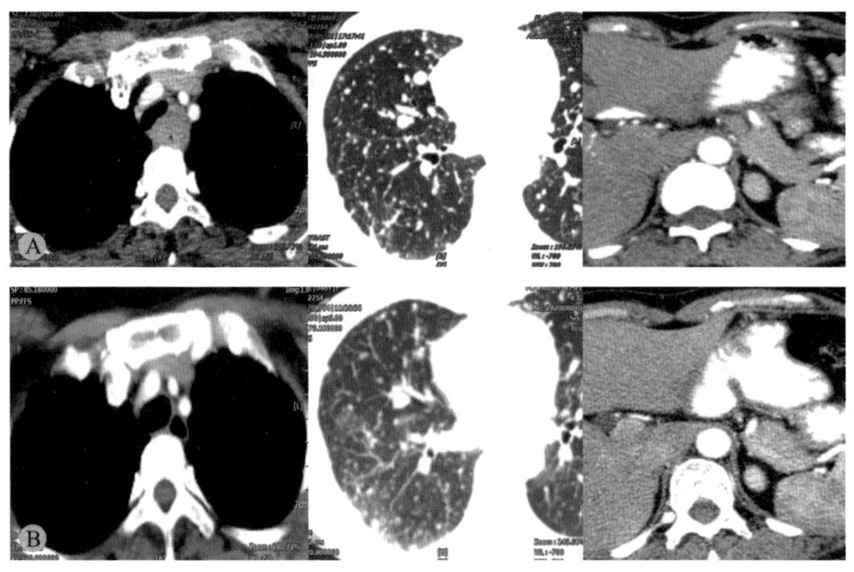

A. 基线；B. 治疗2周期后。

图2-12-1　基线和治疗2周期后胸腹部增强CT

2020年8月3日至2020年12月8日给予4周期化疗联合免疫治疗，方案为“替雷利珠单抗200 mg + 白蛋白结合型紫杉醇

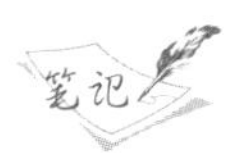

100 mg d1、200 mg d8＋奈达铂 60 mg d2 q3w”。治疗 6 周期后复查胸腹部 CT（2021-01-07）：食管病灶、肝胃间隙及腹膜后腹主动脉旁多发转移淋巴结较前明显缩小，疗效评价为 SD；双肺多发转移灶较前相仿，疗效评价为 SD。食管造影（2021-01-07）：食管中段见规则充盈缺损影，范围约 1.7 cm × 0.5 cm，管腔稍变窄，边缘毛糙，管壁僵直，造影剂通过稍受限。毒副反应：胃肠道反应（CTCAE 2 级）。

第二阶段：免疫维持治疗

于 2021 年 1 月 7 日至 2021 年 12 月 28 日给予免疫维持治疗 1 年，方案为“替雷利珠单抗 200 mg q3w”。其间，复查胸腹部 CT：食管病灶、肝胃间隙及腹膜后腹主动脉旁多发转移淋巴结、双肺多发转移灶较前相仿，疗效评价为 SD。毒副反应：未见明显毒副反应。治疗后随访至今，未见肿瘤进展。

病例点评

食管癌是中国高发和特发的恶性肿瘤，因其早期症状不明显，约 70% 的患者在初诊时疾病已进展为局部晚期，可手术患者中 50% ～ 60% 在术后会复发或发生远处转移。化疗是转移性食管癌的主要治疗手段，过去几十年研究进展缓慢，选择有限。一线治疗以氟尿嘧啶或紫杉醇联合含铂化疗为主，有效率较低且不良反应较高。随着免疫治疗研究试验（如 KEYNOTE-181、ATTRACTION-3 和 ESCORT）的发布，确立了免疫治疗在晚期食管癌二线治疗中的地位，2020 年 NCCN 与 CSCO 指南均推荐其

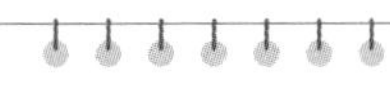

用于晚期食管癌二线及以上治疗。

KEYNOTE-590作为全球首个一线食管癌免疫治疗领域的Ⅲ期临床研究，旨在评估帕博利珠单抗联合顺铂和氟尿嘧啶相较顺铂和氟尿嘧啶一线治疗不可切除局部晚期或转移性食管癌的疗效和安全性。中期分析结果显示，免疫联合化疗一线治疗方案较含铂化疗在OS、PFS和ORR方面均显示具有统计学意义的改善。这一结果将改变各国局部晚期或转移性食管癌一线治疗的临床实践，后续多个临床试验进一步证实了免疫检查点抑制剂联合化疗在晚期食管癌的治疗中均可使患者生存获益。免疫联合化疗成为局部晚期或转移性食管癌一线治疗方案，从而改变了晚期食管癌的治疗现状。

本例患者及家属要求使用免疫联合化疗方案一线治疗食管癌，并取得较好临床获益。免疫治疗存在长尾效应，同时也有优越的短期疗效，本例患者免疫联合化疗治疗2个周期已取得良好疗效，治疗6个周期后达到临床缓解、病情稳定。缓解后的进一步治疗计划尚缺乏明确的循证指导，本病例采纳了肿瘤MDT建议，进行免疫单药维持治疗，暂不进行局部放疗。在肿瘤治疗决策中，特别是对于缺乏治疗经验的病例，MDT有着重要作用。治疗过程中患者耐受性好，没有明显的不良事件，考虑免疫前线治疗患者耐受性更好，并且患者6个周期内获益较明显，缓解后进行免疫单药维持治疗进一步减少了不良事件的发生。对于治疗耐受良好的患者仍要保持警惕以便及时处理不良事件。

患者外院治疗未进行PD-L1检测，入院后未能借到肿瘤标本进行检测，考虑标本保存的不确定性，随着免疫治疗的普及，术后病

理是否进行常规 PD-L1 检测也是值得思考的问题。KEYNOTE-590 试验结果显示，无论是全体晚期食管癌患者还是 PD-L1 联合 CPS ≥ 10 分的晚期食管癌患者，经免疫联合化疗（帕博利珠单抗 200 mg d1；顺铂 80 mg/m^2；氟尿嘧啶 800 mg/m^2 d1 ～ d5，21 天为 1 个周期）均能取得 OS 获益；虽然 PD-L1 CPS ≥ 10 分的患者 OS 获益更明显、死亡风险降低幅度更显著，但亚组 OS 分析结果显示，PD-L1 CPS ＜ 10 分的患者也能从免疫联合化疗方案中获得 OS 和 PFS 的延长。因而无论 PD-L1 表达情况如何，免疫联合化疗一线治疗可用于所有局部晚期或转移性食管癌的一线治疗。

病例 13　Ⅳ a 期食管鳞癌：卡瑞利珠单抗联合化疗

病例介绍

患者，男性，60 岁，因“进行性吞咽困难 2 月余”就诊。

【现病史】2020-03-20 无明显诱因出现进食后咽喉部不适感，无腹痛、腹胀，无反酸、胃灼热，无呕血、黑便，无恶心、呕吐，无腹泻、便秘，无发热、畏冷等不适。遂于外院就诊，喉部 CT 平扫未见异常。未给予进一步诊治。此后上述症状呈进行性加重，表现为进食固体食物困难，伴有进食后呕吐。2020-05-19 再次就诊，查电子胃镜示食管狭窄，距门齿 20 cm 处见菜花样肿物。为进一步治疗收住我院。

【既往史】2 型糖尿病病史 1 年余，规律服用二甲双胍（1 片，2 次 / 日）、格列苯脲（1 片，2 次 / 日），监测空腹血糖 6 ～ 8 mmol，血糖控制良好。甲状腺功能亢进症病史 7 年。否认传染病、心脏病、脑血管疾病、精神疾病等病史，否认手术史，否认药物、食物过敏史。

【个人史】无疫区、牧区、矿山、高氟区、低碘区居住史，无疫情、疫水、化学性物质、放射物、毒物、毒品接触史，无吸烟史，无饮酒史。

【家族史】父母已故，死因不详，1 个哥哥、1 个弟弟、4 个姐姐、2 个妹妹健在，家族中无传染病及遗传病病史。

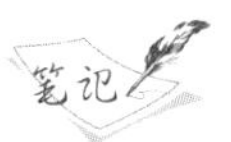

【体格检查】身高：170 cm，体重：75 kg，体表面积：1.85 m^2，KPS：90 分。营养良好，全身浅表淋巴结未触及肿大及压痛。胸廓对称，胸骨无压痛，双肺呼吸运动正常，触诊语颤正常，无胸膜摩擦感，叩诊呈清音，听诊呼吸规整，双肺未闻及干湿啰音。心律齐，各瓣膜听诊区未闻及杂音。腹平坦，无腹壁静脉曲张，未见胃肠型及蠕动波；腹肌软，无压痛、反跳痛；肝、脾未触及，Murphy 征阴性，肾脏无叩击痛，无移动性浊音。肠鸣音 4 ～ 5 次 / 分。肛门生殖器未见明显异常。双下肢无水肿。

【辅助检查】

1. 实验室检查

（1）血常规、尿常规、大便常规、血生化均无明显异常。

（2）肿瘤标志物：CEA、CA12-5、CA15-3、CA19-9 正常。

2. 影像学检查

（1）胸腹部 CT（平扫 + 增强）(2020-05-21)（图 2-13-1A）：食管上段管壁增厚，考虑食管癌，邻近气管受压前移；左锁骨上窝、食管前缘淋巴结影，考虑肿瘤转移；右肺多发小结节影，建议随访。全腹部 CT：脂肪肝；右肾囊肿；十二指肠降段憩室；前列腺轻度增生。

（2）食管造影（2020-05-22）：食管中上段见规则充盈缺损影，管腔变窄，边缘尚光滑，黏膜连续性中断、破坏，管壁僵直，扩张受限，造影剂通过受阻，以上食管扩张改变，病灶累及长度约为 4.8 cm。

（3）电子胃镜（2020-05-26）：食管距门齿 20 ～ 24 cm 处见一不规则隆起性肿物，占管腔 2/3 ～ 3/4 周，管腔显著狭窄，普通胃镜勉强通过，表面可见多发清晰小血管，未见糜烂及溃疡性改变，

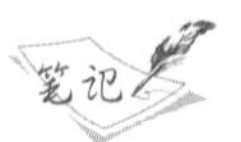

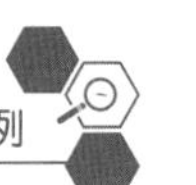

充气过程中病变活动僵硬，给予活检 1 块；另距门齿 30 ～ 32 cm 见一大小约 15 mm × 18 mm 的菜花样隆起，中央稍凹陷伴不规则糜烂，未见黄白苔附着，组织较硬，予以活检 4 块。活检病理（2020-05-28）：（距门齿 20 cm、30 cm 黏膜活检标本）浸润性中低分化鳞状细胞癌，活检组织观察范围有限，浸润深度无法判断。

【临床诊断】胸中上段食管鳞癌伴多发淋巴结转移（cT3N3M0，Ⅳa 期）；2 型糖尿病；甲状腺功能亢进症。

【诊疗经过】

第一阶段：化疗 + 免疫治疗

于 2020 年 5 月 28 日至 2020 年 8 月 4 日给予 3 周期化疗联合免疫治疗，方案为“卡瑞利珠单抗 200 mg + 白蛋白结合型紫杉醇 300 mg d1+ 顺铂 60 mg d1 ～ d2 q3w”。治疗 3 周期后复查胸腹部 CT（图 2-13-1B）：食管病灶、左锁骨上窝转移淋巴结较前缩小，疗效评价为 PR。毒副反应：骨髓抑制（CTCAE 4 级），对症治疗后好转。

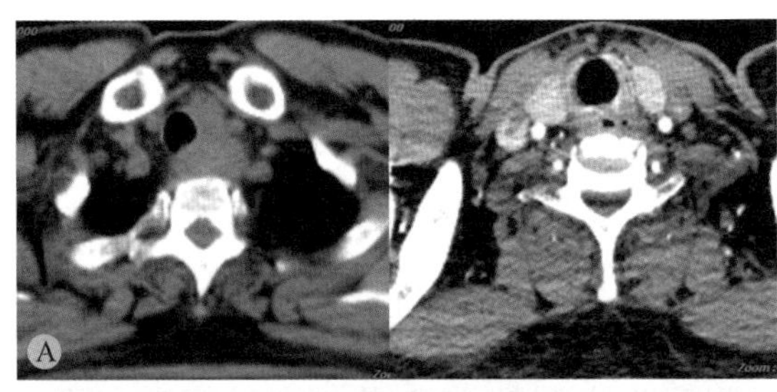

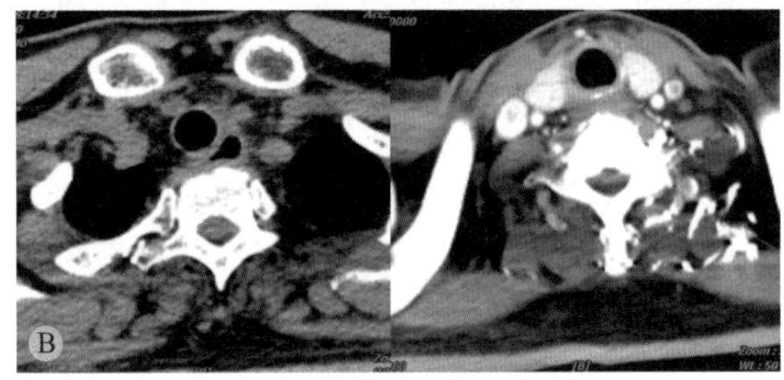

A. 基线；B. 治疗 3 周期后。

图 2-13-1　基线和治疗 3 周期后胸腹部增强 CT

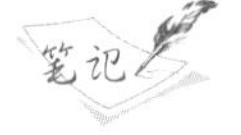

因Ⅳ度骨髓抑制，更换化疗方案，于2020年10月9日至2020年12月12日给予2周期化疗联合免疫治疗，方案为"卡瑞利珠单抗200 mg + 奥沙利铂150 mg d1 + 替吉奥40 mg bid d1 ～ d14 q3w"。治疗5周期后复查胸腹部CT示食管病灶、多发转移淋巴结较前明显缩小，疗效评价为SD；复查胃镜未见明显肿瘤。毒副反应：未见明显毒副反应。

第二阶段：免疫维持治疗

于2021-01-08至今给予免疫维持治疗1年余，方案为"卡瑞利珠单抗200 mg q3w"。其间，复查胸腹部CT、食管造影、胃镜示未见肿瘤进展，疗效评价为SD。毒副反应：未见明显毒副反应。

病例点评

食管癌是中国高发和特发的恶性肿瘤，因其早期症状不明显，2020年最新全球癌症统计数据显示，食管癌的发病率在中国癌症新发病例数中居第六位，在中国癌症死亡人数中居第四位。鳞状细胞癌和腺癌是食管癌的2种主要病理类型。在欧美国家，吸烟和饮酒是鳞状细胞癌的主要危险因素，而在部分亚洲和非洲地区（鳞状细胞癌占90%），主要危险因素尚未明确。在一些发达国家，食管癌发病以腺癌为主，超重和胃食管反流为主要危险因素。食管癌的主要治疗方法为手术切除、放疗和化疗。尽管在治疗方面取得了很大的进步，但患者预后仍很差，5年生存率不足25%。

随着国内外学者对肿瘤免疫学研究的逐步深入，免疫治疗作为一种新的治疗方式使癌症治疗方法发生了巨大转变，成为肿瘤研究的热点，特别是免疫检查点抑制剂的发展开启了免疫治疗的

新纪元。生理状态下，组织细胞表面的 PD-1 与其配体 PD-L1 结合后可抑制 T 细胞过度增殖活化，维持机体正常的免疫平衡。但肿瘤发生时，过度表达的 PD-1 与 PD-L1 结合可提供一种免疫信号进而阻止 T 细胞活化和增殖，进行负性调节免疫应答，诱导 T 细胞凋亡，使肿瘤细胞发生免疫逃逸，进而促进肿瘤增长。

免疫检查点的阻断已经从根本上改变了恶性黑色素瘤的治疗方法，其有效性正在消化道恶性肿瘤等其他肿瘤中探索。目前免疫治疗在食管癌中的临床研究结果在不断公布。Kudo 等采用纳武利尤单抗治疗 64 例曾接受过二线治疗的食管鳞癌患者，结果显示，mOS 为 10.8 个月，总有效率为 17%，42% 的患者疾病得到控制，无治疗相关的死亡病例。ESCORT 研究是基于我国食管鳞癌患者二线治疗的随机、开放、Ⅲ期临床研究，中国医学科学院肿瘤医院黄镜教授等报道了卡瑞利珠单抗在难治性晚期食管鳞癌中的安全性和抗肿瘤活性，结果显示，晚期食管鳞癌患者可以从卡瑞利珠单抗治疗中获益。基于此，本例局部晚期食管鳞癌患者在 5 周期化疗联合免疫治疗后评价临床缓解时，继续给予卡瑞利珠单抗进行免疫维持治疗。而最新 CSCO 指南已将卡瑞利珠单抗单药作为二线食管癌的 1A 类推荐。2021 年欧洲肿瘤内科学会年会上，河北医科大学第四医院王军教授等就正在进行的同步放化疗序贯应用卡瑞利珠单抗单药治疗不可切除的局部进展期食管鳞癌的前瞻性研究进行展示，得出局部进展期食管鳞癌患者应用卡瑞利珠单抗维持治疗可能是一种新的有前景的治疗选择，需要进一步探索其有效性和安全性的结论。本例患者治疗耐受性好，治疗过程中出现Ⅳ度骨髓抑制，对症治疗后好转，显示出卡瑞利珠单抗在局部进展期食管鳞癌患者一线治疗中有良好的疗效和安全性。

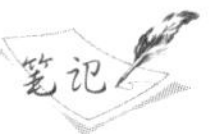

病例 14　Ⅳ b 期肝转移食管癌：信迪利单抗联合化疗

病例介绍

患者，男性，初诊年龄 57 岁，因“无明诱因出现吞咽困难”就诊。

【现病史】患者于 2020 年 8 月起无明显诱因出现吞咽困难，以进食干硬食物为著，伴吞咽疼痛、腹胀、恶心，无呕吐、腹痛，无嗳气、反酸，无眼黄、尿黄，无发热、畏寒，无咳嗽、咳痰，无胸痛、胸闷、心悸。患者未重视，也未诊治，其间，症状无明显进展，但仍反复。2020-09-02 就诊于外院，查电子胃镜：食管中段肿瘤；慢性萎缩性胃炎。病理：（食管距门齿 28 ～ 32 cm）腺癌。为求进一步治疗，遂转诊我院消化内科。

【既往史】4 年前，因右锁骨骨折行骨折固定术，手术顺利，术后无明显不适，现恢复可。既往有慢性乙型肝炎病史，现规律服用恩替卡韦抗病毒治疗。有 IgA 肾病病史，具体治疗不详，现肾功能无明显异常。否认结核、疟疾等传染病病史，否认高血压、心脏病、糖尿病、脑血管疾病、精神疾病病史。否认其他手术史，否认外伤史，否认输血史，否认药物、食物过敏史，预防接种史不详。

【个人史】无化学性物质、放射物、毒物、毒品接触史，吸烟史 40 年，20 支 / 日，2019 年戒烟；否认饮酒史。

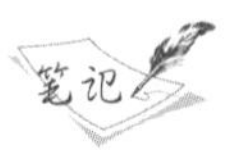

【家族史】父亲已逝，死因不详。母亲健在，体健，有 1 个哥哥、2 个姐姐均体健，家族中无传染病及遗传病病史。

【体格检查】ECOG 评分：1 分，身高：167 cm，体重：65 kg，体表面积：1.70 m^2。营养中等，全身浅表淋巴结未触及肿大及压痛。胸廓对称，胸骨无压痛，双肺呼吸运动正常，触诊语颤正常，无胸膜摩擦感，叩诊呈清音，听诊呼吸规整，右呼吸音弱，未闻及干湿啰音。心率 57 次 / 分，律齐，各瓣膜听诊区未闻及杂音，腹平坦，腹部柔软，无压痛、反跳痛，腹部无包块。四肢肌力、肌张力未见异常，双侧肱二头肌、肱三头肌腱反射正常，双侧膝腱、跟腱反射正常，双侧 Babinski 征阴性。

【辅助检查】

1. 实验室检查

（1）血常规：血红蛋白 120.0 g/L；尿常规、大便常规、血生化无明显异常。

（2）肿瘤标志物：CEA、AFP、CA19-9 正常。

2. 影像学检查

（1）CT 检查（2020-09-08）（图 2-14-1）：右上肺少许慢性炎症；食管中段管壁增厚，建议行上消化道钡餐检查；肝胃间隙团块状软组织密度影，结合病史，考虑转移瘤；右肝下段结节状低密度影，考虑血管瘤；右肝前叶及下段类圆形低密度影，考虑转移瘤可能。

（2）电子胃镜（2020-09-09）（图 2-14-2）：食管距门齿 28 ～ 32 cm 处见一不规则肿物，表面不规则糜烂、溃疡，中央凹陷，上覆黄白苔，占管腔 3/4 周，组织脆，活检时易出血。

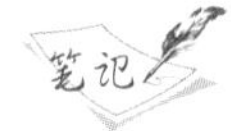

（3）上腹部磁共振（2020-09-14）（图 2-14-3）：肝内多发结节，考虑转移瘤；肝胃间隙团块影，考虑转移瘤并累及贲门；腹膜后多发肿大淋巴结，考虑转移；肝右后叶结节，考虑血管瘤。

3. **病理检查**

特殊病理（2020-09-24）（图 2-14-4）：（食管黏膜活检标本）食管浸润性低分化癌，结合免疫组化部分为低分化鳞状细胞癌，部分为神经内分泌癌。Ki-67：65%。

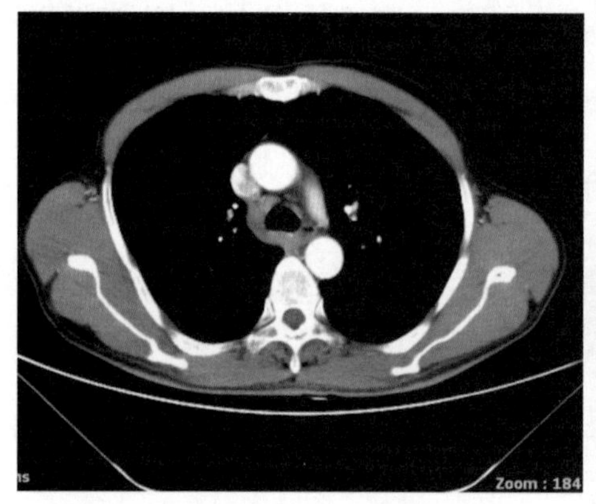

图 2-14-1　CT 检查

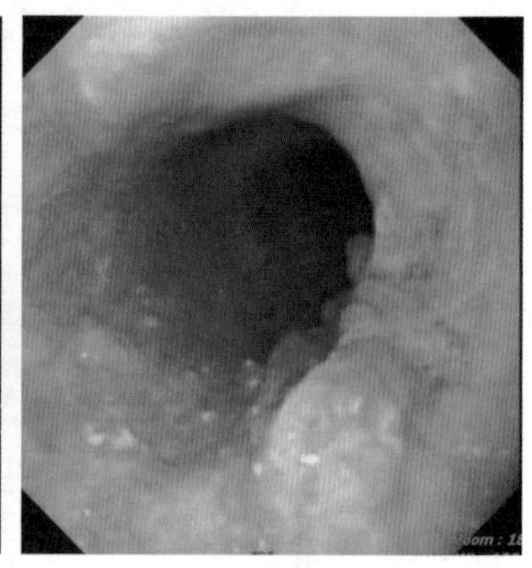

图 2-14-2　电子胃镜

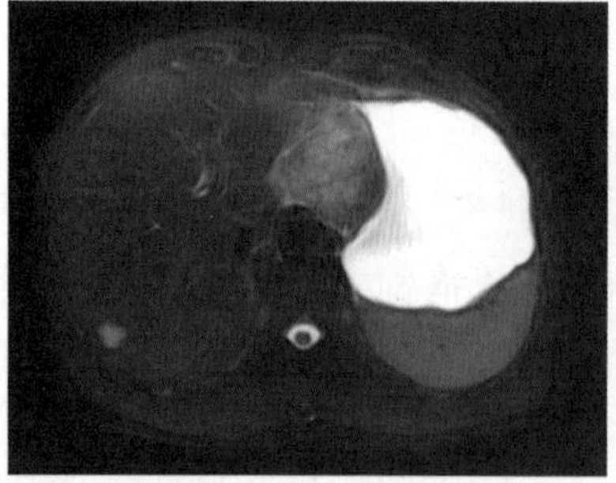

图 2-14-3　上腹部磁共振

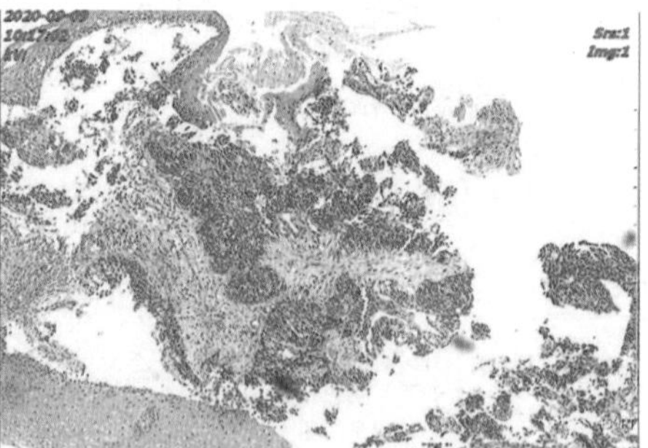

图 2-14-4　特殊病理

【临床诊断】食管恶性肿瘤（cT4aNxM1，Ⅳ b 期）；萎缩性胃炎（轻度 C2）；幽门螺杆菌感染；乙型肝炎病毒表面抗原携带者；IgA 肾病；右上肺慢性炎症；前列腺增生。

【诊疗经过】

2020 年 9 月 19 日至 2022 年 7 月 6 日给予“信迪利单抗注射液 200 mg vd d1 + 替吉奥 40 mg po bid d1 ～ d14 q21d”，共 22 周期。疗效评价：PR（图 2-14-5）。毒副反应：疲乏（CTCAE 2 级）、外周神经毒性（CTCAE 1 级）、骨髓抑制（CTCAE 2 级）。

患者因个人原因，拒绝行静脉化疗及放射治疗，吞咽哽噎感明显好转。

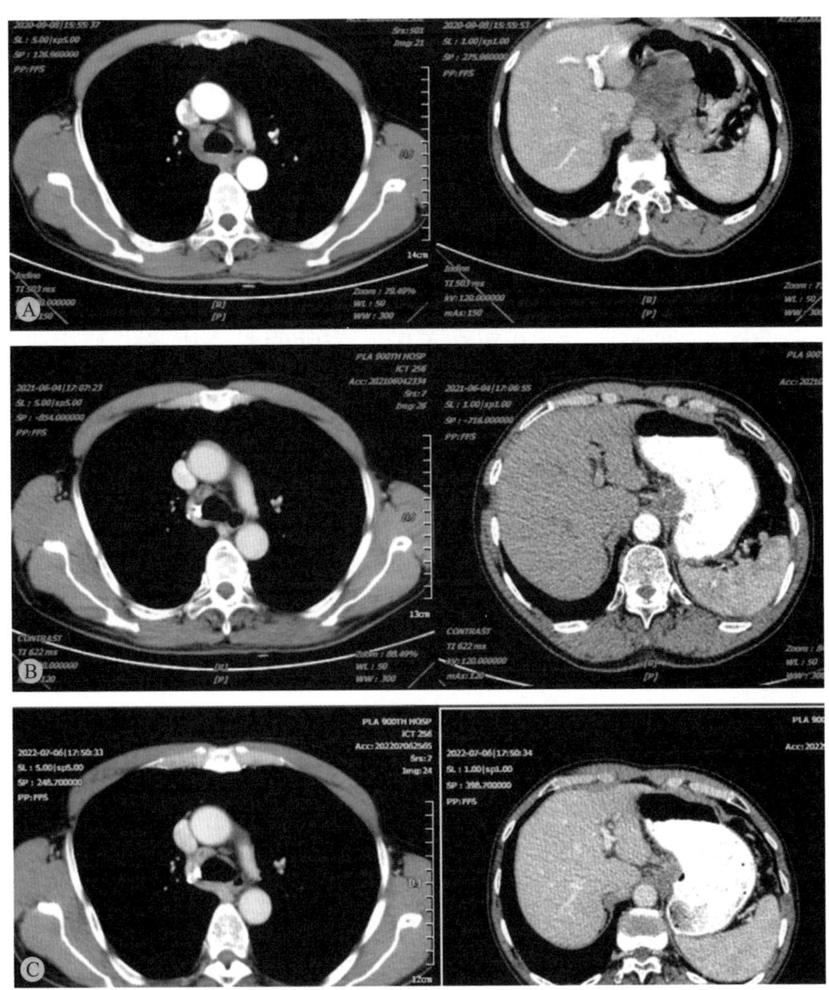

A. 基线；B. 治疗 10 周期后；C. 治疗 21 周期后。

图 2-14-5 基线和治疗 10 周期、21 周期后胸部增强 CT

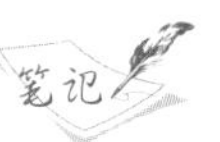

病例点评

食管癌是消化系统中常见的恶性肿瘤之一，发病率在中国呈现升高趋势。食管癌脑转移的发病率较其他肿瘤低，有研究报道，在过去 25 年中，食管癌脑转移发生率为 1.7%，初诊食管癌同时合并脑转移发生率为 0.77% ～ 1.3%。其治疗方案的选择尚存在争议，对于预期生存期短的肿瘤患者，治疗方案主要以缓解症状和提高生活质量为主，对于预期生存期长的肿瘤患者则主要关注肿瘤控制率和远期不良反应。有效预测食管癌脑转移患者的预后及制定合理的治疗方案是此类患者获得更大生存获益的关键。

近年来，随着免疫治疗的兴起与发展，食管癌已经全线进入免疫治疗时代。免疫治疗在食管癌领域发挥的作用也是从末线不断向前线探索推进。2019 年在美国临床肿瘤学会胃肠道肿瘤研讨会上，公布了 KEYNOTE-181 的研究数据，与标准化疗相比，帕博利珠单抗单药二线治疗 PD-L1 阳性晚期 / 转移性食管癌或食管胃交界部腺癌患者，可以显著延长患者的 OS。后续的 ESCORT 研究、ATTRACTION-03 研究及 RATIONALE 研究奠定了免疫治疗成为食管鳞癌患者的标准二线治疗方案的地位。2021 年公布数据的 5 个食管癌一线治疗研究中（KEYNOTE-590、CHECKMATE-648、ESCORT-1st、ORIENT-15、JUPITER-06），均可以看到免疫联合化疗对比单纯化疗，可以为食管癌患者一线治疗带来非常明确的生存获益。有相关研究证实，在食管癌患者的同步放化疗中，选择不同化疗方案联合放疗，患者疗效差异不明显。而在化疗联合免疫后，不同的化疗方案，带来的疗效差异巨大。王峰教授认为，

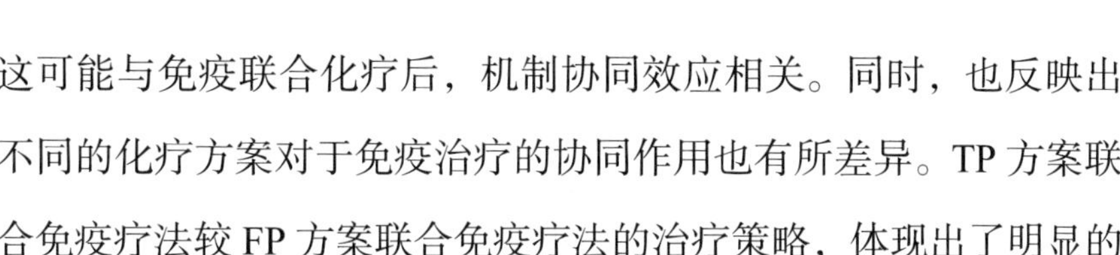

这可能与免疫联合化疗后，机制协同效应相关。同时，也反映出不同的化疗方案对于免疫治疗的协同作用也有所差异。TP 方案联合免疫疗法较 FP 方案联合免疫疗法的治疗策略，体现出了明显的疗效优势，也为化疗方案选择提供了依据。

该患者于 2020 年被诊断为食管癌（cT4aNxM1，Ⅳ b 期），经口服化疗联合免疫治疗、实现长久 PR 及 PFS 的获益，进一步证实了信迪利单抗联合化疗在晚期食管鳞癌患者中的有效性及安全性。双药化疗 + 免疫治疗是晚期一线食管癌的标准治疗模式，与患者反复沟通，其仍要求单药治疗，效果与标准治疗相比仍有差距。建议患者听从医生的专业指导。

食管癌准确的临床分期决定着治疗策略和治疗方案的选择，分期早晚能准确地评估预后生存。晚期食管癌总的治疗原则是提高肿瘤局部控制率，进而改善长期生存。

病例 15　术后放疗后淋巴结转移食管鳞癌：卡瑞利珠单抗联合化疗

病例介绍

患者，女性，63 岁，因“食管癌术后放疗后 1 年余”入院。

【现病史】患者于 2017-08-10 因“进行性吞咽困难 2 月余”就诊于我院心胸外科，诊断为食管癌。完善各项检查后于 2017-08-15 在全麻下行“胸腹腔镜联合食管癌根治术”。术后病理示（图 2-15-1）:（食管 + 部分胃切除标本）进展期溃疡型低中分化鳞癌，需免疫组化进一步确认；癌组织累及纤维膜外；见神经侵犯；上、下切缘及吻合残端阴性；送检食管旁淋巴结（2 个）及胃周围淋巴结（5 个）未见癌转移，另送左喉返神经旁淋巴结（1 个）、右喉返神经旁淋巴结（2 个）及第 7 组淋巴结（4 个）未见癌转移。肿瘤 TNM 分期：T3N0Mx。免疫组化支持食管进展期溃疡型低中分化鳞状细胞癌。

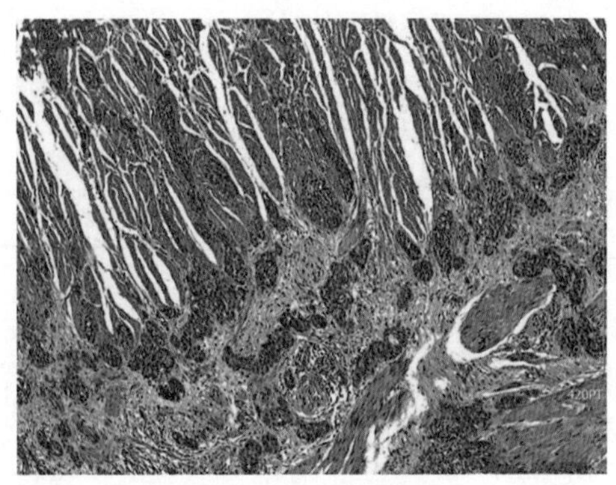

图 2-15-1　术后病理

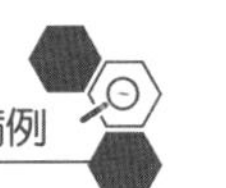

【既往史】1997 年 8 月因甲状腺瘤（良性）于当地医院行甲状腺部分切除术；2019 年 1 月诊断为 2 型糖尿病，目前服药降糖治疗。

【个人史】无特殊。

【家族史】无肿瘤家族史。

【临床诊断】食管癌术后（pT3N0M0，Ⅲ期）及放疗后；右锁骨下淋巴结继发恶性肿瘤。

【诊疗经过】

第一阶段：术后辅助放疗

患者术后于 2017 年 10 月 28 日至 2017 年 11 月 10 日行 1 周期术后辅助放射治疗，6MV-X/3D-CRT，靶区包括食管原瘤床、手术区域及纵隔淋巴引流区，90%PTV 剂量 45 Gy/25 f/5 w，治疗后定期复查。

第二阶段：卡瑞利珠单抗联合化疗

2019 年 7 月患者无意中发现右颈部肿物进行性增大，局部压痛明显，考虑淋巴结转移，与患者及家属沟通，完善各项检查后，于 2019-08-22、2019-09-12、2019-10-01、2019-10-24 予以 4 周期“卡瑞利珠单抗 200 mg d1 + 紫杉醇 210 mg d1 + 顺铂 90 mg d1/d21”方案治疗，过程顺利，疗效评价为 PR。2019 年 11 月 14 日至 2020 年 12 月 15 日予以 19 周期卡瑞利珠单抗方案治疗。2021-01-05 复查胸部 CT 提示右颈部淋巴结较前增大，考虑肿瘤进展。治疗期间复查的 CT 影像见图 2-15-2 至图 2-15-4。

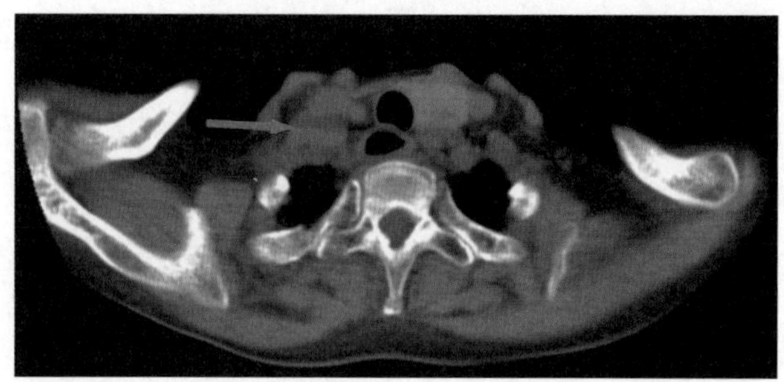
图 2-15-2 2019-08-15（治疗前），锁骨上淋巴结短径 1.7 cm

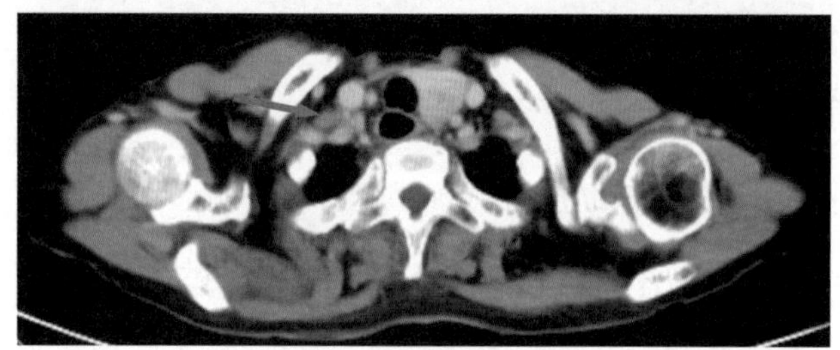
图 2-15-3 2019-11-12（4 周期治疗后），锁骨上淋巴结短径 0.6 cm，根据 RECIST1.1，疗效评价为 PR

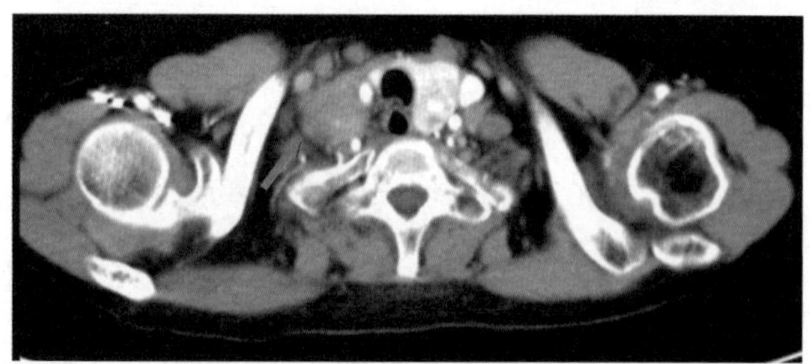
图 2-15-4 2021-01-05（23 周期治疗后），锁骨上淋巴结短径 2.9 cm，根据 RECIST1.1，疗效评价为 PD

病例点评

自 KEYNOTE-590 研究结果公布后，晚期食管癌一线免疫治疗正式揭开序幕，帕博利珠单抗作为全球首个在晚期食管癌一线布局且在全人群获得阳性的免疫检查点抑制剂，2021 年 9 月已在国

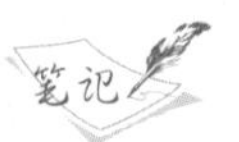

内获批晚期食管癌一线适应证。随着 CheckMate-648、ESCORT-1st 研究相继公布，再次证实了免疫治疗在晚期食管癌的一线治疗地位。ESCORT-1st 研究是由中国研究者牵头发起的国际多中心、Ⅲ期 RCT 研究，旨在探索卡瑞利珠单抗联合化疗对比单纯化疗治疗初治晚期食管鳞癌的疗效。研究结果显示卡瑞利珠单抗和单纯化疗 mOS 分别为 15.3 个月 *vs.* 12.0 个月，降低死亡风险 30%；mPFS 分别为 6.9 个月 *vs.* 5.6 个月，卡瑞利珠单抗相关不良反应以反应性皮肤毛细血管增生症为主，总体安全可控。

患者食管癌术后、放疗后局部复发，根据 2021 CSCO 食管癌诊疗指南，一线应推荐卡瑞利珠单抗 + 紫杉醇 + 顺铂。患者入组药物临床试验后进入实验组，行 4 周期卡瑞利珠单抗联合紫杉醇 + 顺铂方案治疗后获得最佳疗效 PR，随后患者继续以卡瑞利珠单抗 200 mg q3w 方案维持治疗，其间，未出现用药相关不良事件，生活质量高，肿瘤疗效评价持续 PR 超过 1 年。不足之处在于，患者右锁骨上淋巴结达最佳疗效并持续 PR 时，应给予局部放疗以进一步巩固疗效，延长患者生存期。

笔记

病例 16　Ⅳ b 期多系统转移食管鳞癌：信迪利单抗联合化疗

病例介绍

患者，男性，54 岁，因“咳嗽、胸闷 1 月余，伴上腹部胀痛半月”入院。

【现病史】患者于 2019 年 9 月无明显诱因出现胸闷咳嗽，外院行胸部 CT 检查（2019-10-27）：左肺上叶及双肺下叶多发结节，双肺条索影。MRI：L_5 椎体见骨质破坏吸收，转移瘤？请结合相关检查；腰椎退行性改变且 L_4 椎体稍向前移位；L_4 ～ L_5 及 L_5、S_1 腰椎间盘向后突出。食管造影：考虑食管中段占位性病变。中上腹部 CT：肝内实质可见多发大小不等结节样、团块状稍低密度影，考虑肝内多发转移瘤。患者就诊我院，行电子胃镜检查：距门齿 29 ～ 39 cm 处可见一环周不规则肿物，表面不规则糜烂、溃疡，中央凹陷，上覆黄白苔，病灶下方占据管腔近 3/4 周，组织脆，活检时易出血，伴管腔狭窄，可通过胃镜，诊断：食管肿物（MT？）。活检病理:（食管肿物活检标本）低分化癌，倾向鳞状细胞癌。

【既往史、个人史】无特殊。

【家族史】无肿瘤家族史。

【影像检查】

（1）CT 检查（2019-10-31）：食管中下段管壁增厚，考虑食

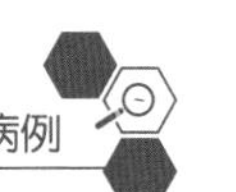

管癌；两肺多发结节影，纵隔及双侧肺门多发淋巴结影，考虑转移；右上、中肺及左上肺多发肺气囊；两肺陈旧性病灶。肝多发片状低密度影，T_{12}及L_5椎体骨质破坏，考虑转移。

（2）骨ECT（2019-11-01）：T_{12}、L_5放射性分布异常增强灶（结合临床，考虑肿瘤骨转移）。

【临床诊断】胸下段食管鳞癌（cT3N1M1，Ⅳb期）；多系统继发恶性肿瘤（骨、肝、肺）。

【诊疗经过】

参考2019 NCCN指南，与患者及家属充分沟通后拟行化疗联合免疫治疗，具体方案为“紫杉醇210 mg vd d1 + 顺铂60 mg vd d1～d2 + 信迪利单抗200 mg vd d1 q21d”。患者分别于2019-11-02、2019-11-22、2019-12-15、2020-01-06、2020-03-13、2020-05-17行6个周期化疗联合免疫治疗。治疗4周期后复查CT，疗效评价为PR。

复查CT（2020-11-03）：食管中下段病灶较前（2020-05-15）大致相仿；两肺多发结节，部分较前新增，建议密切随访除外转移可能；纵隔及双侧肺门多发小淋巴结，较前相仿；肝内转移瘤，部分病灶较前稍缩小好转，部分较前增大进展；全身多发骨转移，较前大致相仿；双上肺散在肺气肿；两肺陈旧性病灶；胆囊结石；双肾小囊肿。改用“紫杉醇（白蛋白结合型）300 mg vd d1 + 顺铂60 mg vd d1～d2 + 信迪利单抗200 mg vd d1 q21d”方案继续行化疗联合免疫治疗。患者分别于2020-11-04、2021-03-22、2021-04-14、2021-05-12、2021-06-11、2021-07-14行6个周期化疗联合免疫治疗。治疗3周期及5周期后复查CT，疗效评价为SD。

治疗前及治疗期间CT影像见图2-16-1至图2-16-4。

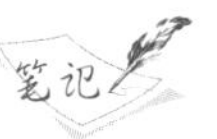

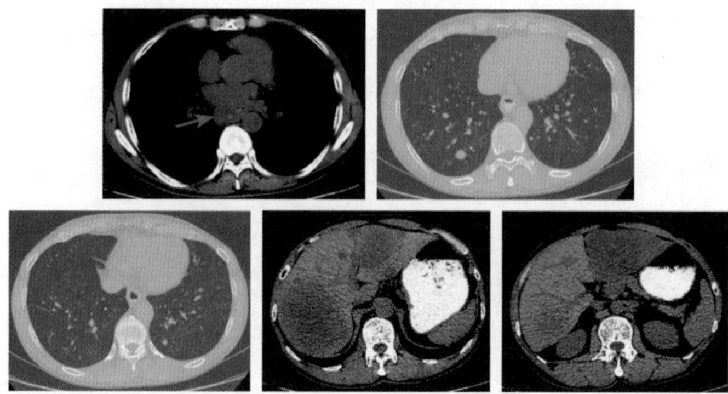

食管病灶最大径 4.5 cm，右下肺病灶最大径 1.5 cm，左下肺病灶最大径 0.8 cm，肝右叶病灶最大径 10.5 cm，肝左外叶病灶最大径 10.2 cm。

图 2-16-1　2019-10-31 治疗前 CT

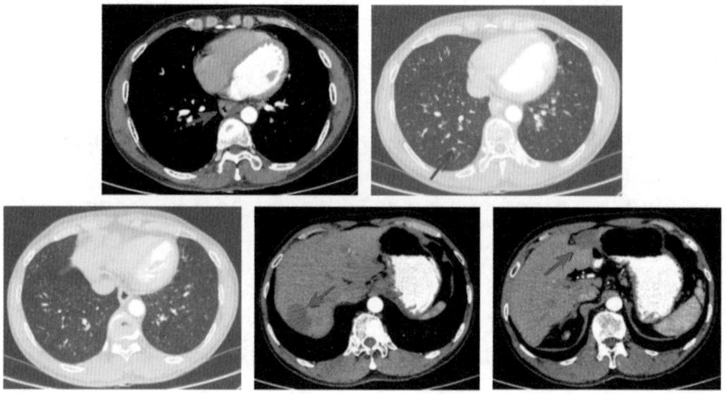

食管病灶最大径 2 cm，右下肺病灶最大径 0.8 cm，左下肺病灶最大径 0.5 cm，肝右叶病灶最大径 4.5 cm，肝左外叶病灶最大径 3.7 cm。根据 RECIST 1.1，疗效评价为 PR。

图 2-16-2　2020-05-15 复查 CT

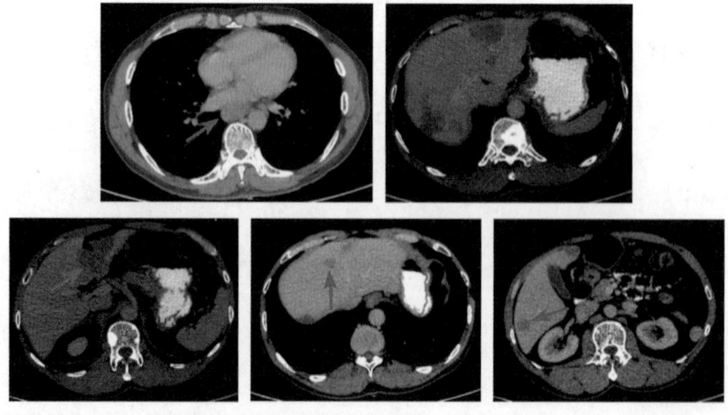

食管病灶最大径 3.7 cm，右下肺及左下肺病灶较前相仿，肝右叶病灶进展，最大径 6.7 cm，肝左外叶病灶进展，最大径 6.3 cm，肝内出现新增病灶。根据 RECIST 1.1，疗效评价为 PD。

图 2-16-3　2020-11-02 复查 CT

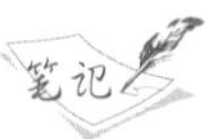

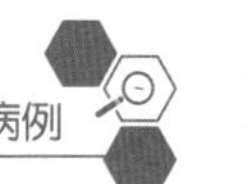

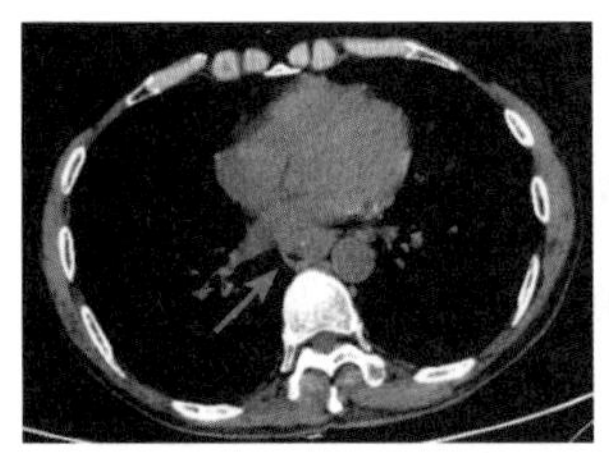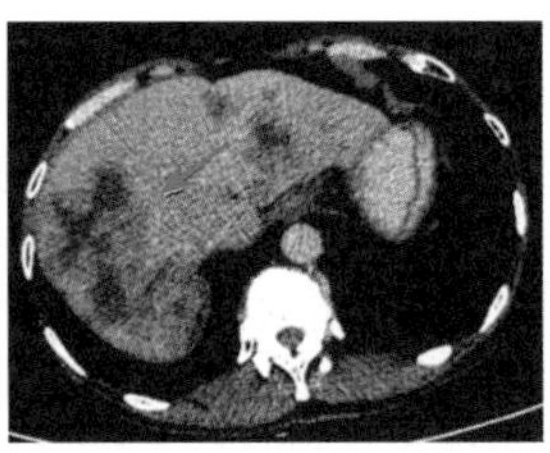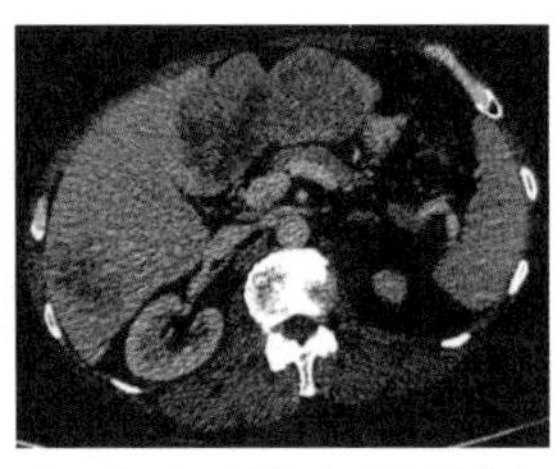

食管病灶最大径 3.4 cm，肺内转移灶较前增多、增大，肝脏病灶明显进展，肝右叶病灶最大径 11.9 cm，肝左外叶病灶进展，最大径 11.1 cm。根据 RECIST 1.1，疗效评价为 PD。

图 2-16-4 2021-07-12 复查 CT

病例点评

GLOBOCAN2020 报道显示，全世界食管癌中超过 50% 新发病例及死亡比例均发生在中国；食管癌的主要病理类型为鳞癌及腺癌，而在中国 90% 以上患者为鳞癌；中国人群食管癌 5 年生存率仅为 30% 左右。长期以来，晚期食管癌患者的治疗多以细胞毒类化疗为主，包括氟尿嘧啶、顺铂及紫杉醇类，缺乏有效治疗手段使得全球范围内食管癌 5 年生存率不足 20%，晚期患者总生存期仅为 9 ～ 10 个月。近年来随着以 PD-1/PD-L1 抑制剂为代表的免疫治疗兴起，国内外已有 PD-1 单抗类药物被用于食管癌系统治疗，包括一线 PD-1 单抗联合化疗方案及后线 PD-1 单抗单药方案，并被纳入 NCCN 及 CSCO 指南推荐。

信迪利单抗联合化疗治疗晚期食管鳞癌的循证学证据充分。ORIENT-15 研究是一项比较信迪利单抗联合化疗（顺铂 + 紫杉醇 / 氟尿嘧啶）与安慰剂联合化疗（顺铂 + 紫杉醇 / 氟尿嘧啶）一线治疗不可切除的局部晚期、复发性或转移性食管鳞癌患者的随机、双盲、国际多中心、Ⅲ期临床研究。信迪利单抗联合化疗

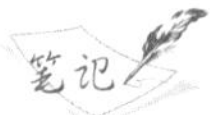

对比化疗用于一线治疗局部晚期或转移性食管癌可显著延长生存时间（16.7 个月 *vs.*12.5 个月），死亡风险下降 37%，且疗效与 PD-L1 表达水平无关。同时全部亚组分析生存获益与 ITT 人群一致，且总体安全性可控。其他 PD-1 单抗联合化疗用于食管癌一线治疗的各项临床研究，包括 JUPITER-06、KEYNOTE-590、CheckMate-648、ESCORT-1st 研究等均取得阳性结果。

本患者初始治疗使用紫杉醇 + 顺铂联合信迪利单抗治疗，4 周期后疗效评价为 PR，患者治疗期间发生的不良反应主要为红细胞、血红蛋白下降，CECAE 分级为 1 ～ 2 级，给予药物治疗后均能够恢复至Ⅰ度或正常水平。继续用药后，患者在肿瘤得到控制的同时，生活质量良好。不足之处在于：①患者达最佳疗效后应给予肝脏转移病灶局部放疗，巩固治疗效果；②患者一线治疗失败后换用白蛋白结合型紫杉醇 + 顺铂继续联合信迪利单抗治疗，根据 2021 CSCO 食管癌诊疗指南，应改用伊立替康 + 替吉奥继续联合免疫治疗，或可获得病情的进一步控制。

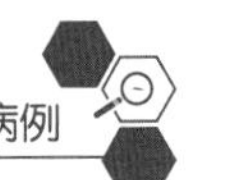

病例 17　Ⅳ期食管鳞癌：卡瑞利珠单抗联合化疗

病例介绍

患者，男性，50 岁，因“进行性吞咽困难 8 个月，加重 1 个月”就诊。

【现病史】患者于 2019 年 7 月无明显诱因出现吞咽困难，进食固体食物时困难，伴进食后呕吐，无胸闷、胸骨后疼痛，无咳嗽、咳痰等不适，未重视，未诊治。症状进行性加重，2020 年 1 月出现进食流质饮食困难，稍进食即有呕吐，无其他不适主诉。于外院就诊，查食管钡餐透视：食管下段外压性改变。胸 + 全腹部 CT：双肺多发小结节，性质待查；左侧胸膜多发局限性增厚，转移待排；食管下段及贲门管壁增厚，以食管下段为著，考虑 MT，伴肝胃间隙肿大淋巴结，考虑转移性 MT。2020-04-17 查电子胃肠镜：食管中段黏膜下肿物。活检病理示食管黏膜活检鳞状上皮轻度增生。2020-04-20 行后纵隔肿物穿刺术，病理示结合免疫组化诊断为中低分化鳞癌。

【既往史】否认高血压、糖尿病、心脏病病史。

【个人史】无吸烟史，无饮酒史。

【家族史】否认家族遗传病病史。

【体格检查】神志清，精神可，全身浅表淋巴结无肿大及压痛，双肺呼吸音清，未闻及干湿性啰音及胸膜摩擦音，律齐，未

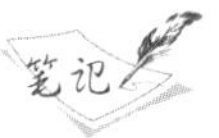

闻及明显病理性杂音，腹软，无压痛、反跳痛、肌紧张，肝脾肋下未触及，无移动性浊音。

【辅助检查】

1. 实验室检查

白蛋白 36.7 g/L；血常规、肿瘤标志物未见明显异常。

2. 影像学检查

胸部 CT（平扫 + 增强）（2020-06-06）：食管下段结节样增厚，大小约为 2.0 cm × 1.9 cm，结合临床，考虑恶性肿瘤；双肺多发小结节影，建议随访；纵隔多发小淋巴结，较大者大小约为 1.3 cm × 0.5 cm，建议随访（图 2-17-1）。全腹部 CT（平扫 + 增强）：未见明显异常。

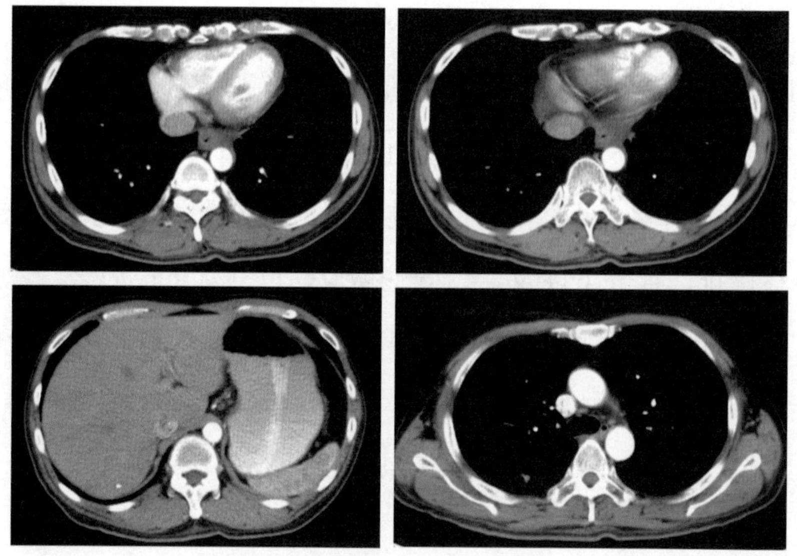

图 2-17-1　胸部 CT（平扫 + 增强）

【临床诊断】下段食管恶性肿瘤（鳞癌，Ⅳ期）；左胸膜继发性恶性肿瘤；双肺多发结节（性质待排）。

【诊疗经过】

2020 年 4 月 28 日至 2020 年 8 月 20 日行 6 周期“白蛋白

结合型紫杉醇 300 mg vd d1 + 卡铂 300 mg vd d1 + 卡瑞利珠单抗 200 mg vd d1 q21d”方案治疗，过程顺利，治疗期间未出现明显副作用。2020-07-25 治疗 4 周期后复查胸部 CT：现病灶较前 2020-06-06 CT 片缩小；双肺多发小结节影、纵隔多发小淋巴结，较前大致相仿，建议随访（图 2-17-2）。全腹部 CT（平扫 + 增强）未见明显异常。患者进食情况亦明显好转，疗效评价为 PR。2020 年 9 月 18 日至 2022 年 3 月 23 日给予“卡瑞利珠单抗 200 mg d1 q21d”维持免疫治疗共 22 周期，过程顺利，无免疫相关副作用发生。其间，于 2021-10-22 复查 CT：食管下段增厚管壁，较前片大致相仿；双肺多发小结节影、纵隔多发小淋巴结，较前大致相仿，建议随访（图 2-17-3）。评价疗效为 SD。现维持免疫治疗中。

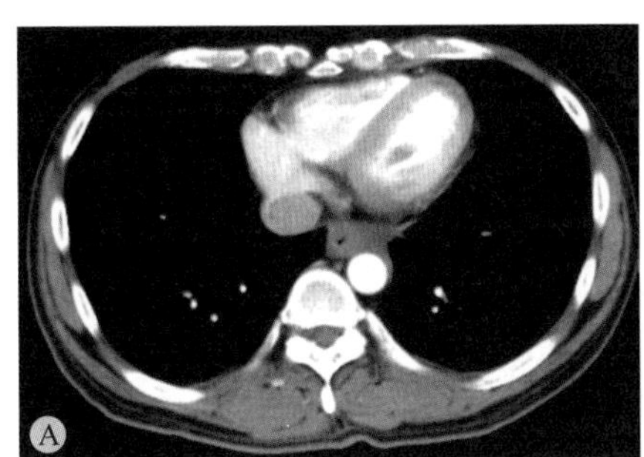

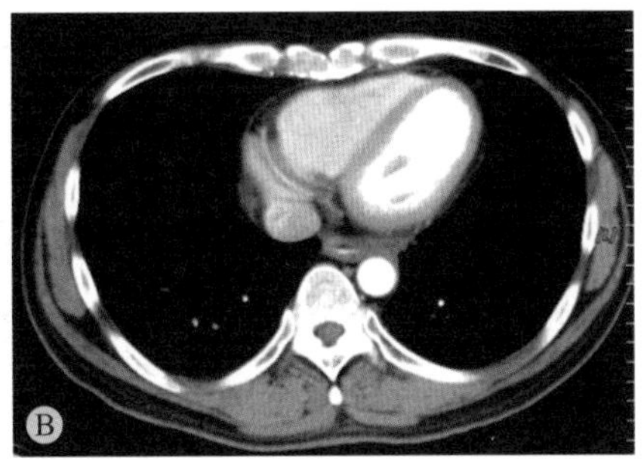

A. 2020-06-06 CT 检查；B. 2020-07-25 CT 检查。

图 2-17-2　治疗 4 周期后复查 CT

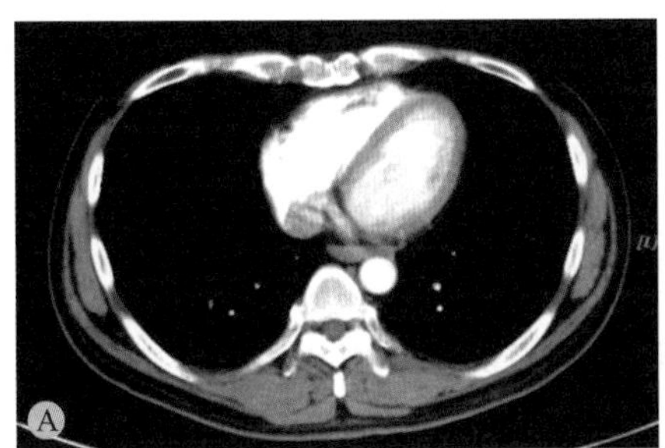

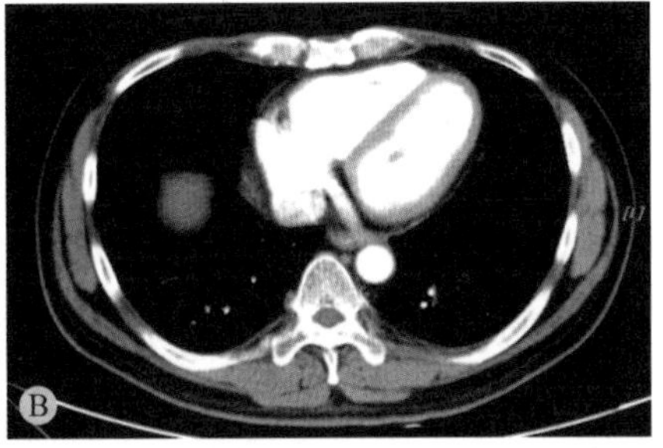

A. 2020-09-17 CT 检查；B. 2021-10-22 CT 检查。

图 2-17-3　维持免疫治疗期间复查 CT

病例点评

根据2022年食管癌诊疗指南，目前，免疫联合化疗已成为晚期食管癌一线治疗的标准，对于晚期食管癌和食管胃交界部癌（包括鳞癌和腺癌）的患者，一线治疗可在顺铂 + 氟尿嘧啶化疗方案的基础上联合帕博利珠单抗；对于晚期食管胃交界部腺癌患者，一线治疗可在奥沙利铂 + 氟尿嘧啶类药物的基础上联合纳武利尤单抗；对于晚期食管鳞癌患者，一线治疗可在紫杉醇 + 顺铂化疗的基础上联合卡瑞利珠单抗。本例患者为食管鳞癌Ⅳ期患者，为晚期食管癌患者，一线治疗给予白蛋白结合型紫杉醇 + 卡铂联合卡瑞利珠单抗，作为标准一线治疗方案。

免疫检查点抑制剂可能引发免疫相关不良反应。对于存在自身免疫性疾病病史的患者，在治疗决策时需特别谨慎。建议所有接受免疫治疗的患者在治疗期间监测血常规、肝肾功能、心肌酶谱和甲状腺功能；如患者出现疲劳等非特异性症状，应考虑检测促肾上腺皮质激素和皮质醇；如出现呼吸急促、咳痰、发热、胸痛、咯血等症状，应考虑进行胸部影像学检查；如诊断免疫相关不良反应，可根据病情暂停或永久停用免疫检查点抑制剂，并针对不良反应进行治疗。免疫相关性肺炎、心肌炎等严重不良反应可能迅速致命，应特别警惕，必要时应快速、积极地使用糖皮质激素等免疫抑制剂治疗。该患者已维持免疫治疗22周期，仍维持免疫治疗中，暂未出现明显相关免疫不良副作用，随着治疗周期的延长，副作用发生概率增加，治疗过程中应密切监测肝肾功能、甲状腺功能、心肌酶谱、激素等指标。

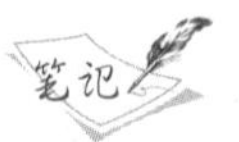

对于食管癌一线免疫联合化疗策略中，化疗方案如何选择呢？在 KEYNOTE-590、CHECKMATE-648 研究中，对照组化疗方案均选择了顺铂 + 5-FU（FP 方案），患者整体 ORR 率尚不足 30%。而在 ESCORT-1、ORIENT-15、JUPITER-06 研究中，选择了紫杉醇 + 顺铂（TP 方案），ORR 率达到 45%。尽管并非头对头临床研究，但仍能看出 FP 方案与 TP 方案存在巨大的有效性差异。有相关研究证实，在食管癌患者的同步放化疗中，选择不同化疗方案联合放疗，患者疗效差异不明显。而在化疗联合免疫后，不同的化疗方案，带来的疗效差异巨大。这可能与免疫联合化疗后，机制协同效应相关。同时，也反映出不同的化疗方案对于免疫治疗的协同作用也有所差异。TP 方案联合免疫治疗较 FP 方案联合免疫治疗体现出明显的疗效优势，本例患者一线治疗使用白蛋白结合型紫杉醇 + 卡铂联合免疫治疗，疗效评价为 PR，临床症状亦明显好转，进一步验证了该化疗方案的疗效优势。

笔记

病例18　术后淋巴结转移食管癌：替雷利珠单抗联合化疗后伽玛刀放疗

病例介绍

患者，女性，63岁，2020年4月因“食管癌术后13年”就诊。

【现病史】患者于13年前外院行食管癌手术（具体材料缺失，肿瘤分期不明），术后治疗不详。2020年3月发现右颈部肿物，约花生米大小，固定，边界清，无压痛，局部皮肤无皮损，未重视，未诊治。肿块呈进行性增大，2020-04-13就诊于我院门诊，查彩超提示右侧颈部肿物处皮下软组织及肌层内实性肿块伴钙化，约39.8 mm × 22.5 mm，建议行穿刺活检。行彩超引导下右侧锁骨上肿块穿刺活检术，病理示（右锁骨上肿物穿刺活检标本）中低分化鳞状细胞癌，结合病史不除外转移。

【既往史】否认高血压、糖尿病、心脏病病史。

【个人史】无吸烟史，无饮酒史。

【家族史】否认家族遗传病病史。

【体格检查】神志清，精神可，右颈部可触及一肿大淋巴结，约2 cm × 3 cm，固定，边界清，无压痛，局部皮肤无皮损，余全身浅表淋巴结无肿大及压痛，双肺呼吸音清，未闻及干湿啰音及胸膜摩擦音，律齐，未闻及明显病理性杂音，腹软，无压痛、反跳痛、肌紧张，肝脾肋下未触及，无移动性浊音。

【辅助检查】

1. 实验室检查

血红蛋白 95 g/mL；白蛋白 36.4 g/L；CEA 5.98 ng/mL。

2. 影像学检查

PET-CT（2022-04-22）（图 2-18-1）：食管癌术后复查，食管呈术后改变，右侧胸腔胃，吻合口未见异常高代谢灶；右侧锁骨上窝肿大淋巴结伴点片状钙化，大小约 3.5 cm × 2.6 cm，呈高代谢，SUV_{max} 8.2，考虑肿瘤转移。双肺少许陈旧性病灶；双肺轻度肺气肿；右中肺及两下肺数个小结节，呈低代谢，考虑良性病变，建议随访；纵隔内数个淋巴结影，呈低代谢，考虑淋巴结慢性炎症；左冠状动脉斑片状钙化；心包少量积液；右肾小结石；左侧上颌窦炎症；部分结、直肠斑片状条形略高代谢影，考虑慢性炎症；轻度骨质疏松。

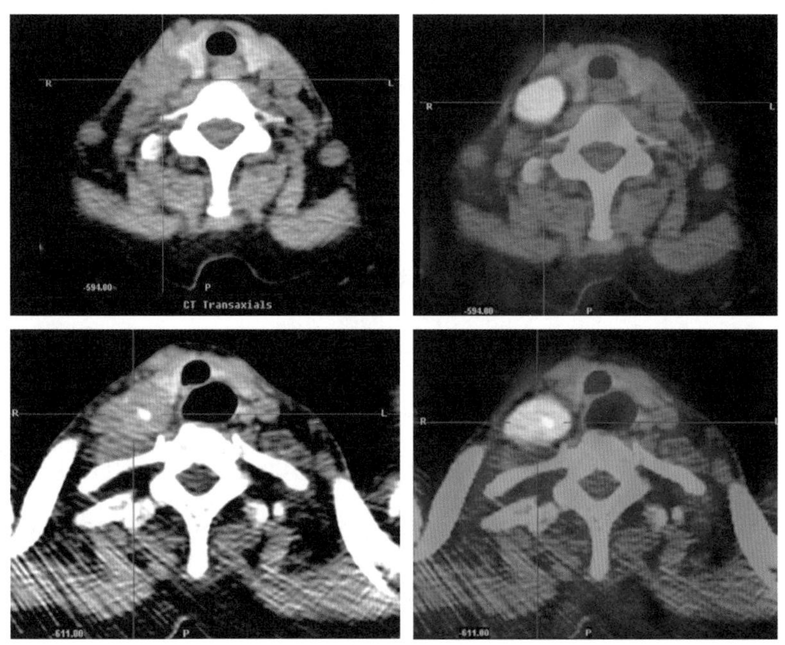

图 2-18-1　PET-CT

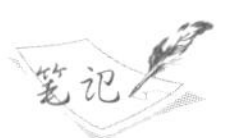

【病理诊断】（右锁骨上肿物穿刺活检标本）中低分化鳞状细胞癌，结合病史不除外转移（图 2-18-2）。

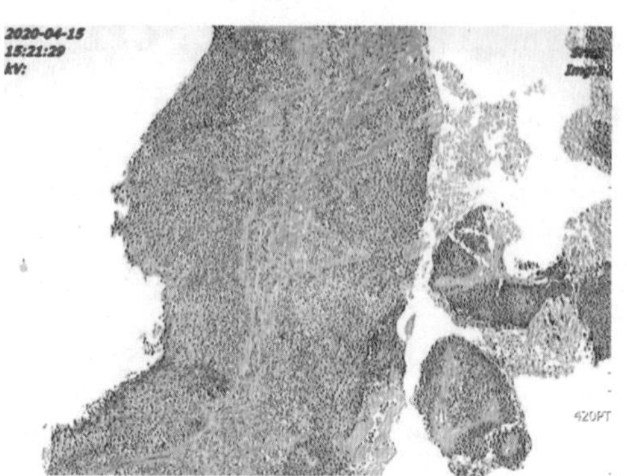

图 2-18-2　病理结果

【临床诊断】食管鳞癌术后；右颈部淋巴结继发性恶性肿瘤。

【诊疗经过】

患者食管癌术后右颈部淋巴结转移诊断明确，经 PET-CT 检查排除全身其他部位转移，于 2020-04-22、2020-05-17 行"白蛋白结合型紫杉醇 300 mg d1 + 替雷利珠单抗 200 mg d1"化疗联合免疫治疗 2 周期，过程顺利，治疗期间未出现明显副作用。因患者依从性差，未继续治疗。2020-09-15 复查颈部 CT（平扫 + 增强）：右锁骨上淋巴结大小约 1.7 cm × 1.1 cm，较前明显缩小（图 2-18-3）。胸部 + 全腹部 CT（平扫 + 增强）：未见明显转移。疗效评价为 PR。2020-09-15 复查 CEA 7.13 ng/mL。为控制病情，于 2020 年 9 月 21 日至 2020 年 10 月 1 日给予锁骨上淋巴结伽玛刀治疗，以 60% 等剂量曲线包绕靶区，处方剂量：370 cGy/f × 10 f/11 D（周边剂量：381 cGy/f；中心剂量：591 cGy/f；平均剂量：505 cGy/f），过程顺利。后于当地医院定期复查。2021-01-04 于我院复查颈部 CT（平扫 + 增强）：右锁骨上淋巴结大小约 1.7 cm × 1.1 cm，较

前大致相仿（图 2-18-4）。胸部 + 全腹部 CT（平扫 + 增强）：未见明显转移。2021-01-04 复查 CEA 5.33 ng/mL（图 2-18-5）；疗效评价为 SD，病情稳定，定期复查随访中。

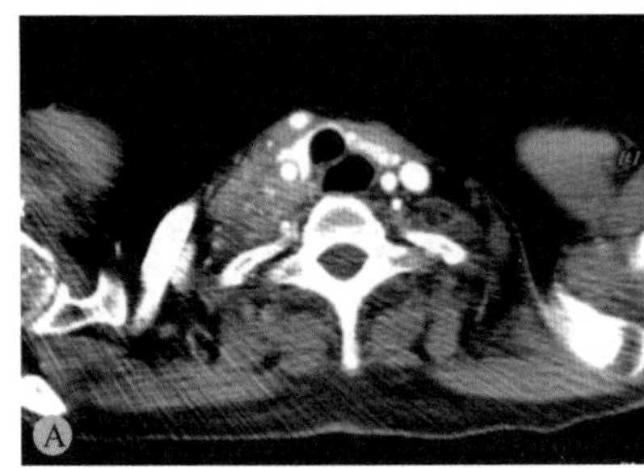
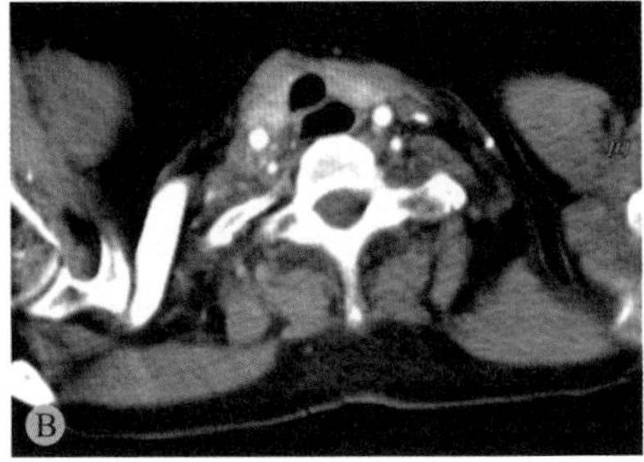

A. 2022-04-22 CT 检查；B. 2020-09-15 CT 检查。

图 2-18-3　2020-09-15 复查颈部 CT

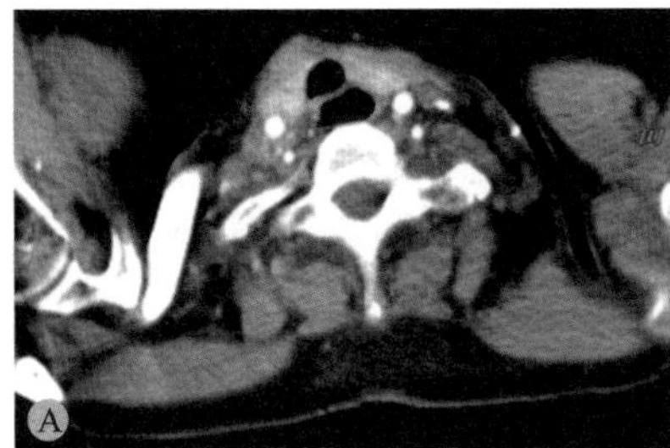
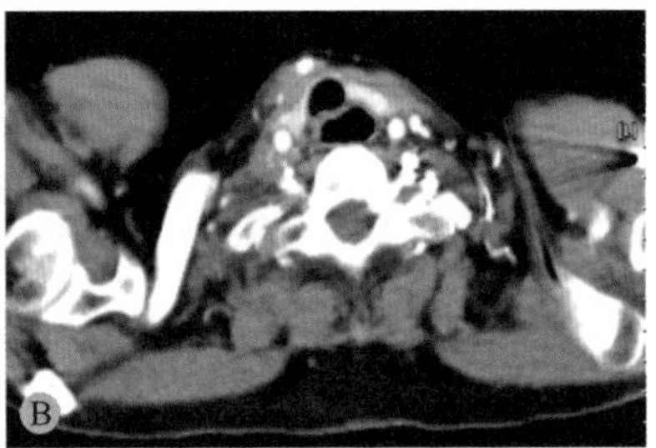

A. 2020-09-15 CT 检查；B. 2021-01-04 CT 检查。

图 2-18-4　2021-01-04 复查颈部 CT

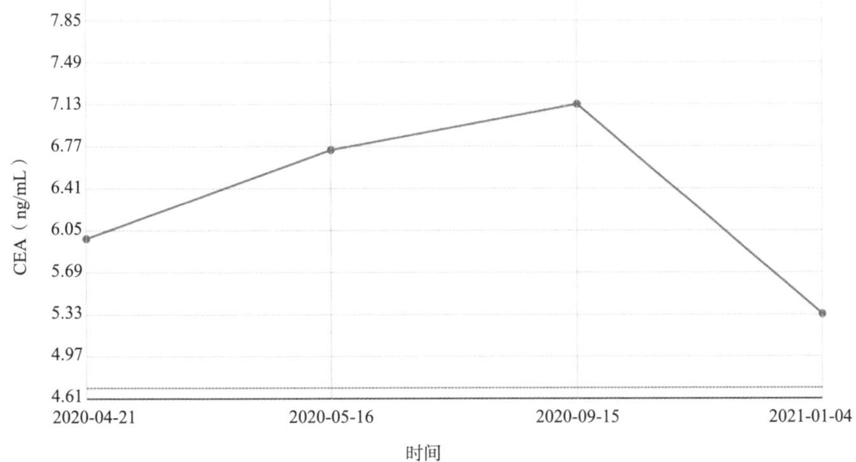

图 2-18-5　CEA（ECL 法）曲线

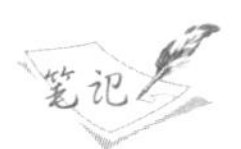

病例点评

晚期食管胃交界部腺癌患者二线治疗的选择包括紫杉醇单药、伊立替康单药、多西他赛单药化疗。晚期食管鳞癌的二线化疗无标准方案，如不适合接受免疫检查点抑制剂治疗，临床实践中可参考腺癌的方案进行化疗。对于一线化疗失败的晚期食管鳞癌患者，可选择卡瑞利珠单抗或替雷利珠单抗作为二线治疗药物。目前，国家药品监督管理局尚未批准替雷利珠单抗用于晚期食管或食管胃交界部癌二线治疗的适应证，但是在全球Ⅲ期研究 RATIONALE 302 中，与化疗相比，替雷利珠单抗（Tislelizumab，TIS）对晚期或转移性 ESCC 患者的 OS 有统计学和临床意义上的显著改善（mOS 8.6 个月 *vs.* 6.3 个月）；PFS 为 1.5 个月 *vs.* 1.7 个月；ORR 为 20.4% *vs.* 9.4%；中位 DOR 为 7.4 个月 *vs.* 4.0 个月。在安全性分析组（*n*= 201 TIS，*n*=191 化疗）中，与化疗相比，接受 TIS 治疗的患者发生 TRAE 较少（74.1% *vs.* 95.3%），≥ 3 级 TRAE 较少（19.4% *vs.* 57.1%），严重 TRAE 更少（15.4% *vs.* 20.9%），导致死亡的 TRAE 发生率相似（2.5% *vs.* 2.6%）。因此替雷利珠单抗作为晚期或转移性 ESCC 患者的二线治疗改善了 OS 和肿瘤反应，并显示出良好的安全性。本例患者食管癌术后颈部淋巴结转移，二线给予白蛋白结合型紫杉醇单药联合替雷利珠单抗免疫治疗 2 周期后疗效评价为 PR，显示出了良好的有效率，且无免疫相关不良副作用发生，治疗是安全有效的。

本例患者术后分期不明，术后未行辅助治疗，无病生存达 13 年，推测患者可能的术后分期为早期，无须行术后辅助治疗。

笔记

针对本例患者的转移淋巴结给予伽玛刀治疗，取得良好的局控。伽玛刀的主体结构是呈半球型排布的 192 个 ^{60}Co 放射源（^{60}Co 是金属元素钴的放射性同位素之一），这些放射源产生伽马射线，通过图像引导精准聚焦，使来自不同方向相对能量较低的伽马射线集中到病灶上，形成与病灶形状完全一致的高能量放射靶区，从而在杀灭肿瘤细胞的同时几乎不影响周围正常组织。伽玛刀治疗的选择应根据肿瘤大小、所在部位、肿瘤病理类型和患者全身状况等因素而定。当肿瘤较大或有区域淋巴结转移时应考虑与其他手段综合治疗。伽玛刀的照射剂量和分次方法据肿瘤大小和部位而异，目前尚无统一标准，治疗方案仍需大型临床试验加以验证。

患者依从性差，右锁骨上淋巴结伽玛刀治疗后疗效评价为 SD，患者二线单药白蛋白结合型紫杉醇联合替雷利珠单抗免疫治疗的疗效确切且效果显著，如继续维持治疗可能获得更长的生存获益。

笔记

病例 19　术后放化疗后多发转移食管癌：卡瑞利珠单抗联合化疗

病例介绍

患者，男性，57 岁，2018 年 11 月因“进食后梗阻感，伴胸骨后烧灼感 1 月余”就诊。

【现病史】患者于 2018 年 10 月出现进食后梗阻感，伴胸骨后烧灼感。

【既往史】无特殊病史。

【辅助检查】

（1）胸部 CT（2018 年 11 月）（图 2-19-1）：食管中下段软组织影伴管壁增厚，胃左淋巴结肿大。头颅 + 颈部 + 胸部 + 全腹部 CT 未见肿瘤转移征象。

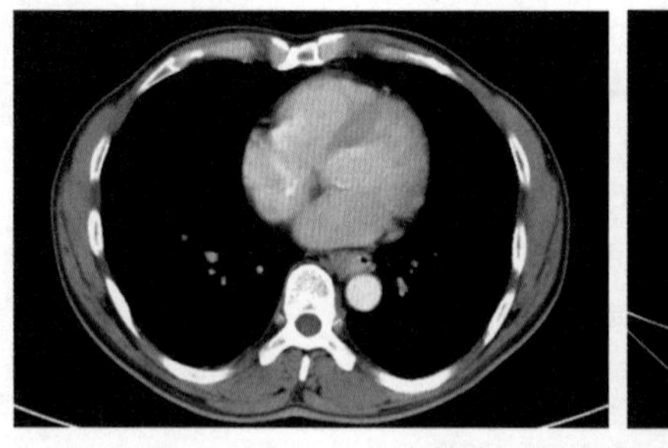
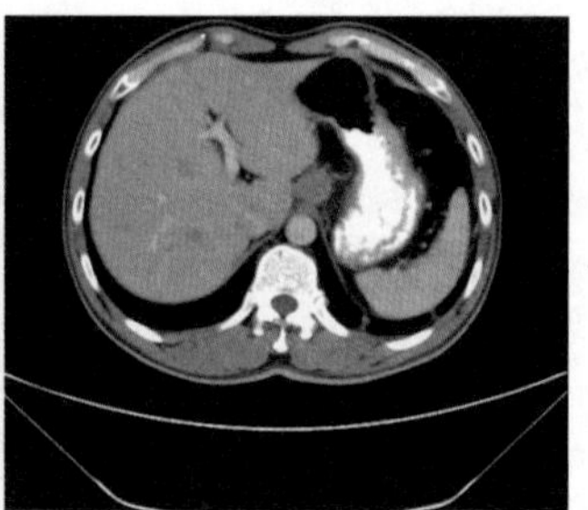

图 2-19-1　CT 示食管胸下段管壁增厚伴胃左淋巴结转移

（2）上消化道造影（图 2-19-2）：食管下段可见一偏心性狭窄，累及长度约 4.4 cm，黏膜破坏，管壁僵硬，管腔变窄，造影剂通过尚可。

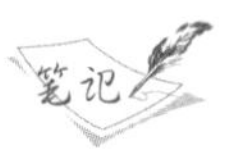

（3）胃镜黏膜活检病理（图 2-19-3）:（食管肿物活检标本）浸润性中分化鳞状细胞癌。

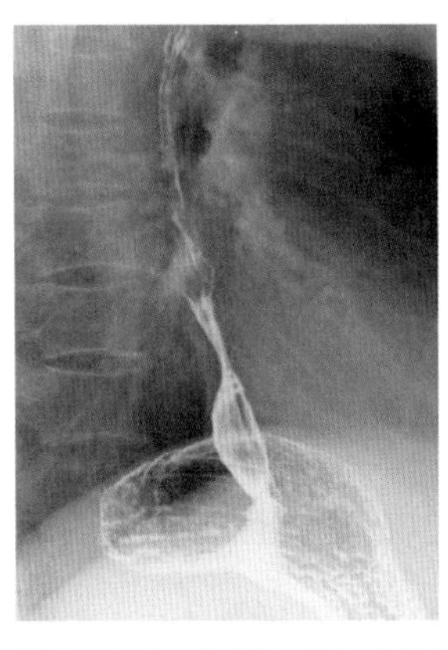
图 2-19-2 食管钡餐示食管下段黏膜破坏

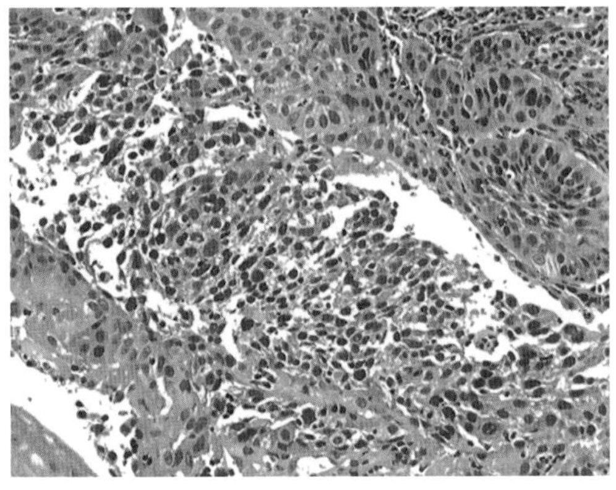
图 2-19-3 病理示中分化鳞癌

【临床诊断】食管恶性肿瘤（T2N2M0，Ⅲ期）。

【诊疗经过】

第一阶段：根治性手术治疗

2018-11-19 行“胸腹腔镜联合食管癌根治＋胸腔闭式引流术（三切口）”。

术后病理示进展期浸润型低分化鳞状细胞癌；癌组织累及深肌层；上、下切缘及吻合器切缘阴性；送检食管旁淋巴结（1/3 个）、胃周淋巴结（2/8 个）、右喉返神经旁淋巴结（1/6 个）、第 7 组淋巴结（2/4 个）及胃左淋巴结（1/1 个）见癌转移；左喉返神经旁淋巴结（3 个）、下纵隔淋巴结（3 个）、肿瘤旁淋巴结（1 个）及小网膜脂肪组织中淋巴结（1 个）均未见癌。免疫组化示 VEGF（±），BRCA1（+++），ERCC1（+++）。PD-1（NAT）：淋巴细胞中阳性数量 10 ～ 20 个 /HPF，阳性细胞占淋巴细胞

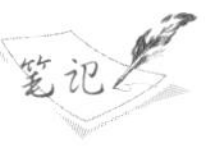

5% ～ 10%。PD-L1（MXR003）：淋巴细胞中阳性数量 5 个 /HPF，阳性细胞占淋巴细胞＜ 5%；肿瘤细胞阳性率＜ 5%。C-erbB-2（2+），Ki-67（60%），p53（80%）。dMMR 筛查：MLH1（++++），MSH2（+++），MSH6（++++），PMS2（++++）；本例患者的肿瘤不存在错配修复功能缺陷。

病理诊断：食管恶性肿瘤（T2N3M0，Ⅲ c 期）。

第二阶段：术后辅助序贯化疗 + 放疗

术后给予“白蛋白结合型紫杉醇 200 mg d1 + 顺铂 30 mg d1 ～ d4 + 5-FU 500 mg（d1 ～ d5 q21d）”方案行辅助化疗 4 周期。

2019 年 4 月 29 日至 2019 年 5 月 30 日行辅助放疗，靶区为区域淋巴引流区，肿瘤照射剂量 50 Gy/25 f/5 w。

第三阶段：卡瑞利珠单抗联合化疗一线治疗

2020-09-09 复查胸部 CT（平扫 + 增强）：食管恶性肿瘤术后复查，右侧胸腔胃，双肺多发结节影，较前明显增大增多，考虑转移瘤灶；纵隔及双肺门肿大淋巴结影，较前明显增大，考虑转移瘤灶（图 2-19-4）。考虑肿瘤进展，2020 年 10 月 10 日至 2020 年 12 月 29 日改“吉西他滨 1400 mg d1、d8 + 顺铂 60 mg d1、d8 + 卡瑞利珠单抗注射液 200 mg d1 q21d”方案治疗 4 周期，其间疗效评价为 SD。

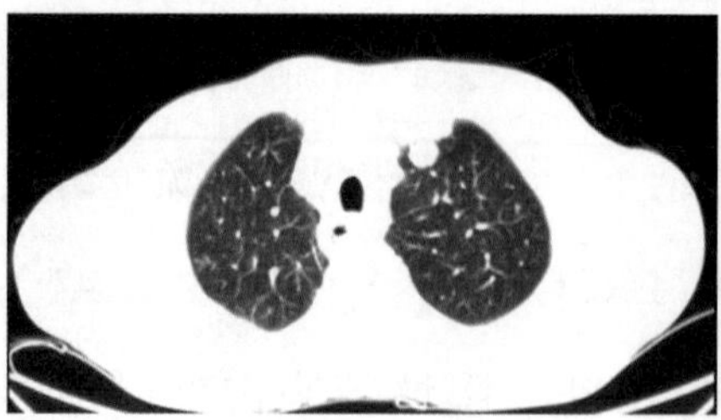
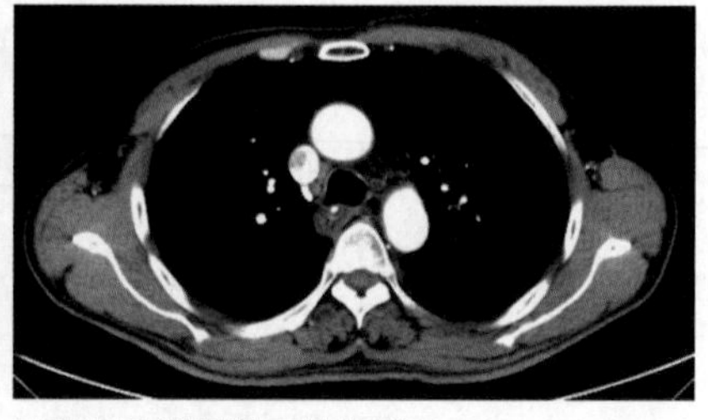

图 2-19-4　2021-09-09 CT 示双肺及纵隔淋巴结转移

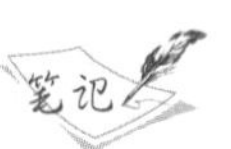

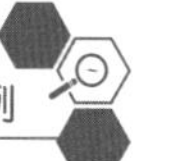

第四阶段：替雷利珠单抗联合化疗二线治疗

2021-04-08 复查胸部 CT（平扫＋增强）：食管恶性肿瘤术后复查，右侧胸腔胃，双肺转移瘤，较前 2020-12-14 CT 片增大；纵隔内、双肺门及双侧锁骨上多发淋巴结转移瘤，部分较前进展（图 2-19-5）。

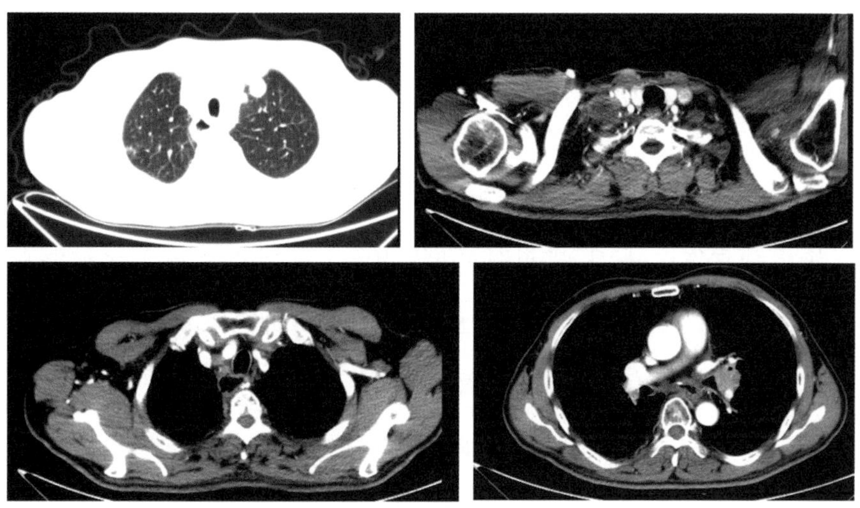

图 2-19-5 一线治疗后复查 CT 示病灶进展

颅脑 MR（平扫＋增强）：左侧小脑半球结节影，考虑肿瘤转移（图 2-19-6）。

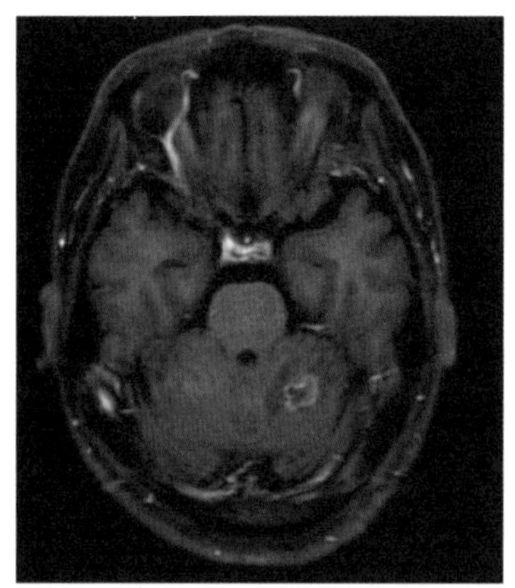

图 2-19-6 颅脑 MR 示颅内新发转移灶

2021-04-14起给予“白蛋白结合型紫杉醇200 mg d1 + 顺铂30 mg d1 ～ d3 + 5-FU 500 mg d1 ～ d5 + 替雷利珠单抗注射液200 mg d1 q21d”方案治疗6周期。2021-09-10行脑转移病灶姑息放疗，肿瘤照射剂量45 Gy/10 f。后患者因个人经济原因拒绝继续治疗。末次影像学评估日期为2021-09-16，疗效评价为SD。

病例点评

手术是局部晚期可切除食管癌的首选治疗，对于这部分患者采用单纯手术2年内复发风险超过50%，新辅助（放）化疗能够带来OS的获益，CROSS研究及NCT5010研究均证实术前新辅助放化疗能够提高手术pCR率，并且转化为长期存活，如加做术前新辅助放化疗或联合免疫治疗可能有更好的获益。但目前国内很多食管癌研究中心对于新辅助放化疗带来的副作用心存疑虑，并没有广泛开展，而是采取直接根治性手术这一治疗模式。

但对于术后T4a，N+的食管癌患者，NCCN、CSCO等各大指南均推荐术后行化疗及放疗，但采取哪一种治疗方式仍存在一定的争议。本例患者术后影像评估已呈淋巴结阳性，这类患者预后较术前诊断淋巴结阴性患者要差，需要更为积极的辅助治疗。因此术后辅助治疗应该强烈推荐。该例患者确诊时为Ⅲc期中下段食管鳞癌，因此术后给予了4周期TP辅助化疗，并序贯术后辅助放疗，从放疗后的复发部位看，放疗照射野内并没有出现复发，说明术后放疗能够改善局部PFS，只是本例患者出现了照射野外转移，说明全身治疗方案更该得到优化。对于完全切除的

Ⅲ期食管癌患者，辅助免疫治疗仍可获益，如能提早免疫治疗的干预时机，也可能优化该患者的最终预后。

肺转移可能是治疗失败的食管癌发生远处转移的主要模式。免疫检查点抑制剂是晚期食管癌一线治疗的重要选择。该患者在一线治疗过程中选择 PD-1 联合化疗获得了近 6 个月的 SD。患者在停药后再次出现进展，在三线治疗中更改了化疗及免疫治疗方案仍取得了较长时间的 SD 状态，但不同 PD-1 抑制剂在食管癌免疫治疗中的疗效差异，或者说一种抑制剂耐药后能否换另一种抑制剂进行逆转，目前仍不清楚。另外对于该患者再挑战 PD-L1 或使用抗血管靶向治疗也是潜在的治疗选择。

笔记

病例 20　放化疗后多发转移食管癌：信迪利单抗联合化疗

病例介绍

患者，男性，初诊年龄 50 岁，2019-06-27 因“进食哽噎感伴咽喉部烧灼感”就诊。

【现病史】查胃镜示食管癌，病理示（食管）鳞状细胞癌。2019-07-01 查 CT 示食管颈段胸段占位，考虑食管癌；双肺弥漫多发小结节伴胸膜多发局限增厚，考虑尘肺，需与转移瘤鉴别，请结合临床史及职业史；纵隔及双肺门多发淋巴结肿大，部分伴钙化，部分转移未除，建议进一步检查；脂肪肝。食管吞泛影葡胺造影示食管颈胸上中段占位，考虑 MT 双肺弥漫结节，建议进一步检查。建议入院进一步行放、化疗，患者拒绝。

【既往史】2011 年初因腰椎压缩性骨折行手术治疗（具体不详），术后恢复可。否认肝炎、结核、疟疾等传染病病史，否认高血压、心脏病、糖尿病、脑血管疾病、精神疾病病史，否认外伤史，否认输血史，否认其他手术史，否认药物、食物过敏史，预防接种史不详。

【个人史】无化学性物质、放射物、毒物、毒品接触史，吸烟史 40 余年，约 2 包 / 日，饮酒史 30 余年，每日约半斤白酒。

【家族史】母亲健在，父亲已故（死于肺结核），兄弟姐妹健在，均体健，家族中无传染病及遗传病病史。

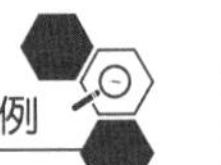

【体格检查】ECOG 评分：1 分，身高：173 cm，体重：57.5 kg，体表面积：1.64 m^2。营养中等，全身浅表淋巴结未触及肿大。胸廓对称，胸骨无压痛，双肺呼吸运动正常，触诊语颤正常，无胸膜摩擦感，叩诊呈清音，听诊呼吸规整，右侧呼吸音弱，未闻及干湿啰音。心率 72 次 / 分，律齐，各瓣膜听诊区未闻及杂音，腹平坦，腹部柔软，无压痛、反跳痛，腹部无包块。四肢肌力、肌张力未见异常，双侧肱二头肌、肱三头肌腱反射正常，双侧膝腱、跟腱反射正常，双侧 Babinski 征阴性。

【辅助检查】

1. 实验室检查

（1）血常规：白细胞计数 15.90×10^9/L ↑、粒细胞百分比 80.2% ↑。

（2）血生化：尿素氮 1.8 mmol/L ↓、肌酐 44.0 μmol/L ↓、总蛋白 63.4 g/L ↓、白蛋白 28.2 g/L ↓。

（3）肿瘤标志物：神经元特异性烯醇化酶 22.5 μg/L ↑；CEA 正常。

2. 影像学检查

颈部、胸部（图 2-20-1）、上腹部增强 CT（2019-09-02）：食管中上段管壁增厚，考虑食管癌，建议进一步行上消化道钡餐检查；双肺粟粒影，结合病史，考虑尘肺，部分转移瘤待排；右侧胸廓入口处肿大淋巴结影，考虑转移；纵隔及双肺门多发淋巴结肿大伴钙化，部分考虑转移，建议进一步检查；两上肺轻度肺气肿、双侧胸膜局限性增厚。重度脂肪肝；L_2 椎体内低密度影，考虑良性病变。

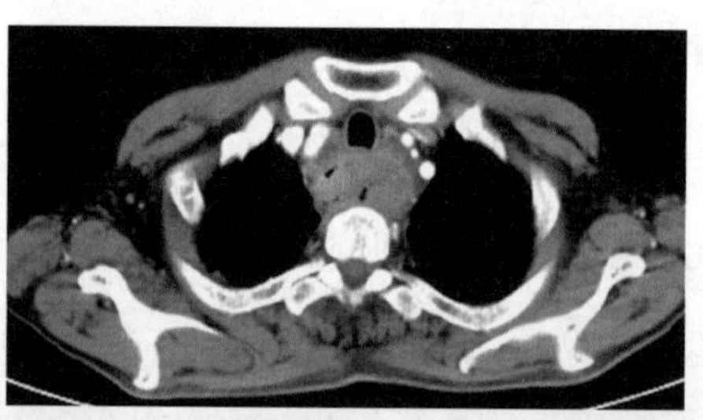

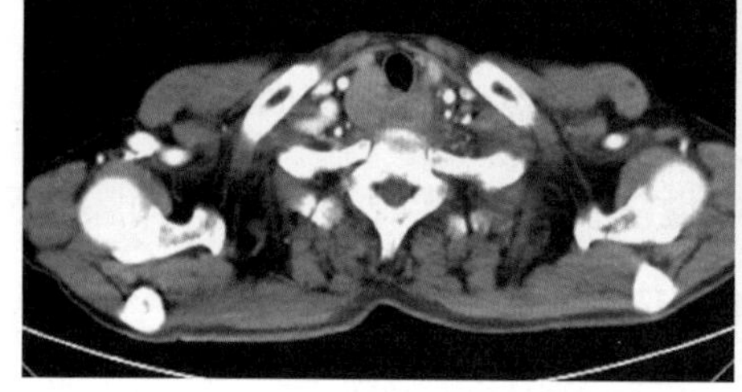

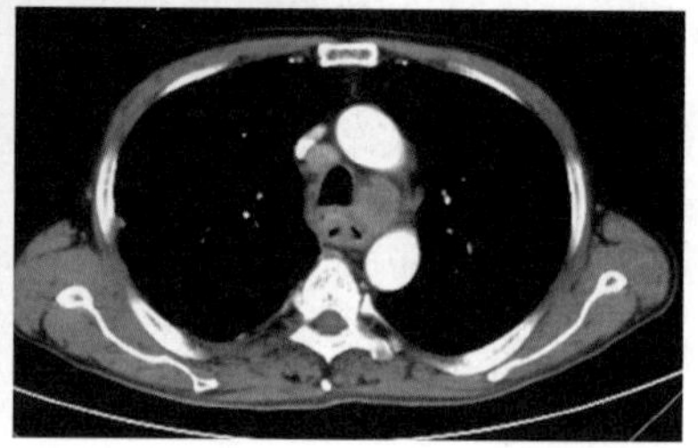

图 2-20-1　2019-09-02 胸部增强 CT 检查

【临床诊断】胸中上段食管鳞癌伴多发淋巴结转移（cT3N2M1，Ⅳ b 期）；双肺多发占位（性质待排）；脂肪肝。

【诊疗经过】

第一阶段：诱导化疗 + 同步放化疗

（1）诱导化疗：2019-09-01、2019-09-24 给予“紫杉醇 240 mg d1 + 顺铂 40 mg d2 ～ d4 + 重组人血管内皮抑制素注射液 30 mg 静脉泵入 d1 ～ d7 q21d”治疗 2 周期，疗效评价为 PR。

（2）同步放化疗：①放疗：2019-10-18 起行放疗，采用 6MV-X/IMRT。PGTV1：原发病灶 + 转移淋巴结，95% PGTV1：50 Gy/25 f/5 w，于 2019-11-14 在原计划上加量 5 次放疗。②化疗：2019-10-17、2019-11-11 给予“顺铂 40 mg d2 ～ d4 q21d”治疗 2 周期。③毒副反应：皮疹（CTCAE 1 级）。④疗效评价（2019-11-25）：PR。

患者经诱导化疗及同步放化疗后，吞咽哽噎感较前好转。患者基线和同步放化疗后胸部 CT 图像见图 2-20-2。

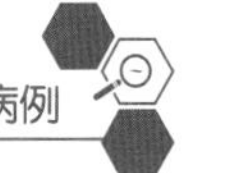

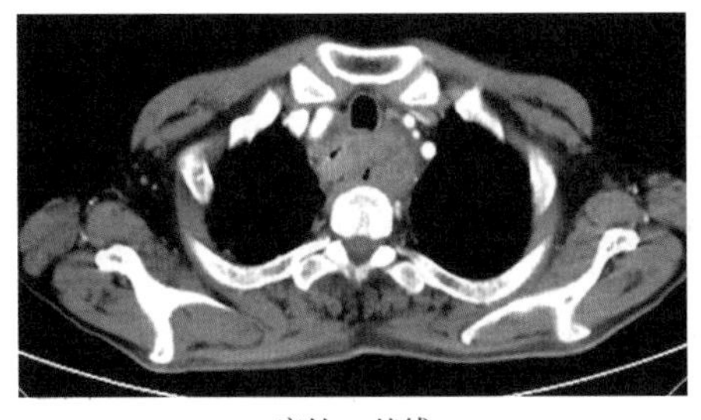

病灶：基线　　同步放化疗后

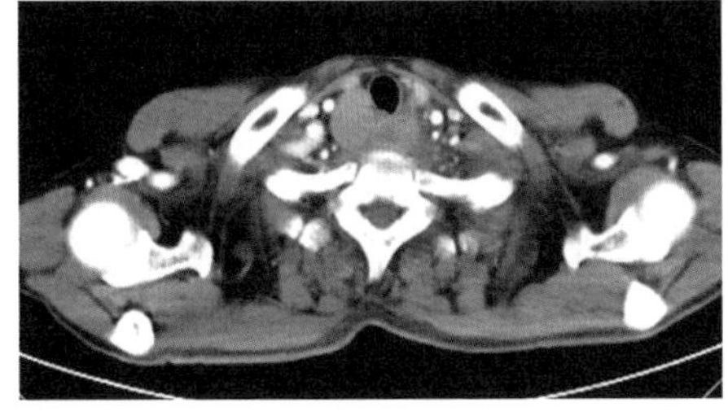

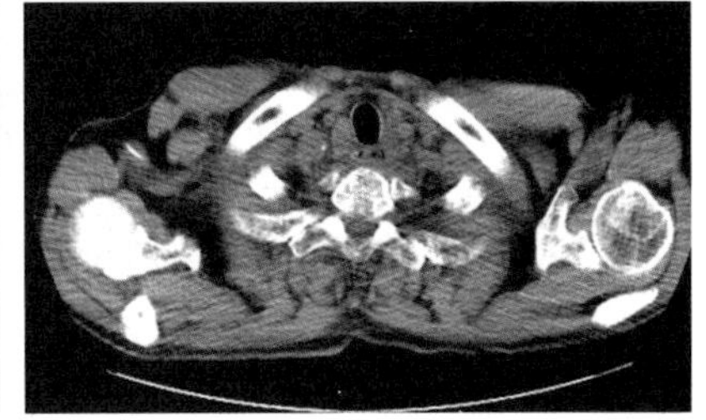

淋巴结：基线　　同步放化疗后

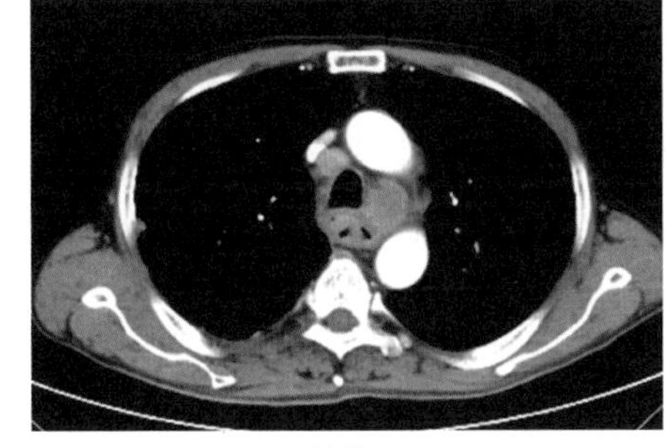

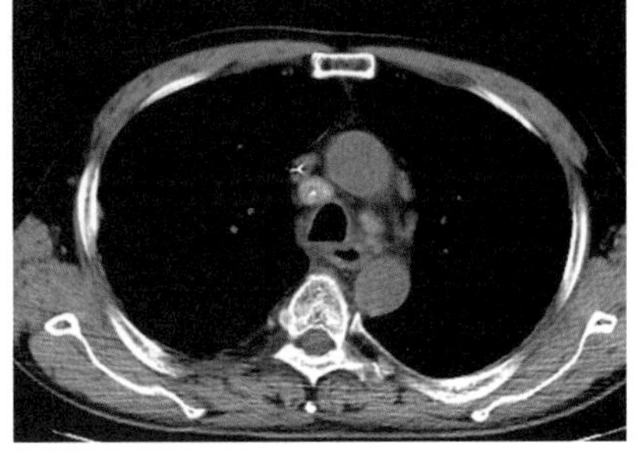

基线　　同步放化疗后

图 2-20-2　基线和同步放化疗后胸部 CT

第二阶段：免疫联合化疗治疗肺、肝、多发淋巴结转移

（1）疾病进展：2020-03-09 因“胸闷”再次就诊于我院，查颈胸部增强 CT 示食管癌放化疗后复查，食管中上段病灶较前稍进展；双肺多发结节团块影，考虑转移瘤，较前进展；右侧胸廓入口处、左侧锁骨上窝、纵隔内、双侧肺门、食管胃底、腹膜后、肝门区多发肿大淋巴结，考虑转移，较前进展；右侧胸膜增厚，考虑胸膜转移伴右侧胸腔少量积液；肝左内叶低密度影，考虑转移瘤。

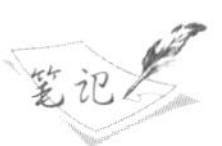

（2）免疫联合化疗：2020-03-10、2020-04-14 给予“紫杉醇 240 mg d1 + 奈达铂 120 mg d2 + 信迪利单抗 200 mg d1 q21d”治疗 2 周期。毒副反应：疲乏（CTCAE 1 级）；无皮疹、肝功异常、甲状腺功能异常、肠炎及肺炎等免疫相关不良事件。疗效评价为 PR（2022-04-13）。

（3）疾病再次进展：2020 年 8 月患者因左肩部疼痛再次就诊于我院，查颈部增强 CT 示双侧颈部多发小淋巴结，建议随访；所见双侧上颌窦炎症。胸全腹增强 CT 示食管癌放化疗后复查，双肺多发结节团块影，考虑转移瘤，较前 2020-04-13 CT 片进展；右侧胸膜多发结节，脾内低密度灶，左侧肾上腺内侧支结节，胸 1 椎体附件及胸 5 椎体骨质破坏，均考虑转移瘤；右侧胸廓入口处、左侧锁骨上窝、纵隔内、双侧肺门、食管胃底、腹膜后、肝门区多发肿大转移淋巴结，较前大致相仿；双肺粟粒影及双肺门淋巴结影伴钙化，结合病史，考虑尘肺；两上肺轻度肺气肿；前列腺钙化；L_2 椎体低密度影，较前 2019-08-30 CT 片相仿。

（4）继续原方案免疫联合化疗：2020-08-29 给予“紫杉醇 240 mg d1 + 奈达铂 120 mg d2 + 信迪利单抗 200 mg d1 q21d”治疗 2 周期。毒副反应：无皮疹、肝功能异常、甲状腺功能异常、肠炎及肺炎等免疫相关不良事件。

（5）疗效评价未行。肺、肝转移化疗联合免疫治疗前、后胸腹部 CT 图像见图 2-20-3。

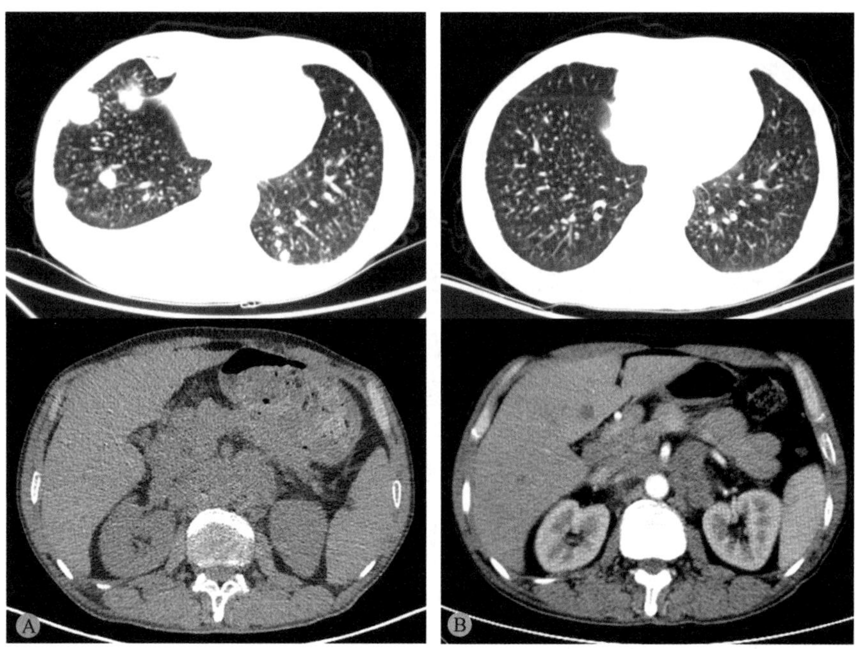

A. 治疗前；B. 治疗后。

图 2-20-3 肺、肝转移化疗联合免疫治疗前、后胸腹部 CT

【治疗小结】

治疗小结如表 2-30-1 所示。

表 2-30-1 治疗小结

时间	事件	不良反应	疗效评价
2019-07-01	胃镜病理：（食管）鳞状细胞癌		
2019-09-01、2019-09-24	“TP + 重组人血管内皮抑制素注射液”×2 周期		PR PFS=5 个月
2019-10-18	6MV-X/IMRT（PGTV：50 Gy/25 f/5 w）顺铂同步化疗	皮疹（CTCAE 1 级）	PR
2020-03-09	肺、肝、多发淋巴结转移		PD
2020-03-10、2020-04-14	“TP + 信迪利单抗”×2 周期	疲乏（CTCAE 1 级）	PR
2020-08	肺、肝、骨、多发淋巴结转移		PD
2020-08-29	“TP + 信迪利单抗”×2 周期		

病例点评

该患者于2019年被诊断为胸中上段食管鳞癌伴多发淋巴结转移（cT3N2M1，Ⅳb期），给予根治性放化疗后于2020年3月复发，模式为远处转移，拟定行二线治疗。

同免疫治疗时代发展的大规律一致，免疫治疗在食管癌领域的应用也是从二线不断向一线甚至更前线探索推进。

先论二线治疗，2019年在美国临床肿瘤学会胃肠道肿瘤研讨会上，公布了KEYNOTE-181的研究数据，与标准化疗相比，帕博利珠单抗单药二线治疗PD-L1阳性晚期/转移性食管癌或食管胃交界部腺癌患者，可以显著延长患者的OS。在PD-L1 CPS ≥ 10分的患者中，帕博利珠单抗组OS达到9.3个月，而化疗组仅为6.7个月。中国亚组分析结果显示，在PD-L1 CPS ≥ 10分的患者中，帕博利珠单抗组12个月的OS率达到了53%，逾化疗组（16.1%）的3倍；mOS达到12.0个月，相比对照组死亡风险降低66%。2020年，帕博利珠单抗获中国国家药品监督管理局批准用于PD-L1阳性（综合阳性评分CPS ≥ 10分）、既往一线全身治疗失败的局部晚期或转移性ESCC患者。

ORIENT-2研究是一项比较信迪利单抗与化疗（紫杉醇或伊立替康）在经一线治疗失败的晚期/转移性食管鳞癌患者的Ⅱ期对照临床研究。截至2019年8月2日，在ITT人群中，与紫杉醇/伊立替康相比，信迪利单抗可以显著延长患者总生存期（HR=0.70，P=0.032），信迪利单抗组和化疗组的mOS分别为7.2个月和6.2个月，12个月OS率分别为37.4%和21.4%，信迪利单

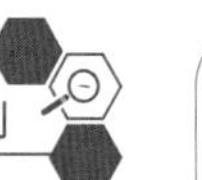

抗同样显示出了令人鼓舞的抗肿瘤疗效。

结合患者经济情况，我们对其应用了 TP + 信迪利单抗的治疗方案，治疗 2 周期后疗效评价达到 PR，效果较好。惋惜的是，患者依从性较差，在症状好转后拒绝进一步治疗，直至下一次复发。考虑患者两次复发时间内未接受治疗，原方案疗效显著，故继续行原方案治疗，患者症状有所缓解，后患者因个人原因未再返院治疗。

尽管有着患者依从性差的遗憾，我们仍能看到二线化疗联合免疫治疗在食管癌中的局部获益，进一步证实了信迪利单抗联合化疗在晚期食管鳞癌患者中的有效性及安全性。

病例 21　Ⅳb 期鳞癌伴神经内分泌转化食管癌：信迪利单抗联合化疗

病例介绍

患者，男性，58 岁，已婚。因“反复吞咽困难 1 月余”入院。

【现病史】患者 2020 年 8 月起无明显诱因出现吞咽困难，以进食干硬食物为著，伴吞咽疼痛、腹胀、恶心，无呕吐，无咳嗽、咳痰，无胸痛、胸闷、心悸。2020-09-02 就诊于医院，查电子胃镜示食管中段（距门齿 28 ～ 32 cm）肿瘤；慢性萎缩性胃炎。活检病理示低分化鳞状细胞癌，部分为神经内分泌癌。2020-09-07 就诊于我院。

【既往史】2016 年因右锁骨骨折行骨折固定术，手术顺利，术后无明显不适，现恢复可。既往有慢性乙型肝炎病史，现规律服用恩替卡韦抗病毒治疗。有 IgA 肾病病史，具体治疗不详，现肾功能无明显异常。

【个人史】生于江西湖口县，久居于当地，吸烟 40 年，1 包 / 日，已戒烟 1 年；饮酒 40 年，每天 500 mL 啤酒，已戒酒 1 年。

【体格检查】ECOG 评分：1 分，身高：170 cm，体重：65 kg，体表面积：1.72 m^2。营养中等，神志清，精神可。全身浅表淋巴结无肿大及压痛。胸廓正常无畸形，双肺呼吸音清，无干湿啰音及胸膜摩擦音。心律齐，各瓣膜听诊区未闻及杂音。腹平坦，无腹壁静脉曲张，腹部柔软，无压痛、反跳痛，腹部无包块。

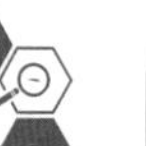

【辅助检查】

1. 实验室检查

（1）血常规、尿常规、大便常规、血生化无明显异常。

（2）肿瘤标志物：AFP、CEA、CA19-9 正常。

（3）胃蛋白酶原Ⅱ（ELISA 法）升高（17.094 μg/L）。

（4）乙肝表面抗原（酶免）阳性、乙肝 e 抗体（酶免）阳性、乙肝核心抗体（酶免）阳性、乙肝病毒 DNA ＜ 500 IU/mL。

2. 影像学检查

电子胃镜（2020-09-09）（图 2-21-1）及活检病理：食管浸润性低分化癌，幽门螺旋杆菌阳性，符合幽门螺杆菌相关胃炎。结合免疫组化部分为低分化鳞状细胞癌，部分为神经内分泌癌。上腹部 MRI（平扫 + 增强）（2020-09-11）：肝内多发结节，考虑转移瘤；肝胃间隙团块影，考虑转移瘤并累及贲门；腹膜后多发肿大淋巴结，考虑转移（图 2-21-2）。

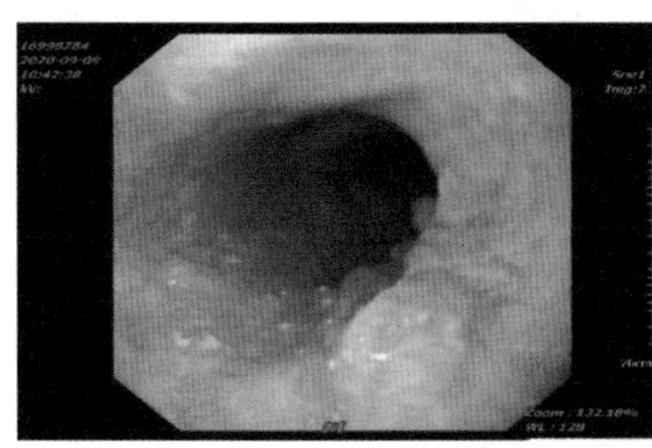
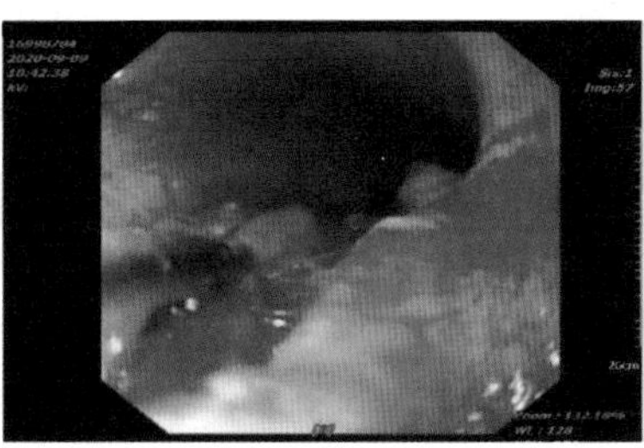

图 2-21-1　电子胃镜

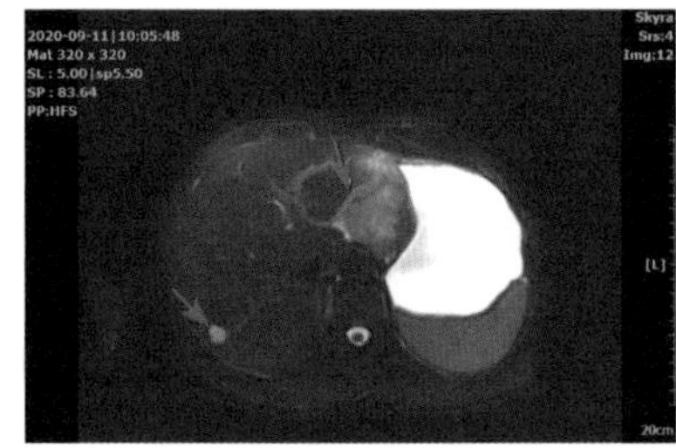

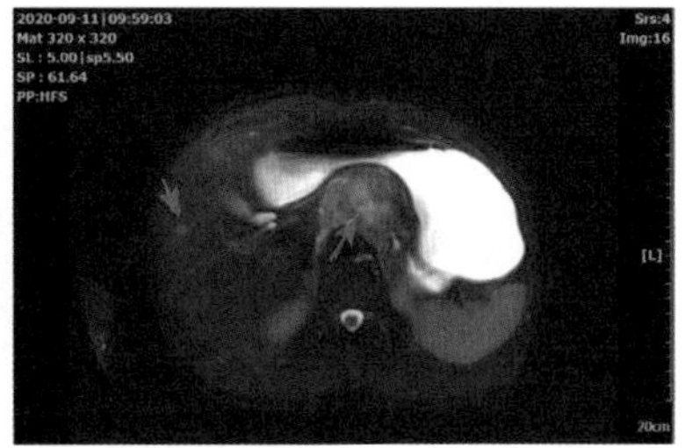

图 2-21-2　上腹部 MRI（平扫 + 增强）

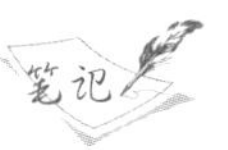

【临床诊断】食管恶性肿瘤（T2N3M1，Ⅳ b 期）；慢性萎缩性胃炎（HP 阳性）；乙型肝炎病毒表面抗原携带者；IgA 肾病。

【诊疗经过】

入院后确诊为食管恶性肿瘤Ⅳ期。晚期恶性肿瘤，无手术、根治性放疗指征，经与患者及家属充分沟通后，于 2020 年 9 月 19 日至 2020 年 10 月 12 日行“信迪利单抗注射液 200 mg vd d1 + 替吉奥 40 mg po bid d1 ～ d14 q21d”免疫联合化疗 2 周期。复查胸部、全腹部 CT（平扫 + 增强）（2020-11-07）：肝内转移灶较前缩小，肝胃间隙、腹膜后多发淋巴结转移均较前缩小，疗效评价为 PR（图 2-21-3）。继续原方案治疗。于 2021 年 6 月 6 日至 2022 年 4 月 13 日行“信迪利单抗注射液 200 mg vd d1 + 替吉奥 40 mg po bid d1 ～ d14 q21d”方案维持治疗；患者共完成 20 周期治疗。

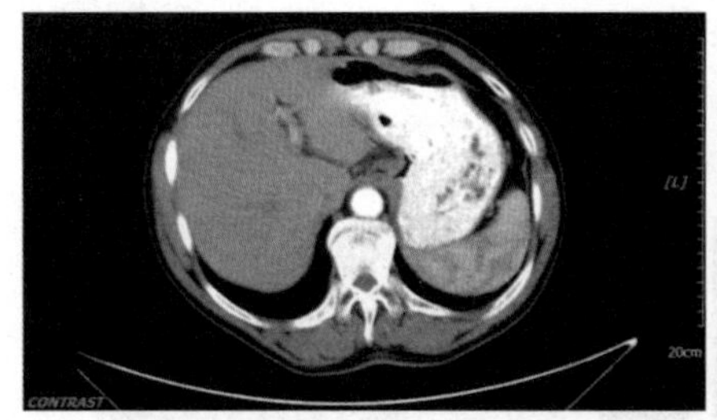

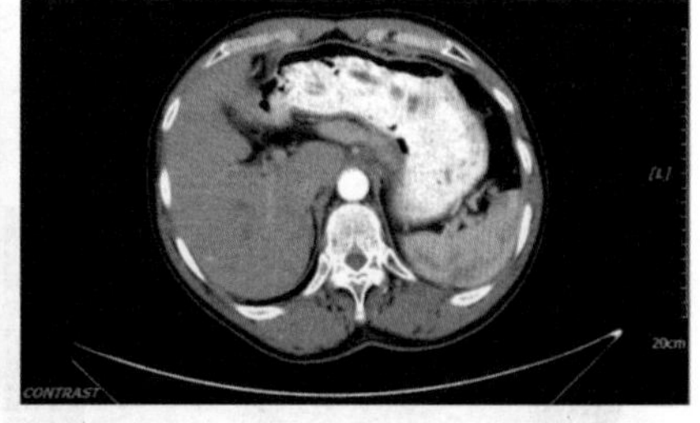

图 2-21-3　2020-11-07 复查全腹部 CT（平扫 + 增强）

治疗期间每 2 周期复查胸部、全腹部 CT（平扫 + 增强）（2020-12-26、2021-03-25、2021-06-04、2021-08-19、2021-10-26、2021-12-22、2022-02-21）评价疗效一次，最近一次复查胸部、全腹部 CT（平扫 + 增强）（2022-02-21）（图 2-21-4）：食管中段管壁略增厚，较前（2021-12-22 CT 片）相仿，肝内无转移灶，肝胃间隙、腹膜后多发淋巴结转移，均较前相仿。疗效评价为 SD。

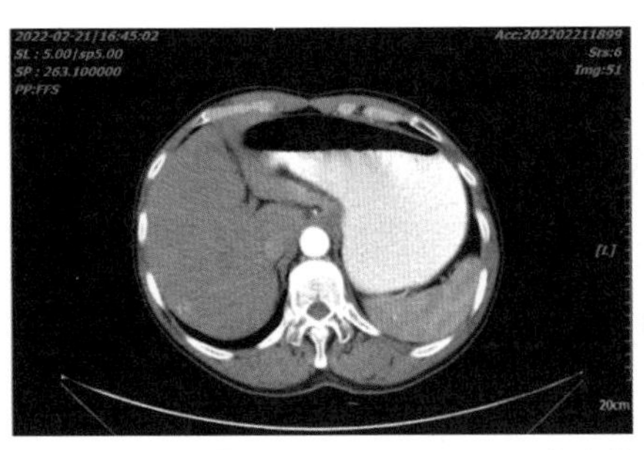
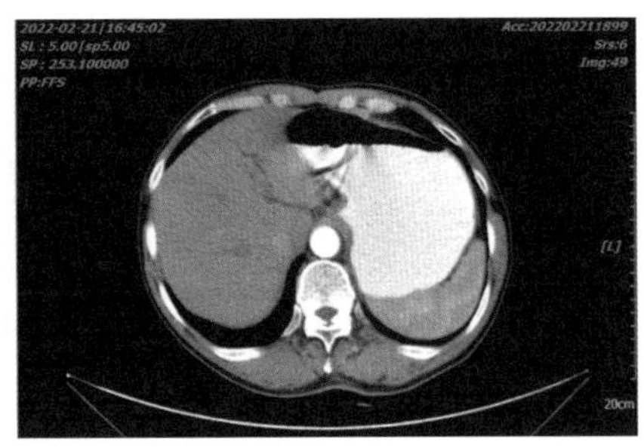

图 2-21-4　2022-02-21 复查胸部、全腹部 CT（平扫 + 增强）

病例点评

食管癌是消化系统中常见的恶性肿瘤之一，发病率在中国呈现升高趋势。根据我国卫健委食管癌诊疗指南（2022 年版）、CSCO 食管癌诊疗指南及 NCCN 指南，晚期 / 转移性食管癌治疗方案的选择尚存在争议。对于预期生存期短的肿瘤患者，治疗方案主要以缓解症状和提高生活质量为主，对于预期生存期长的肿瘤患者则主要关注肿瘤控制率和远期不良反应。有效预测食管癌肝转移患者的预后及制定合理的治疗方案是此类患者获得更大生存获益的关键。

该患者于 2020 年 9 月诊断为食管恶性肿瘤（低分化鳞状细胞癌Ⅳ b 期），经化疗联合免疫治疗，实现长久 PR 及 PFS 的获益，进一步证实了信迪利单抗联合化疗在晚期 / 转移性食管鳞癌患者中的有效性及安全性。对于一线免疫耐药后的二线治疗选择，以及免疫治疗跨线应用的问题，目前认为免疫治疗跨线应用很有必要，但在治疗组合上免疫治疗需要“换伙伴”或者“加帮手”，探索更多联合方案。免疫联合抗血管药物、靶向药物、免疫治疗及局部放疗都可能成为未来解决继发性耐药的重要策略。

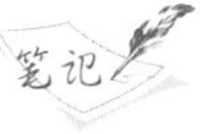

病例 22　放化疗进展食管肉瘤：信迪利单抗联合化疗

病例介绍

患者，男性，初诊年龄 57 岁，2020-10-06 因“发现右锁骨上肿物”就诊。

【现病史】2020-10-06 患者查肿物约“龙眼”大小，无疼痛；查胸部增强 CT 示食管占位，MT 可能；上纵隔、右锁骨上及腹膜后淋巴结转移？胃镜示食管癌（距门齿 32 ～ 37 cm 处见一不规则新生物，占据食管腔近全周，凸向腔内，表面凹凸不平，管腔无狭窄，活检质脆易出血）；慢性浅表性胃炎；活检病理：倾向于低分化癌伴肉瘤样分化，考虑食管癌，建议转诊上级医院。

【既往史】否认肝炎、结核、疟疾等传染病病史，否认高血压、心脏病、糖尿病、脑血管疾病、精神疾病病史，否认手术史，否认外伤史，否认输血史，否认药物、食物过敏史，预防接种史不详。

【个人史】无化学性物质、放射物、毒物、毒品接触史，吸烟 20 余年，20 支 / 日，已戒烟 15 年，机会性饮酒。

【家族史】父母已故，死因不详，家族中无传染病及遗传病病史。

【体格检查】ECOG 评分：1 分，身高：172 cm，体重：65 kg，体表面积：1.73 m^2。营养中等，锁骨上可触及一大小约 5 cm × 5 cm 肿大淋巴结，质硬，无压痛，活动受限，余全身浅表淋巴结

无肿大及压痛。胸廓对称，胸骨无压痛，双肺呼吸运动正常，触诊语颤正常，无胸膜摩擦感，叩诊呈清音，听诊呼吸规整，右呼吸音弱，未闻及干湿啰音。心率 72 次 / 分，律齐，各瓣膜听诊区未闻及杂音，腹平坦，腹部柔软，无压痛、反跳痛，腹部无包块。四肢肌力、肌张力未见异常，双侧肱二、三头肌腱反射正常，双侧膝、跟腱反射正常，双侧 Babinski 征阴性。

【辅助检查】

1. 实验室检查

（1）血常规、尿常规、大便常规、生化无明显异常。

（2）肿瘤标志物：SCC、细胞角蛋白 19 片段、NSE、AFP、CEA、CA12-5、CA15-3、CA19-9 正常。

2. 影像学检查

颈、胸（图 2-22-1）、全腹部增强 CT（2020-10-29）：食管中段管壁增厚，考虑恶性肿瘤伴右侧胸廓入口处、纵隔、肝胃间隙及腹膜后淋巴结转移，建议必要时进一步行上消化道钡餐检查；右上肺小结节影，建议随访；主动脉及冠状动脉钙化；肝内多发小囊肿。

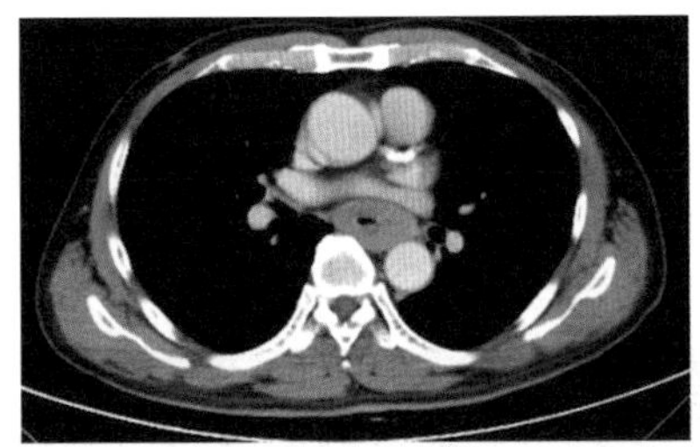
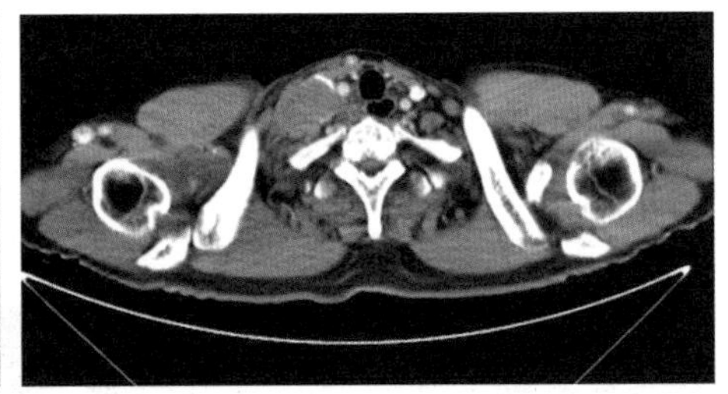

图 2-22-1 胸部增强 CT

【临床诊断】胸下段食管低分化肉瘤样癌伴多发淋巴结转移（cT3N2M0，Ⅲ b 期）；气管憩室；肝囊肿。

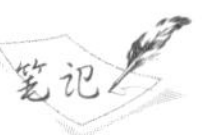

【诊疗经过】

第一阶段：诱导化疗＋免疫后同步放化疗＋免疫

（1）诱导化疗：2020-10-28、2020-11-17、2020-12-19、2020-12-30给予“白蛋白结合型紫杉醇 400 mg d1＋顺铂 40 mg d1 ～ d3 q21d＋信迪利单抗 200 mg d2 q21d”治疗 4 周期。毒副反应：过敏（CTCAE 2 级）。疗效评价为 PR（2020-12-08）。

（2）同步放化疗

1）放疗：2021-01-21 起行放疗，采用 6MV-X/IMRT。影像可见的食管胸中段肿瘤病灶为 GTV，右锁骨上、纵隔 2R、8U、肝胃间隙、腹膜后转移淋巴结为 GTVnd，外扩 0.5 cm 为 PGTV、PGTVnd，95% PGTV、PGTVnd：60 Gy/30 f/6 w，GTV 上下外扩 3 cm，前后左右外扩 0.5 cm 包括食管周围淋巴结引流区为 CTV，外扩 0.5 cm 为 PCTV，GTVnd 上下外扩 1.0 cm，前后左右外扩 0.5 cm 为 CTVnd，外扩 0.5 cm 为 PCTVnd，95% PCTV、PCTVnd：51 Gy/30 f/6 w。

2）化疗：2021-01-21、2021-02-08 予以“信迪利单抗 200 mg＋安罗替尼 8 mg d1 ～ d14 q21d”治疗 2 周期。

同步放化疗疗效评价为 PR（2021-02-19）。基线和同步放化疗后胸部 CT 对比见图 2-22-2。

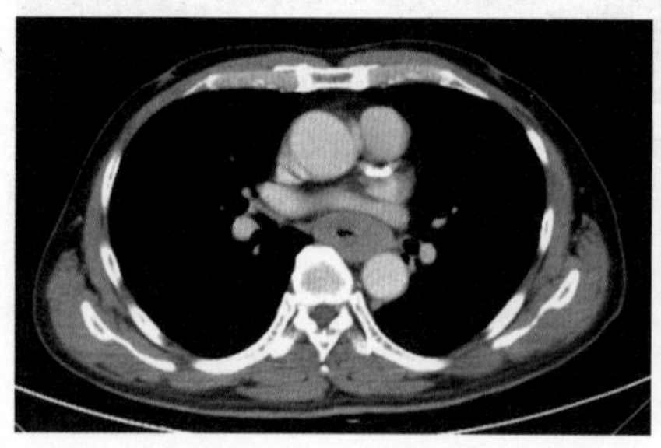

病灶：基线

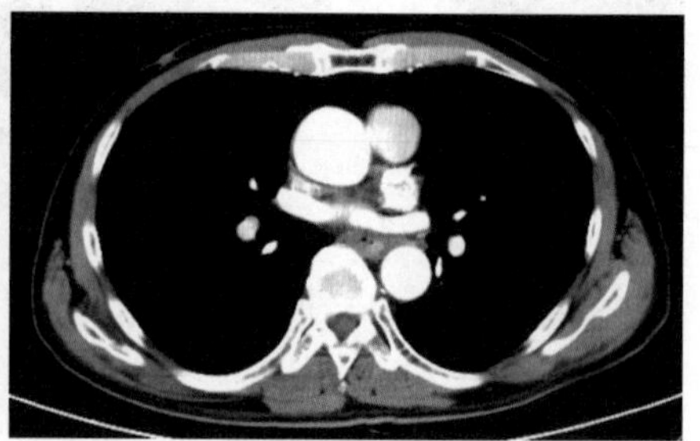

同步放化疗后

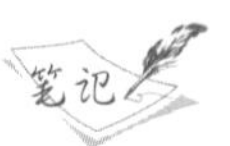

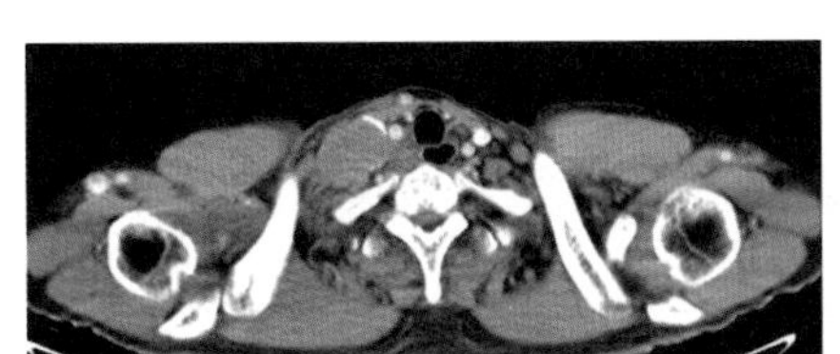
淋巴结：基线

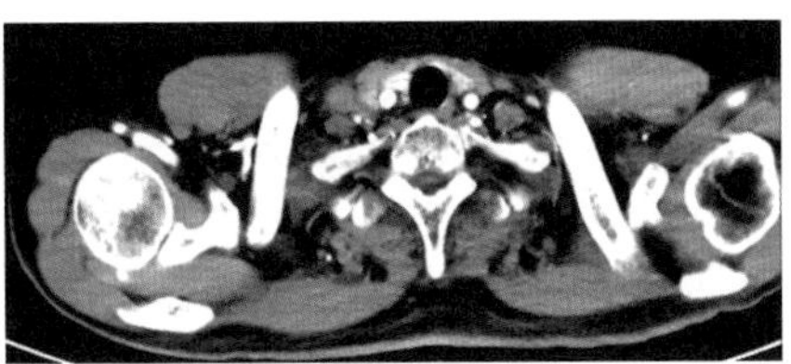
同步放化疗后

图 2-22-2　基线和同步放化疗后胸部 CT

第二阶段：安罗替尼维持治疗

放疗结束后给予“安罗替尼 8 mg d1 ～ d14 q21d”维持治疗。

（1）毒副反应：无皮疹、肝功能异常、甲状腺功能异常、肠炎及肺炎等免疫相关不良事件。

（2）疗效评价：随访中。

【治疗小结】

治疗小结如表 2-22-1 所示。

表 2-22-1　治疗小结

时间	事件	不良反应	疗效评价
2020-10-06	胃镜病理：（食管）低分化癌伴肉瘤样分化		
2020-10-28、2020-11-17、2020-12-19、2020-12-30	“TP + 信迪利单抗”×4 周期	过敏（CTCAE 2 级）	PR
2021-01-21	6MV-X/IMRT：（PGTVnd：60 Gy/30 f/6 w；PCTVnd：51 Gy/30 f/6 w） 信迪利单抗 + 安罗替尼同步化疗	过敏（CTCAE 2 级）	PR
2021 年 3 月	安罗替尼维持治疗		随访中

病例点评

该患者于 2020 年 10 月诊断为胸下段食管低分化肉瘤样癌伴多发淋巴结转移（cT3N2M0 Ⅲ b 期），属于不可切除局部晚期食管癌，拟定一线治疗方案。

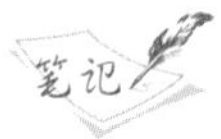

食管肉瘤约占食管恶性肿瘤的2%，病理组织学上，癌和肉瘤成分共存。临床和影像学检查结果与其他病理类型食管肿瘤相似。有报道，尽管食管肉瘤通常体积较大，但因为其向管腔外生性生长，而不是向食管浸润性生长，故食管肉瘤预后比其他恶性食管肿瘤较好些，但一旦出现淋巴结转移，其预后明显变差，且放化疗效果较其他类型要差。免疫治疗可能在食管肉瘤上具有一定的疗效，但因发病率低，尚缺乏高级别的临床指引，目前大部分治疗方案主要参考食管鳞癌来进行。

同免疫治疗时代发展的大规律一致，免疫治疗在食管癌领域的应用也是从二线不断向一线甚至更前线探索推进。二线治疗中，2019 年 Keynote181 研究、ESCORT 研究及 Attraction3 研究都证实了免疫单药在晚期食管癌二线治疗中的地位。2020 年6 月，帕博利珠单抗获中国国家药品监督管理局批准用于局部晚期或转移性食管鳞癌的二线治疗。而一线治疗也在迅速推进，继2020 年 ESMO 会议公布 KEYNOTE-590（ESCC）研究结果后，2021 年 ASCO 会议公布了 KEYNOTE-590 中国数据及 ESCORT-1st 及 CheckMate-648 研究数据，2021 年 ESMO 会议又公布了ORIENT-15 研究及 JUPITER-06 研究结果（图 2-22-3）。这些研究都显示，免疫联合化疗优于单纯化疗，而且毒副反应可以耐受，这些研究结果的公布改变了目前晚期食管癌一线治疗的策略，免疫联合化疗已经成为晚期食管癌的一线标准治疗。

	KEYNOTE-590（ESCC）		CheckMate-648		ESCORT-1st		JUPITER-06		ORIENT-15	
研究设计	三期、随机、双盲、多中心		三期、随机、开放标签、多中心		三期、随机、双盲、多中心		三期、随机、双盲、多中心		三期、随机、双盲、多中心	
治疗方案	Pembro 或安慰剂联合化疗（CF：5－FU＋顺铂）		Nivo+ 化疗 *vs.* Nivo+lpi *vs.* 化疗（CF：5－FU＋顺铂）		SHR-1210 或安慰剂联合化疗（TP：顺铂＋紫杉醇）		JS001 或安慰剂联合化疗（TP：顺铂＋紫杉醇）		信迪利单抗联合化疗（TP：顺铂＋紫杉或 CF：顺铂＋氟尿嘧啶）	
mOS（月）（95% *CI*）	12.6（10.2～14.3）	9.8（8.6～11.1）	13.2（11.1～15.7）	10.7（9.4～11.9）	15.3（12.8～17.3）	12.0（11.0～13.3）	17.0（14.0～NE）	11.0（10.4～12.6）	16.7（14.8～21.7）	12.5（11.0～14.5）
HR（95% *CI*）	0.72（0.60～0.88）		0.74（0.58～0.96）		0.70（0.56～0.88）		0.58（0.43～0.78）		0.628（0.51～0.78）	
mPFS（月）（95% *CI*）	6.3（6.2～6.9）	5.8（5.0～6.1）	5.8（5.6～7.0）	5.6（4.3～5.9）	6.9（5.8～7.4）	5.6（5.5～5.7）	5.7（5.6～7.0）	5.5（5.2～5.6）	7.2（7.0～9.6）	5.7（5.5～6.8）
HR（95% *CI*）	0.65（0.54～1.13）		0.81（0.64～1.04）		0.56（0.46～0.68）		0.58（0.46～0.74）		0.558（0.46～0.68）	
ORR	45.0%	29.3%	47%	27%	72.1%	62.1%	/	/	66%	45%
mDOR（月）（95% *CI*）	8.3	6.0	8.2	7.1	7.0	4.6	/	/	9.7	6.9

图 2-22-3　相关临床研究结果

回到 2020 年 10 月确诊的这名患者，2021 年 9 月，基于全球关键Ⅲ期临床研究 KEYNOTE-590 的数据，帕博利珠单抗获中国国家药品监督管理局批准联合化疗一线治疗晚期食管癌。结合患者经济情况，给予其“TP＋信迪利单抗”的治疗方案诱导化疗，治疗 4 周期后疗效评价达到 PR，效果较好，继续行根治性放疗，其间联合免疫及抗血管治疗，疗效评价达到 PR，后转抗血管治疗维持中。该患者一线经化疗联合免疫治疗、根治性放疗及抗血管维持治疗等综合治疗后实现长久 PR 及 PFS 的获益，进一步证实了免疫联合化疗在局部晚期食管鳞癌患者中的有效性及安全性。

笔记

病例 23 Ⅳa 期 HER-2 阳性食管鳞癌：信迪利单抗联合化疗 + 同步放化疗

病例介绍

患者，男性，58 岁，已婚，因“反复进食后胸骨后疼痛 20 天”入院。

【现病史】患者 20 天前无明显诱因出现进食后胸骨后隐痛，可忍受，无他处放射，进食硬质食物时疼痛加重，可自行缓解。2021-05-12 于医院就诊，查胃镜示食管距门齿 30 cm 处见环形肿块隆起，表面溃烂，苔污秽，扩张受限；诊断：食管癌；慢性萎缩性胃炎。外送病理会诊报告示鳞状细胞癌。为进一步诊治于 2021-05-17 于我院就诊。

【既往史】无特殊。

【个人史】生于福建仙游县，久居于本地。吸烟史 40 余年，约 15 支 / 日，饮酒史 40 余年，约 122 g/d。

【体格检查】ECOG 评分：2 分，身高：166.5 cm，体重：54.1 kg，体表面积：1.56 m^2。疼痛评分 3 分。营养中等，神志清，精神可。全身浅表淋巴结无肿大及压痛。胸廓正常无畸形，双肺呼吸音清，无干湿性啰音及胸膜摩擦音。心律齐，各瓣膜听诊区未闻及杂音。腹平坦，无腹壁静脉曲张，腹部柔软，无压痛、反跳痛，腹部无包块。

【辅助检查】

1. 实验室检查

血常规、尿常规、大便常规、血生化、肿瘤标志物无异常。

2. 影像学检查

（1）颈部CT：未见明显异常。胸部、全腹部CT（平扫+增强）（图2-23-1）：食管中下段管壁增厚，考虑食管癌伴肝胃间隙及腹膜后多发淋巴结转移；两肺多发结节状密度增高影，右下肺磨玻璃样密度影，建议密切随访；两上肺肺气肿；两肺陈旧性病灶。

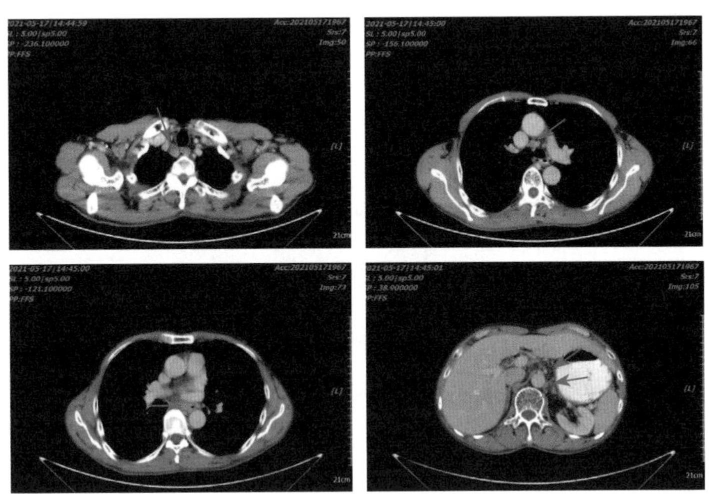

图2-23-1　2021-05-17 胸部、全腹部CT（平扫+增强）

（2）胃肠X线钡餐检查（图2-23-2）：食管中下段癌；慢性胃炎伴胃下垂。

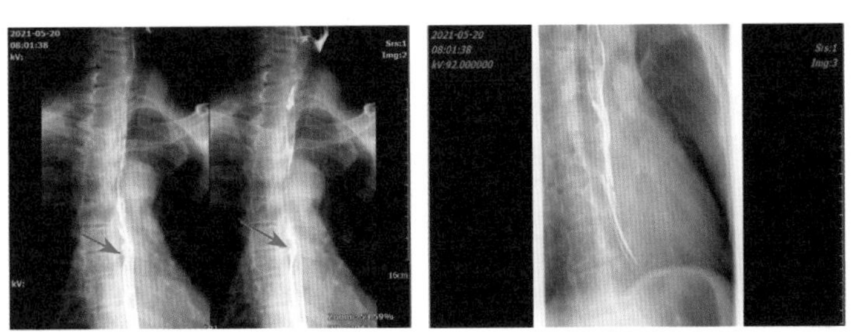

图2-23-2　2021-05-20 胃肠X线钡餐检查

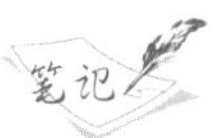

（3）ECT：全身骨显像未见明显异常。

3. 其他检查

（1）外院胃镜活检标本我院病理会诊：结合形态学及免疫组化符合低分化鳞状细胞癌。分子病理示 HER-2 基因扩增。

（2）心电图：窦性心律、左心室高电压、部分导联 ST-T 改变。

（3）心脏彩超：左室壁运动轻度不协调，二、三尖瓣轻度反流，心包少量积液。

【临床诊断】食管恶性肿瘤（鳞癌，cT3N3M0，Ⅳa 期，HER-2 基因扩增）；慢性萎缩性胃炎；两肺陈旧性病灶。

【诊疗经过】

第一阶段：免疫 + 抗 HER-2 靶向治疗联合化疗

入院后经多学科会诊，建议同步放化疗。但因患者及家属担心无法耐受，遂给予全身系统治疗。2021-05-23 开始行“白蛋白结合型紫杉醇 + 5-FU + 卡瑞利珠单抗”方案免疫联合化疗 1 周期；2021-06-07 开始予以“曲妥珠单抗 + 白蛋白结合型紫杉醇 + 5-FU + 卡瑞利珠单抗”方案治疗 4 周期。

2021-08-16 复查胸部、上中腹部 CT 提示食管病灶、纵隔、肝胃间隙转移淋巴结较前明显缩小（图 2-23-3）。2021-08-17 复查上消化道钡餐造影示病灶范围缩小，造影剂通过顺畅（图 2-23-4），疗效评价为 PR。

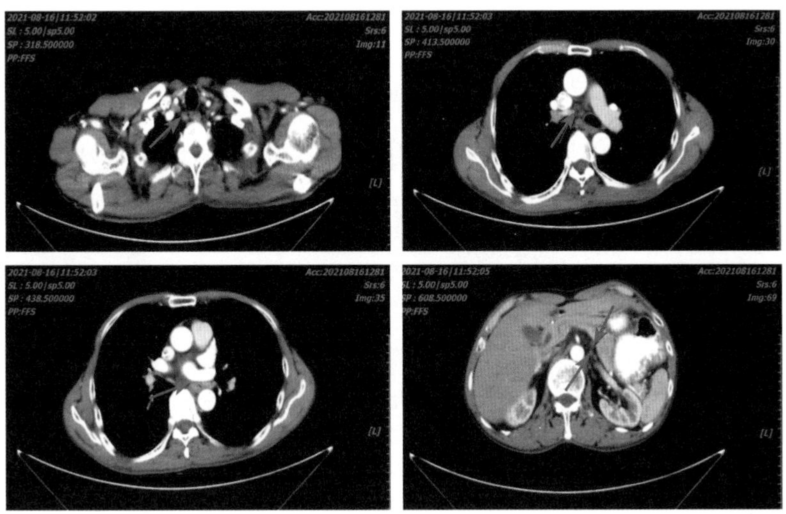
图 2-23-3 2021-08-16 复查胸部、上腹部 CT（平扫 + 增强）

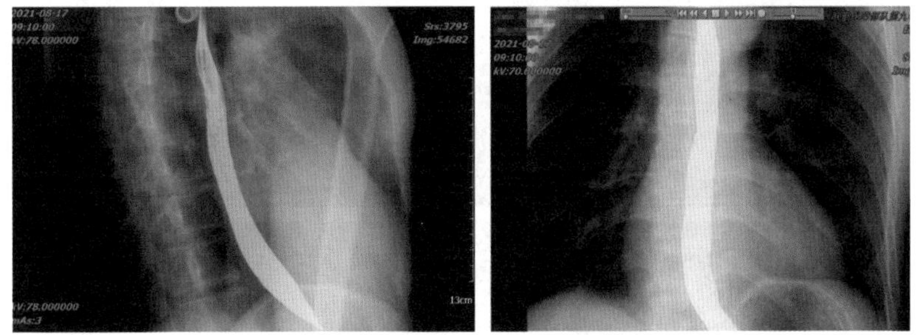
图 2-23-4 2021-08-17 复查上消化道钡餐造影

第二阶段：免疫 + 抗 HER-2 靶向治疗联合调强放疗

2021-08-23 开始行一程三维适形调强放射治疗，照射靶区包括影像学所见食管原发病灶及纵隔、肝胃间隙转移淋巴结及淋巴引流区，放疗剂量 95% PGTV：60 Gy/2 Gy/30 f，95% PTV：51 Gy/1.7 Gy/30 f。放疗期间于 2021-09-10 给予“卡瑞利珠单抗 200 mg ivgtt d1 + 曲妥珠单抗 280 mg ivgtt d2 q21d”免疫联合靶向治疗 1 周期；2021-09-30 给予“卡瑞利珠单抗 200 mg ivgtt d1”免疫治疗 1 周期。

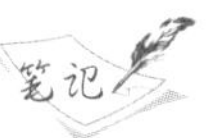

放疗结束后于2021-10-22开始给予“卡瑞利珠单抗200 mg ivgtt d1＋替吉奥早2粒晚2粒po d1～d14 q21d”免疫联合化疗4周期。因出现免疫相关性甲状腺功能减退，于2022-01-23暂停“卡瑞利珠单抗”治疗，给予“替吉奥早2粒晚3粒po d1～d14 q21d”化疗1周期。2022-02-14复查胸部、上中腹部CT（平扫＋增强）提示食管病灶、纵隔、肝胃间隙转移淋巴结较前缩小（图2-23-5），疗效评价为PR。评估甲状腺功能已恢复正常，2022-02-15、2022-03-07给予“卡瑞利珠单抗200 mg ivgtt d1＋替吉奥早2粒晚2粒po d1～d14 q21d”治疗2周期。目前疗效待评价。

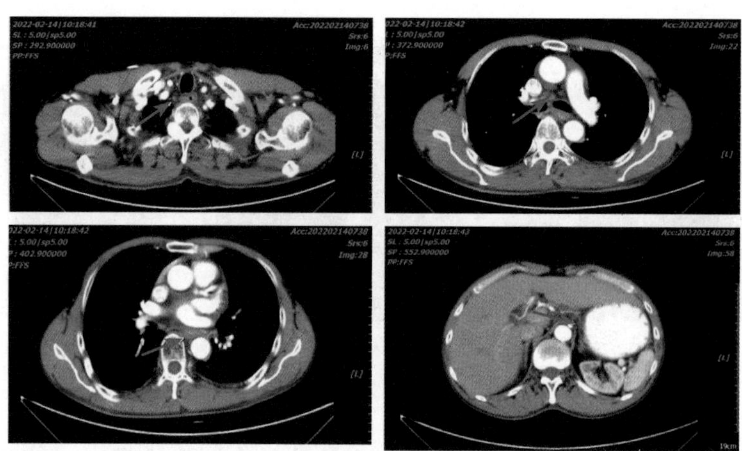

图2-23-5　2022-02-14复查胸部、上腹部CT（平扫＋增强）

病例点评

局部晚期ESCC患者的治疗可选择新辅助放化疗，而对于不可切除局部晚期食管癌和不能手术的食管癌，根治性同步放化疗是最重要的治疗方案，目前根治性同步放化疗联合免疫治疗仍处于临床试验阶段，离指南推荐仍有一定的距离。临床评估认为暂时无法耐

受根治性放化疗的不可切除局部晚期食管癌，给予新辅助化疗联合免疫治疗目前尚无高级别证据，但2021年公布数据的多个食管癌一线治疗研究均证明免疫联合化疗对患者有明显的生存获益。将免疫联合化疗应用于食管癌根治放化疗前的新辅助治疗值得临床探索。

HER-2是一种人表皮受体2酪氨酸激酶表皮生长因子受体（EGFR）类，由位于17号染色体上的致癌基因*ERBB2*编码。由美国病理学家学会、美国临床病理学会和美国临床肿瘤学会制定的筛查指南建议评估胃食管腺癌（GEA）的HER-2状态，以确定患者是否适合使用曲妥珠单抗进行HER-2靶向治疗。2019年，FDA基于一项随机试验批准曲妥珠单抗作为复发HER-2阳性GEA的三线治疗，具有显著的生存益处。有文献报道发现，在食管鳞癌患者中HER-2阳性检测率为8.6%（95% *CI*：5.5%～13%），阳性率并不高，属于少见类型，在临床治疗上常常排除在临床试验外，也没有标准治疗。目前，HER-2靶向治疗尚未用于食管鳞癌，也没有发表研究HER-2靶向治疗HER-2阳性食管鳞癌患者。但根据肿瘤检测结果进行个体化应用仍具有临床可行性，值得尝试。

该患者于2021年5月诊断为食管恶性肿瘤（鳞癌，cT3N3M0，Ⅳa期，HER-2基因扩增），首先应用信迪利单抗加曲妥珠单抗联合化疗新辅助治疗，2周期评价达到PR且安全性良好，随后给予免疫联合靶向同步放疗治疗，后续评估发现疗效及安全性获得肯定。这充分证明免疫联合曲妥珠单抗加化疗新辅助治疗后联合根治性放疗是不可切除局部晚期HER-2阳性食管鳞癌患者安全有效的治疗方案。虽然仅仅是一例个案，但对于这部分患者的治疗方案值得临床推广应用，当然对患者的生存期及药物安全性均应密切随访。

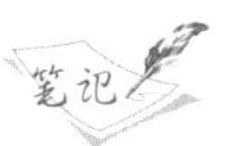

病例 24　多发骨转移晚期食管癌：卡瑞利珠单抗联合化疗二线治疗

病例介绍

患者，男性，初诊年龄 63 岁，2020 年 10 月因“进行性吞咽困难 2 月余”就诊。

【现病史】2020 年 10 月患者查胃镜示距门齿 27 cm 可见肿物，病理示鳞癌。伴咽下痛、呕吐黏液，腰痛 1 个月，伴消瘦，乏力，无饮水呛咳、声音嘶哑、呕血、胸闷、气促、咳嗽等不适。

【既往史】无肝炎、结核、高血压、糖尿病、冠心病、自身免疫性疾病等。

【个人史】无化学性物质、放射物、毒物、毒品接触史；吸烟 30 年余，约每日 20 支，2020 年戒烟；否认饮酒史。

【家族史】父母已故，去世原因不详，否认家族肿瘤病史及遗传病病史。

【体格检查】ECOG 评分：1 分，身高：170 cm，体重：56 kg，体表面积：1.63 m^2。营养中等，全身浅表淋巴结未触及肿大及压痛。胸廓对称，胸骨无压痛，双肺呼吸运动正常，听诊呼吸规整，双肺呼吸音清，未闻及干湿啰音。心率 68 次 / 分，律齐，各瓣膜听诊区未闻及杂音，腹平坦，腹部柔软，无压痛、反跳痛，腹部无包块。四肢肌力、肌张力未见异常，双侧膝、跟腱反射正常，双侧 Babinski 征阴性。双下肢无水肿。

【辅助检查】

1. 实验室检查

（1）血常规、尿常规、大便常规、血生化无明显异常。

（2）肿瘤标志物：CEA、CA12-5、CA15-3、CA19-9 正常。

2. 影像学检查

（1）胸部 CT（平扫 + 增强）（2020-10-14）：食管占位，考虑食管癌，建议行上消化道钡餐检查；纵隔内多发淋巴结影，伴部分钙化，建议随访；第 2 椎体高密度影，L_2、L_4 椎体骨质破坏，建议密切随访，除外转移可能；双肺肺气肿；右上中肺结节，建议随访（图 2-24-1）。中腹部 CT、颅脑 CT 平扫未见明显转移征象。

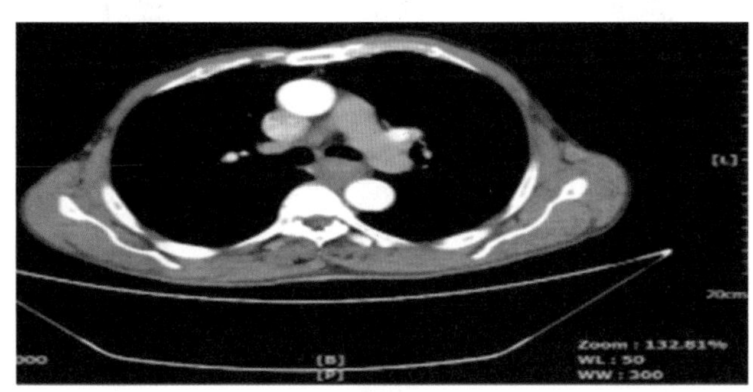

图 2-24-1　胸部增强 CT

（2）食管钡餐造影（2020-10-14）：食管中下段见不规则充盈缺损影，边缘毛糙，并见腔内外龛影，黏膜紊乱、破坏，部分连续性中断，管壁僵直，造影剂通过尚可，病灶累及长度约为 18.6 cm；诊断：食管中下段占位，考虑进展期食管癌；慢性胃炎；十二指肠降部憩室（图 2-24-2）。

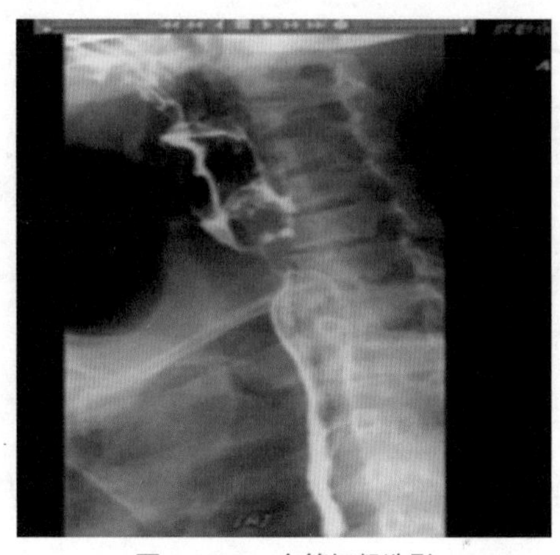

图 2-24-2　食管钡餐造影

（3）骨关节 ECT（2020-10-14）：左侧第 4 后肋骨、第 2 腰椎异常放射性浓聚（请结合临床）（图 2-24-3）。

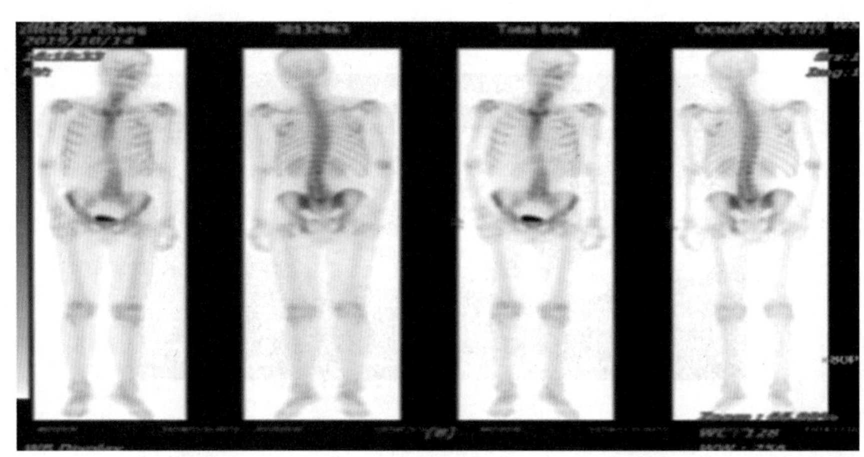

图 2-24-3　骨关节 ECT

（4）腰椎 MRI（平扫 + 增强）（2020-10-21）：L_2 椎体下缘、L_4、L_5 椎体异常信号灶，考虑转移瘤（图 2-24-4）。

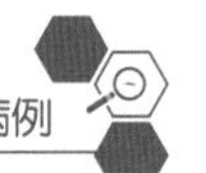

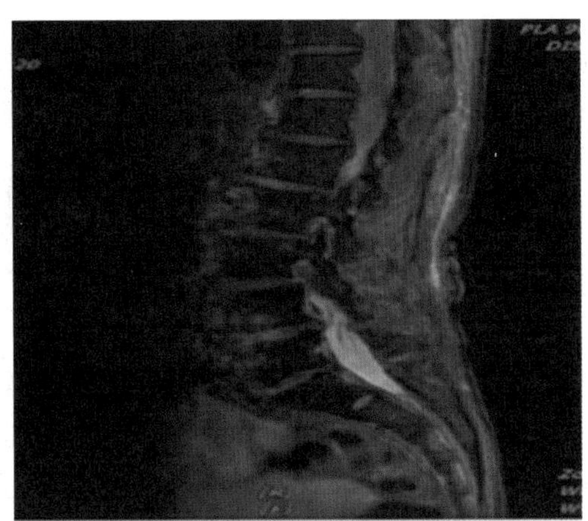

图 2-24-4 腰椎 MRI（平扫 + 增强）

3. 病理检查

外院胃镜活检标本我院病理诊断（2020-10-16）：食管鳞癌。

【临床诊断】胸中段食管鳞癌伴腰椎转移（cT2NxM1，Ⅳb 期）。

【诊疗经过】

第一阶段：化疗 + 放射治疗

2020-10-22、2020-11-13 给予“紫杉醇 280 mg d1 + 洛铂 50 mg d2，q3w”2 周期治疗。2019 年 12 月疗效评价为 SD。2020-12-08 始针对食管原发病灶行姑息放疗，6MV-X/IMRT：95% 体积肿瘤剂量 60 Gy/30 f，口服“替吉奥”同步化疗。

毒副反应：疲乏（CTCAE 1 级）、外周神经毒性（CTCAE 1 级）、骨髓抑制（CTCAE 2 级）。

基线和放化疗 2 周期后后胸部增强 CT 及食管钡餐见图 2-24-5、图 2-24-6。

笔记

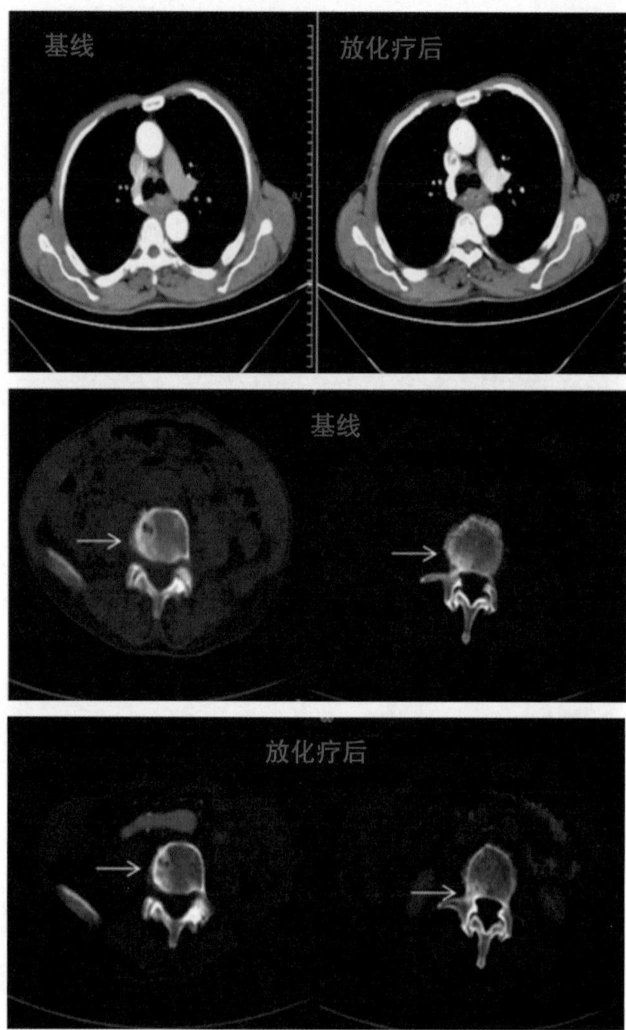

图 2-24-5　基线和放化疗 2 周期后后胸部增强 CT 示食管病灶及腰椎转移灶较前相仿

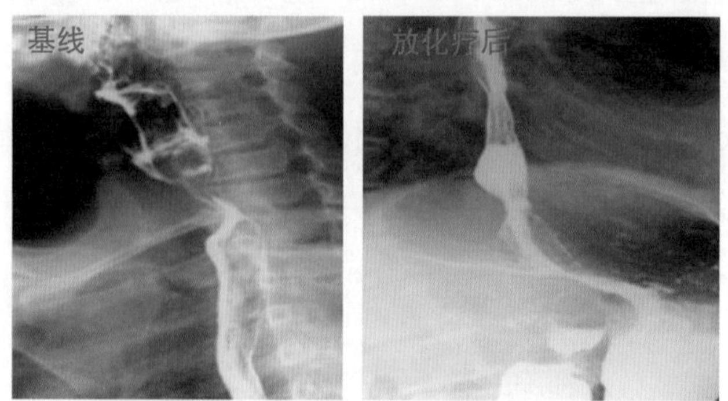

图 2-24-6　基线和放化疗 2 周期后食管钡餐示食管中下段病灶较前略好转

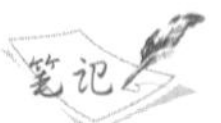

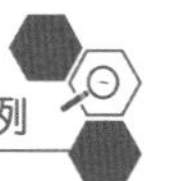

第二阶段：免疫治疗联合化疗 + 免疫维持治疗

疾病进展：2021-03-16 因“发现右侧锁骨上淋巴结肿大 1 周”入院，查胸部增强 CT：原食管癌放化疗后复查，现病灶累及贲门胃底可能，请结合临床；T_2 椎体高密度结节影，建议进一步检查；右侧锁骨上肿大淋巴结影，考虑肿瘤转移（图 2-24-7）。上腹部、中腹部增强 CT（图 2-24-8）：L_2、L_4、L_5 椎体骨质改变，考虑肿瘤转移。

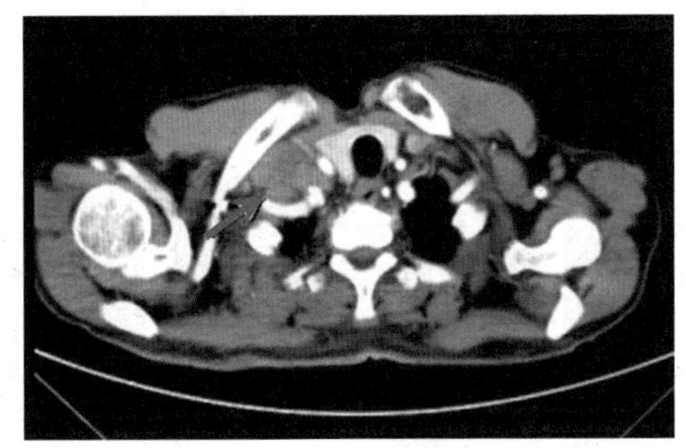

图 2-24-7 胸部增强 CT 示右侧锁骨上肿大淋巴结影

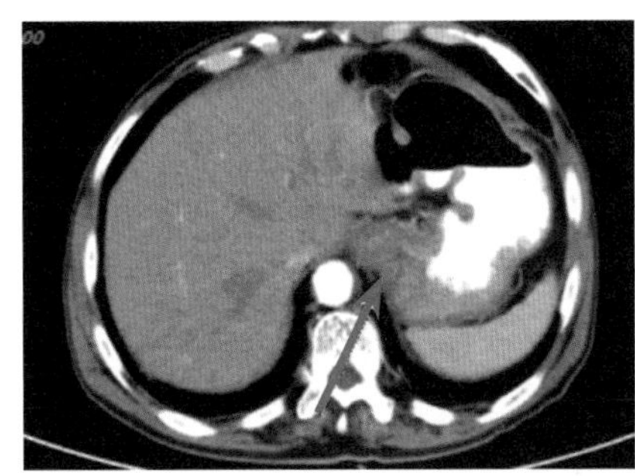

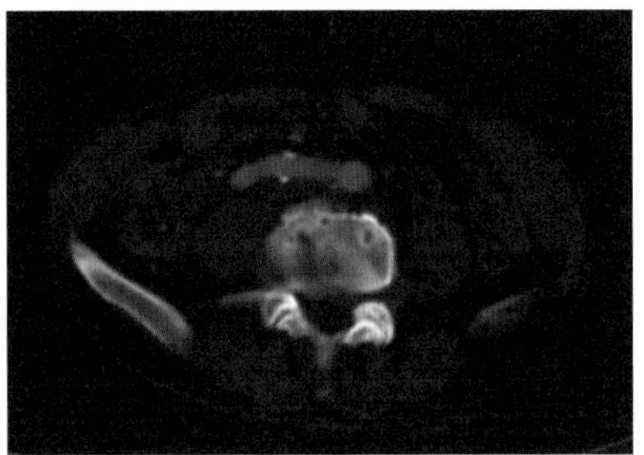

图 2-24-8 上腹部、中腹部增强 CT

2021-03-17、2021-04-14 给予“奈达铂 60 mg d1 ～ d2 + 替吉奥 60 mg bid + 卡瑞利珠单抗 200 mg d1 q21d”治疗 2 周期。疗效评价（2021-05-13）：PR。

2021 年 5 月 13 日至 2021 年 8 月 26 日继续行原方案化疗 4 周期，

后行“卡瑞利珠单抗”维持治疗至今。毒副反应：疲乏（CTCAE 1 级），无皮疹、肝肾功能异常、甲状腺功能异常、肠炎及肺炎等免疫相关不良事件。疗效评价维持 PR。

基线、免疫治疗 2 周期后、免疫维持治疗中末次复查胸腹部增强 CT 示食管病灶较前明显好转，右侧锁骨上淋巴结消失，腰椎转移灶较前相仿（图 2-24-9）。

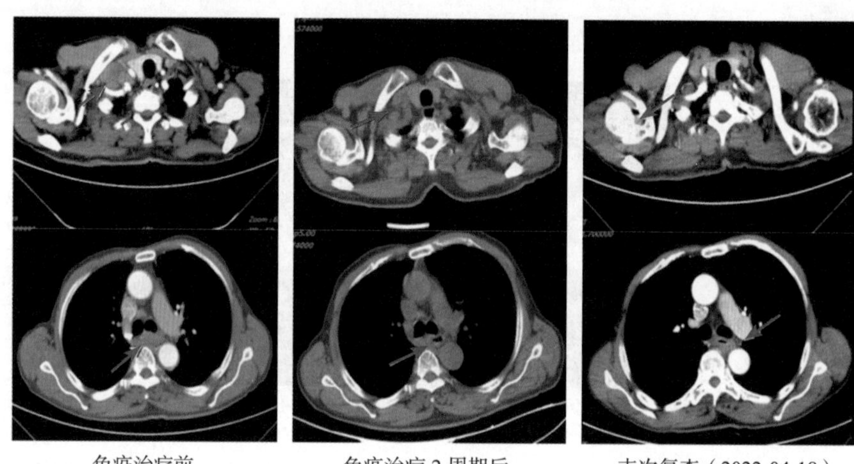

免疫治疗前　　免疫治疗 2 周期后　　末次复查（2022-04-18）

图 2-24-9　基线、免疫治疗 2 周期后、免疫维持治疗中末次复查胸部增强 CT

【治疗小结】

治疗小结如图 2-24-10 所示。

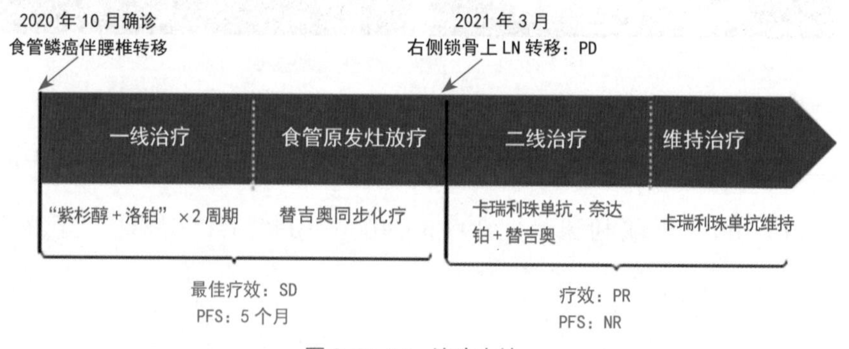

图 2-24-10　治疗小结

病例点评

食管癌是全球高度致命的癌症之一。据最新资料显示，食管癌发病率在全球所有癌种中居第八位，病死率位居第六位，且临床上大多数患者在确诊时已被诊断为晚期食管癌，其预后较差，病死率极高。以铂类为基础的化疗方案是晚期食管鳞癌的标准一线治疗方法，近年来，免疫药物不仅在晚期食管癌治疗领域取得了辉煌的成就，而且改写了食管癌的治疗模式。自 2017 年始，食管癌免疫治疗在短短 4 年内完成了从三线到二线再到一线的全线覆盖。

我国食管癌与西方国家在病理类型、遗传背景、人群特征等很多方面有较大不同。中国食管癌患者 90% 以上为食管鳞癌，而西方则以食管腺癌为主。因此，CSCO 指南对免疫治疗药物的推荐级别和证据级别都需要有针对中国食管鳞癌的大型随机临床研究。ESCORT 研究作为在中国晚期食管鳞癌患者中开展的首项、最大样本的针对免疫检查点抑制剂的研究，对比了卡瑞利珠单抗单药治疗或研究者选择的化疗方案（多西他赛或伊立替康），结果显示，与化疗相比，卡瑞利珠单抗可显著延长患者的 mOS（8.3 个月 *vs.*6.2 个月），降低死亡风险近 30%，提高 ORR（20.2% *vs.*6.4%），延长 DOR（7.4 个月 *vs.*3.4 个月），并且无论 PD-L1 表达状态，食管鳞癌患者相比化疗都可以从卡瑞利珠单抗治疗中获益。在安全性方面，卡瑞利珠单抗的耐受性良好，安全、可控。在研究方案上，ESCORT 研究充分考虑了中国食管鳞癌晚期一线治疗多采用紫杉醇治疗，二线化疗对照药物上选择多西他赛或伊

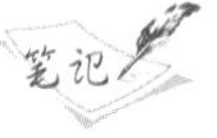

立替康，更适合中国的临床实践。综上所述，在新版指南发布会上专家们表示，ESCORT 研究堪称中国食管鳞癌免疫治疗的里程碑研究。

回顾免疫治疗在晚期食管癌的循证之路，KEYNOTE-181、ATTRACTION-3 和 ESCORT 研究分别探索了免疫单药治疗对比化疗二线治疗的疗效，奠定了免疫单药二线治疗晚期食管癌的地位。随后免疫治疗继续往前线推进。KEYNOTE-590 研究是首个探索免疫联合化疗在晚期食管癌一线疗效的全球多中心Ⅲ期临床试验，奠定了食管癌一线治疗中免疫联合化疗的治疗模式，改变了食管癌一线治疗格局，是一个有开创意义的里程碑式研究。紧接着，CheckMate-648、ORIENT-15、JUPITER-06、ESCORT-1st 研究均获得阳性结果，免疫治疗为晚期食管癌患者带来了新的希望。但目前食管癌免疫治疗领域仍存在一些困境，例如，联合方案的选择、放疗剂量及放疗与免疫治疗的顺序、免疫治疗获益人群的筛选及免疫治疗的强度等都值得进一步探讨。相信随着研究数据的不断成熟，免疫治疗会为我们带来更多惊喜。

该患者于 2020 年诊断为胸中段食管鳞癌伴腰椎转移（cT2NxM1，Ⅳb 期），经标准一线化疗及同步放化疗后出现疾病进展，根据 ESCORT 研究可以选择卡瑞利珠单抗单药治疗，考虑该患者肿瘤进展快，建议联合化疗控制疾病进展。患者经二线免疫治疗联合化疗及免疫维持治疗后获得长久 PR 及 PFS 的获益，耐受性良好，进一步证实了卡瑞利珠单抗联合化疗二线治疗晚期食管鳞癌患者的有效性及安全性。

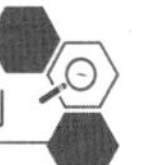

病例 25　根治放化疗后广泛进展食管鳞癌：帕博利珠单抗联合化疗三线治疗

病例介绍

患者，女性，76 岁，已婚，2018 年 5 月因“无明显诱因出现吞咽困难，进行性加重，伴胸闷”就诊。

【辅助检查】

（1）消化内镜（2018-08-27）：距门齿 24 ～ 30 cm 处见食管黏膜中断，考虑恶性肿瘤。食管肿物活检病理示中分化鳞状细胞癌。

（2）胸部 CT（2018-08-29）：食管中下段管壁明显增厚，左侧胸廓入口见软组织影，大小约 3 cm × 3 cm，考虑食管癌伴左侧胸廓入口处食管旁淋巴结转移（图 2-25-1）。

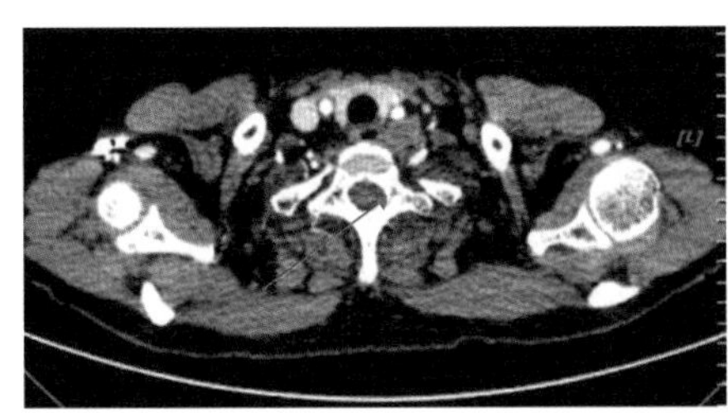

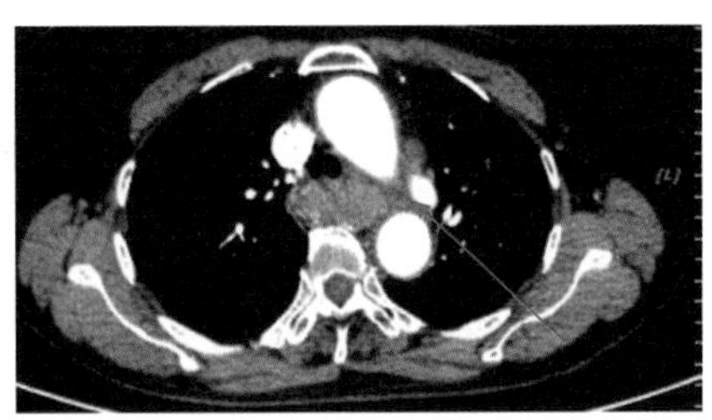

图 2-25-1　胸部 CT 示食管胸中下段占位伴纵隔多淋巴结转移

（3）食管钡餐（2018-09-30）：食管胸中下段可见偏侧性不规则充盈缺损影，累及长度约 8.5 cm，管壁僵直、管腔变窄、黏膜破坏、连续性中断、边缘毛糙（图 2-25-2）。

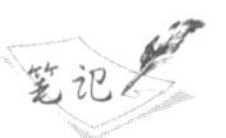

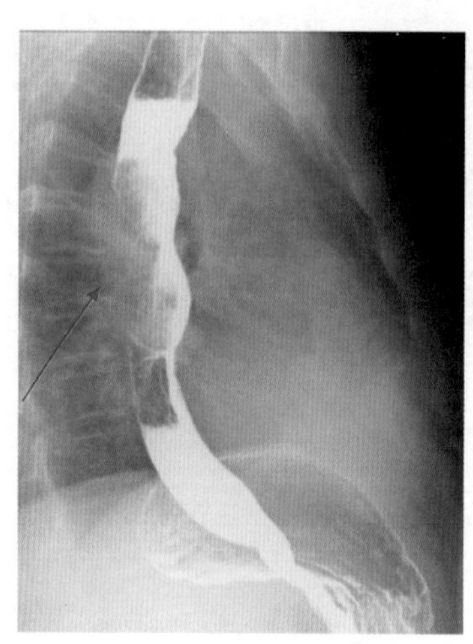

图 2-25-2　食管钡餐检查示食管胸中下段黏膜破坏

【临床诊断】食管胸中下段癌（cT3N1M0，Ⅲ b 期）。

【诊疗经过】

第一阶段：根治性放化疗

2018 年 9 月 5 日至 2018 年 10 月 17 日行根治性 6MV-X/IMRT 放疗，以食管病灶及左侧胸廓入口处食管旁转移淋巴结为 GTV，95% PGTV：60 Gy/30 f/6 w，纵隔淋巴引流区（2 区、4 区、5 区、7 区、8 区）为 CTV 靶区，涵盖 GTV，CTV 为 GTV 上下外扩 3 cm，余方向 0.5 cm，95% PCTV：51 Gy/30 f/6 w。同时给予“奈达铂 100 mg d1、d22”同步化疗。放疗 20 次时复查胸部 CT（2018-09-30）（图 2-25-3）：食管中下段管壁增厚，较前（2018-08-28）好转，左侧胸廓入口处食管旁淋巴结转移；左下肺结节，大小约 0.8 cm × 0.7 cm，考虑转移可能，较前新增。复查食管钡餐（图 2-25-4）：食管中下段呈放疗后改变，黏膜中断明显好转，疗效评价为 PR。

化疗后出现 2 度骨髓抑制，给予重组人粒细胞刺激因子升白后恢复正常。根治性放化疗疗效评价为 PR。

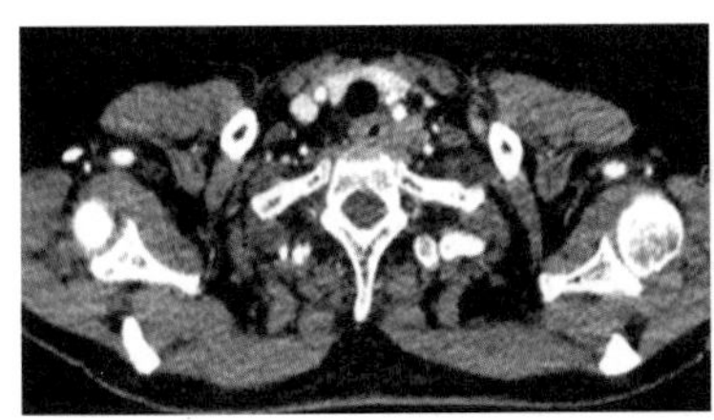
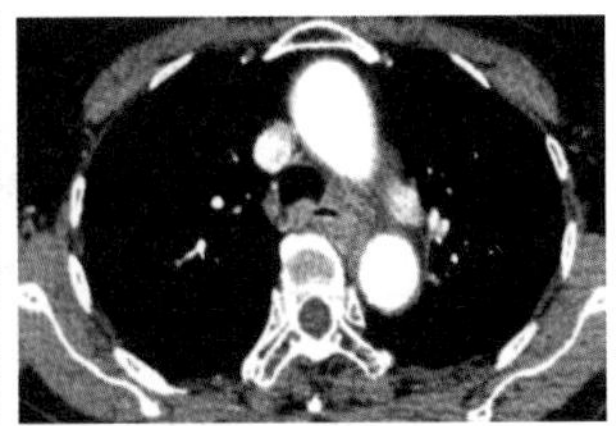

图 2-25-3 复查胸部 CT

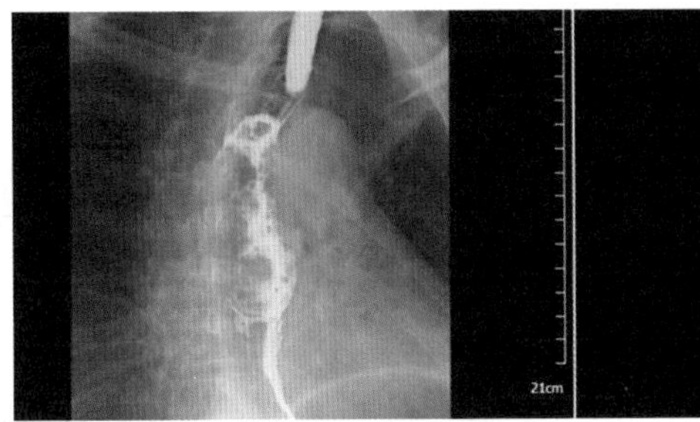
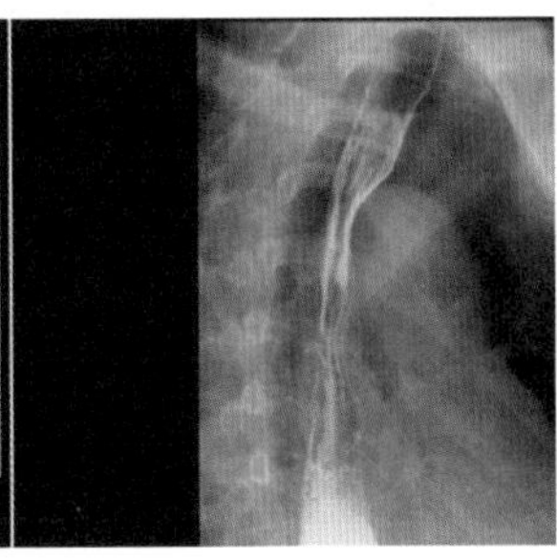

图 2-25-4 复查食管钡餐

第二阶段：抗血管生成靶向治疗

2018-11-12 患者出现咳嗽咳痰，复查颈、胸部 CT（2018-11-27）（图 2-25-5）：食管中下段管壁增厚，较前大致相仿，左侧胸廓入口处食管旁转移淋巴结较前明显缩小；左肺上叶结节影，考虑转移可能，较前增大；两肺炎症。后给予“口服阿帕替尼 250 mg qd”抗肿瘤治疗 1 个月。2019-01-14 复查胸部 CT 示肺转移灶进展（图 2-25-6）。

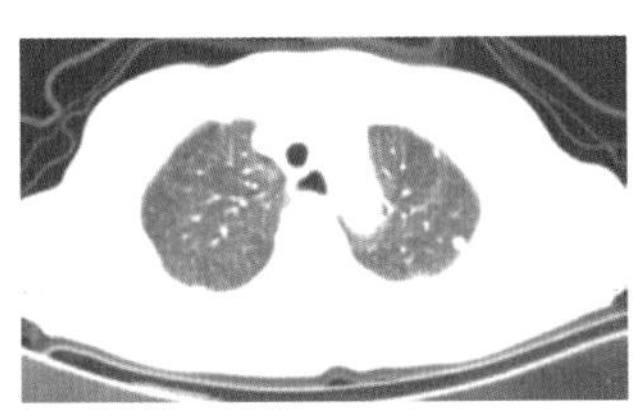

图 2-25-5 2018-11-27
复查胸部 CT

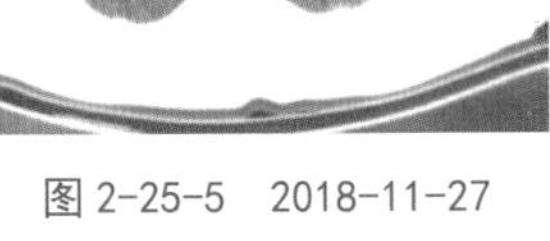
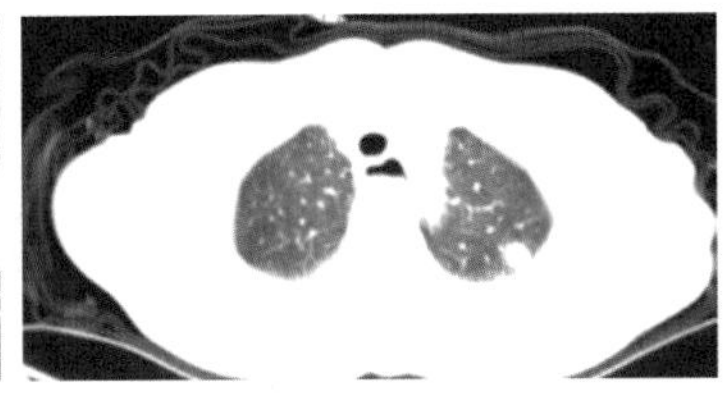

图 2-25-6 2019-01-14
复查胸部 CT

第三阶段：帕博利珠单抗联合化疗

2019-01-16 行“帕博利珠单抗注射液 200 mg q3w”免疫治疗，治疗后患者出现咳嗽咳痰、双下肢水肿等症状，口服利尿药后水

肿消退，口服止咳化痰药后咳嗽缓解。2019-02-11 复查胸部 CT（图 2-25-7），疗效评价稳定。2019-02-12 第二周期给予“帕博利珠单抗注射液 200 mg q3w”治疗。2019-03-04 复查 CT，疗效评价为 PR。后维持“帕博利珠单抗注射液 200 mg q3w”免疫治疗，末次用药时间为 2022-03-08。其间，定期复查胸部 CT 及食管造影（图 2-25-8 至图 2-25-11）。

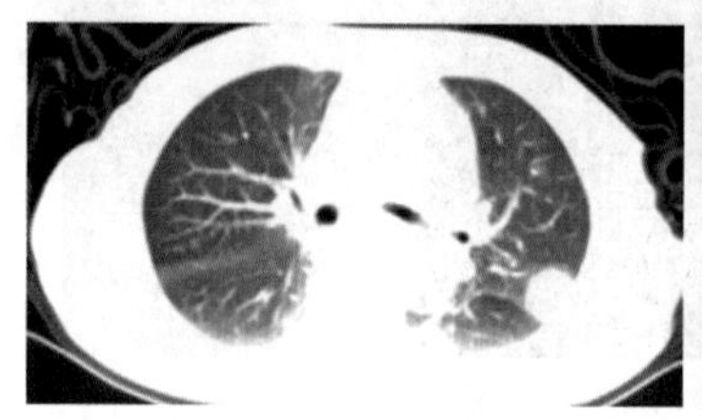

图 2-25-7　2019-02-11 复查胸部 CT

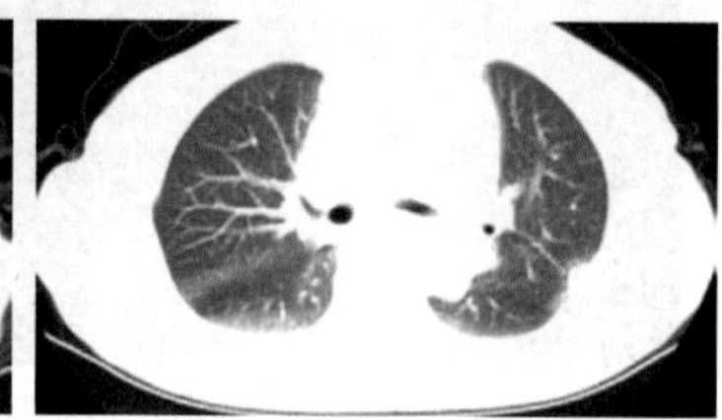

图 2-25-8　2019-04-24 复查胸部 CT

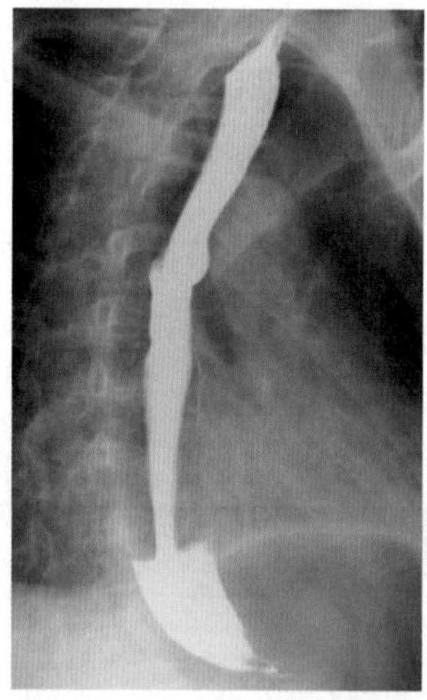

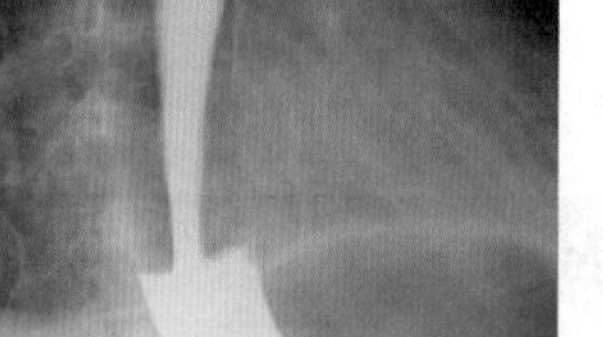

图 2-25-9　2019-07-15 复查食管造影

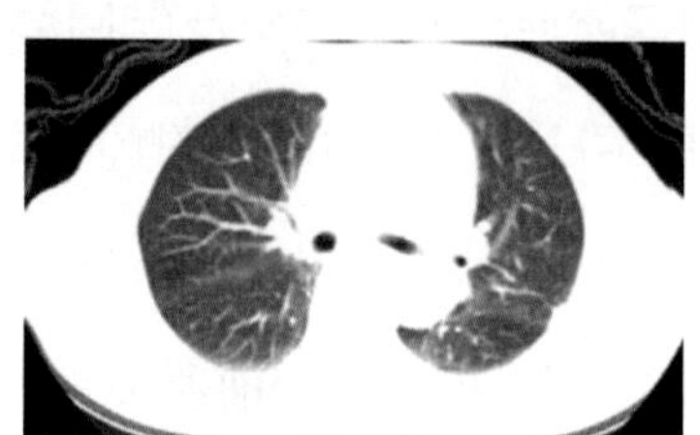

图 2-25-10　2020-04-03 复查胸部 CT

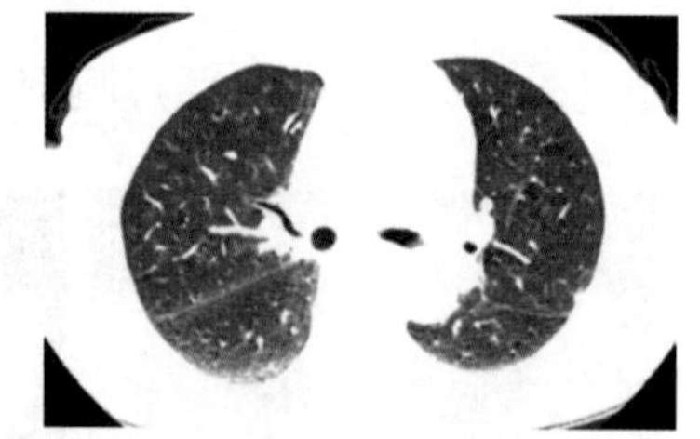

图 2-25-11　2021-04-28 复查胸部 CT

病例点评

食管癌在我国发病率居第六位，死亡率居第四位，诊断时多为晚期。该患者根治性同步放化疗前为局部晚期，放疗期间发现

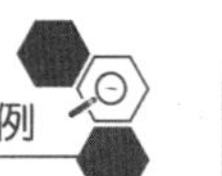

左肺转移结节。

靶向治疗近些年在食管癌的探索逐渐增多。晚期食管癌的靶向治疗主要有抗 VEGFR，本例患者治疗结束后很快出现双肺转移，ALTER1102 为安罗替尼单药治疗二线及以上的晚期食管鳞癌的临床研究，该研究分为安罗替尼组和安慰剂组，研究结果显示安罗替尼组 mPFS 为 3.02 个月，较安慰剂组的 1.41 个月明显延长（$P < 0.0001$）。单药阿帕替尼作为抗 VEFR 小分子 TKI，在晚期食管癌也有探索，但本例采用阿帕替尼 1 个月后复查胸部 CT 提示肺部转移灶较前进展，可以临床判断为无效，因此抗 VEGR 靶向药在晚期食管癌的治疗中仍需进行优选与探索。

自 1992 年 RTOG85-01 奠定了局部晚期食管癌同步放化疗的标准治疗地位后，局部晚期食管癌治疗接近瓶颈，且化疗药物的替换未能显著改善生存，本例患者在治疗后很短时间内就出现进展，显示亟须新的治疗方案来改变这一治疗现状。

根据一线晚期转移性食管癌治疗的相关临床研究，KEYNOTE-181 研究帕博利珠单抗二线单药对比化疗治疗局部复发及远处转移食管癌的Ⅲ期随机对照临床试验，结果显示前者可显著延长生存期。KEYNOTE-590 研究帕博利珠单抗 + 化疗 *vs.* 安慰剂 + 化疗一线治疗晚期食管癌的Ⅲ期随机对照临床试验，结果显示前者可显著延长生存期，在亚洲食管鳞癌患者中，帕博利珠单抗组的 mOS 为 10 个月，化疗组为 6.5 个月（风险比 *HR*=0.63）。本患者虽然未检测 PD-L1 的 CPS 表达水平，但是总体单药维持治疗 PFS 长达 38 个月，免疫治疗为食管癌的治疗带来希望的曙光。

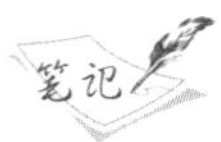

病例 26　术后远处转移食管癌：卡瑞利珠单抗联合放化疗

病例介绍

患者，男性，61 岁，因“无明显诱因出现进食干饭后吞咽困难”就诊。

【现病史】患者于 2019 年 1 月无明显诱因出现进食干饭后吞咽困难，开水送服后好转，2019-05-14 于医院就诊，查胃镜示距门齿 22 ～ 26 cm 处可见肿物。病理提示中分化鳞状细胞癌。

【既往史】否认高血压、糖尿病、心脏病等病史。

【个人史】吸烟 40 余年，1 包 / 日，已戒烟 5 年；无饮酒史。

【家族史】否认家族遗传病病史。

【体格检查】KPS：90 分。右侧锁骨上可触及一肿大淋巴结，质硬，无压痛，大小约 3 cm × 3 cm，活动尚可，余全身浅表淋巴结无肿大及压痛，双肺呼吸音清，未闻及干湿啰音，心律齐，未闻及杂音，腹平软，无压痛及反跳痛，肝脾肋下未触及，双下肢无水肿。

【辅助检查】

1. 实验室检查

（1）血常规：白细胞计数 5.74×10^9/L、粒细胞百分比 60.2%、红细胞计数 4.40×10^{12}/L、血红蛋白测定 145.0 g/L、血小板计数 144.0×10^9/L。

（2）CEA：2.71 ng/mL。

2. 影像学检查

（1）胸部增强 CT（2019-05-15）：食管中段管壁增厚，考虑肿瘤，胃左淋巴结肿大，考虑淋巴结转移（图 2-26-1）。腹部 CT 未见异常。

（2）胃肠造影：食管中上段占位，考虑进展期食管癌。

（3）MR 颅脑（平扫 + 增强 + 功能成像）：双侧大脑半球白质区少许缺血灶。

（4）全身骨 ECT：全身骨显像未见明显异常。

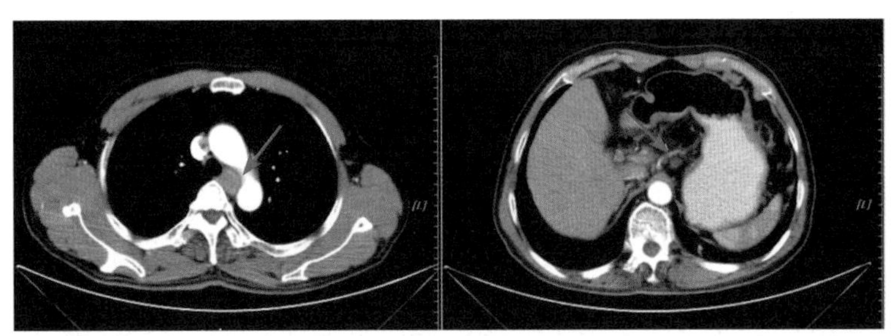

图 2-26-1 胸部增强 CT

【临床诊断】胸中上段食管中分化鳞癌（T2N1M0，Ⅲ a 期）。

【诊疗经过】

第一阶段：根治性手术

2019-05-29 在全麻下行“胸腹腔镜下食管癌根治术（三切口）”，术后病理示（食管 + 部分胃切除标本）进展期溃疡型中分化鳞状细胞癌；癌组织累及肌层，见脉管侵犯；上、下切缘及吻合器切缘阴性；检出胃周淋巴结（1/6 个）、右喉返神经旁淋巴结（1 个）癌转移；食管旁淋巴结（2 个）、肝动脉旁淋巴结（7 个）及第 7 组淋巴结（5 个）未见癌转移。术后未行放化疗。2020 年 7 月发现右锁骨上肿物。

第二阶段：卡瑞利珠单抗联合放化疗

颈部 + 胸部 CT：食管癌术后，胸腔胃，未见明显复发征象，

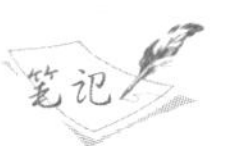

右锁骨上肿大淋巴结，较前明显增大，考虑转移；双肺多发结节影，部分为新增病灶，考虑转移瘤灶；双肺肺气肿；双肺陈旧性病灶；纵隔淋巴结，建议随访。全腹部 CT（平扫 + 三期增强 + 三维重建）：肝多发囊肿、肝右叶钙化灶；前列腺增生。

患者确诊为“胸中上段食管中分化鳞癌术后（pT2N1M0，Ⅲ a 期）伴右锁骨上淋巴结、双肺转移”。2020-09-14 开始针对右锁骨上肿大淋巴结行姑息放疗，采用 6 MV-X/IMRT。95% PGTVnd：45 Gy/15 f/3 w，放疗后疗效评价为 PR（图 2-26-2）。2020-11-24、2020-12-17、2021-01-13、2021-02-04 行“洛铂 40 mg d1 + 卡瑞利珠单抗 200 mg d1 q21d”方案化疗 4 周期，过程顺利。此后定期行卡瑞利珠单抗免疫维持治疗并规律复查（图 2-26-3、图 2-26-4）。

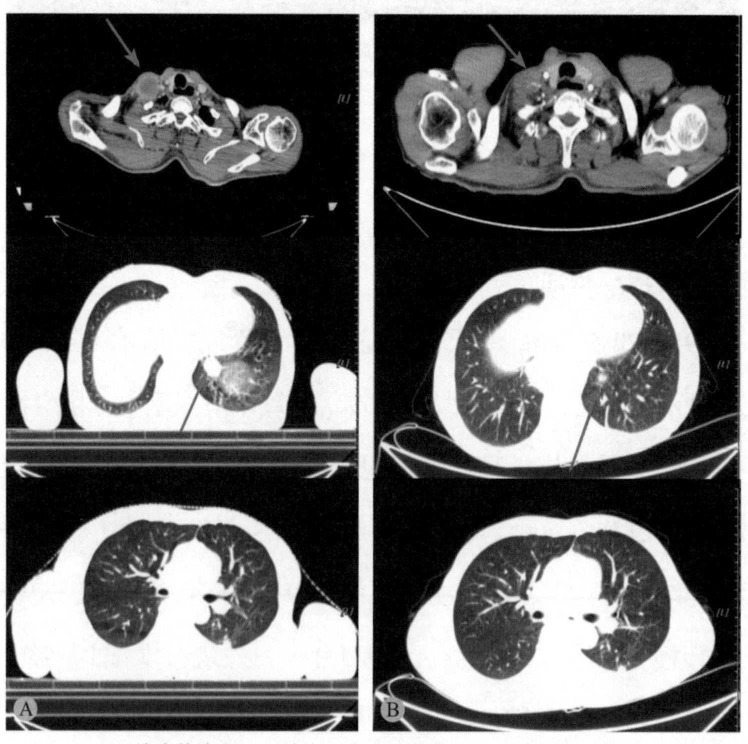

A. 放疗前检查；B. 放疗 + 化疗 + 免疫治疗 2 周期后复查。

图 2-26-2　治疗前和治疗 2 周后胸部增强 CT 检查

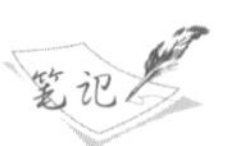

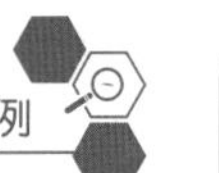

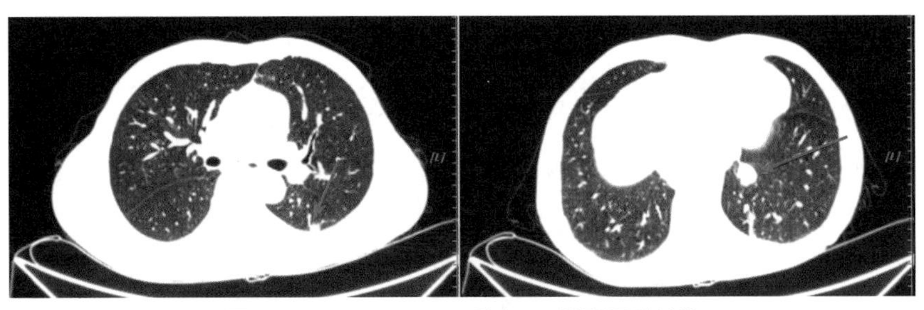

图 2-26-3　2022-07-22 胸部 CT 增强示肺转移

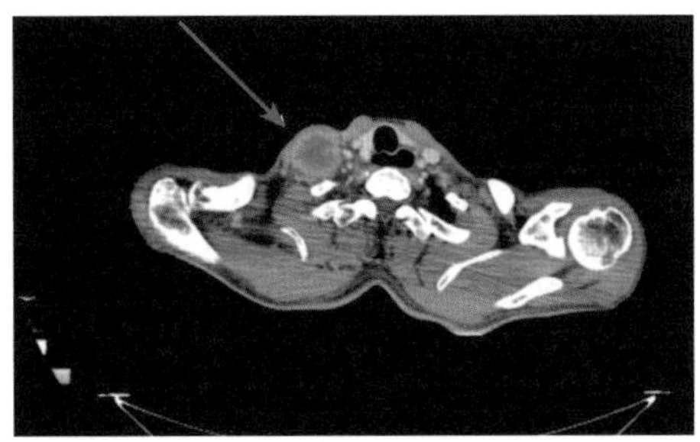

图 2-26-4　2022-09-10 胸部 CT 增强示右锁骨上淋巴结转移

病例点评

食管癌是我国高发的恶性肿瘤之一，发病率和死亡率约占全球一半。可手术患者在术后也极易复发或发生远处转移。在过去几十年，转移性食管癌的治疗进展缓慢，一线治疗以含铂化疗为主，患者 mOS 不超过 1 年。近年来，以 PD-1/PD-L1 为代表的免疫检查点抑制剂进军食管癌领域，从二线到一线，从单药到联合，免疫治疗逐步打破了食管癌既往尴尬的治疗局面。

KEYNOTE-590 是一项全球多中心、随机、双盲对照的Ⅲ期临床研究，纳入了全球 26 个国家 168 个研究中心共 749 例患者，其中中国患者人群占 14.2%，研究结果显示，无论是在 ITT 人群、ESCC 人群、PD-L1 CPS ≥ 10 分，还是 PD-L1 CPS ≥ 10 分的

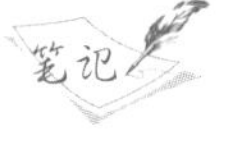

ESCC 人群中，帕博利珠单抗联合化疗一线治疗相比单纯含铂化疗都能带来更具有统计学意义的 OS 获益。

此外，放射治疗也能诱发一种远隔效应，该效应是一种离放疗原发部位较远的肿瘤消散现象。在接受放疗联合免疫治疗的转移性黑色素瘤受试者中报告了远隔效应之后，人们渐渐开始对二者的潜在协同治疗感兴趣。有学者在各种鼠模型（黑色素瘤、乳腺癌、胶质母细胞瘤、结肠癌）中对放疗联合免疫治疗进行了研究，在这些研究中，观察到与单一治疗方法相比，实验动物的存活率增加并且肿瘤生长控制情况也获得了改善。放射治疗还能使肿瘤细胞上的 PD-L1 表达增加，这也可能有助于其与化疗的协同作用。

该例患者在术后 1 年出现淋巴结、双肺转移，一线治疗选择右锁骨上转移淋巴结姑息放疗及卡瑞利珠单抗联合铂类化疗，患者耐受性良好且未发生 3 级或 4 级不良反应，不仅淋巴结得到明显退缩，肺内病灶也得到一定程度的缩小；后续在单药免疫维持阶段仍能有很好的局部控制，或许不仅得益于免疫检查点抑制剂的治疗，也有放疗远隔效应的功劳。

病例 27 Ⅳ b 期颈段食管鳞癌：卡瑞利珠单抗联合化疗加局部放疗

病例介绍

患者，男性，46 岁，2020 年 9 月以“进行性吞咽困难 4 月余”就诊。

【现病史】患者 2020 年 5 月出现吞咽困难，以进食坚硬食物为著，未重视，未诊治。2020 年 8 月出现进食半流质食物梗阻感，于医院就诊，胃镜提示距门齿 16 ～ 19 cm 处见一菜花样肿物，表面凹凸不平，累及管腔 3/4 周，内镜无法通过，活检质脆，易出血。食管肿瘤病理：镜下见小灶鳞状上皮呈高级别上皮内瘤变。全身 PET-CT：颈段 - 胸上段食管 MT，侵犯气管及甲状腺左侧叶；纵隔 8U、8M、8L（食管沟旁）、纵隔 1R、1L、2R、2L、4R、7 组多发淋巴结转移可能性大；胃底、胃体大弯侧壁增厚，MT 待除；腹主动脉旁淋巴结转移可能性大；双肺门及纵隔 9R、9L 组多发淋巴结炎性增生可能性大；右肺上叶新增炎症；双肺弥漫性粟粒，尘肺或粟粒性肺结核可能性大；左肺下叶及右肺中叶多发炎性结节；T_5 左侧椎弓根可疑早期转移，建议定期随访；双侧上颌窦慢性炎症；鼻咽及口咽部弥漫性炎性摄取；鼻咽左侧壁增厚，建议行鼻咽镜进一步检查；双侧颈部Ⅱ区多发淋巴结炎性增生；左肾下盏小结节；前列腺增生伴钙化；双侧腹股沟区多发淋巴结反应性增生；脊柱退行性改变。自发病以来，体重减轻约 20 kg。

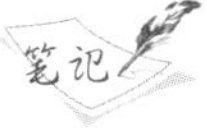

【既往史】4 年前意外发生左前臂骨裂，给予对症处理后好转。否认高血压、糖尿病、心脏病等病史。

【个人史】吸烟30年，约每日20支，1月前已戒烟；无饮酒史。

【家族史】否认家族遗传病病史。

【体格检查】KPS：90 分。全身浅表淋巴结未触及肿大，双肺呼吸音清，未闻及干湿啰音，心律齐，未闻及杂音，腹平软，无压痛及反跳痛，肝脾肋下未触及，双下肢无水肿。

【辅助检查】

1. 实验室检查

（1）血常规：白细胞计数 8.80×10^9/L、粒细胞百分比 67.2%、红细胞计数 3.43×10^{12}/L、血红蛋白 103.0 g/L、血小板计数 215.0×10^9/L。

（2）其他：CEA 21 μg/L；EB-DNA 9640 IU/mL；结核菌素试验、痰检抗酸杆菌、结核感染 T 细胞检测、结核抗体阴性。

2. 影像学检查

（1）全脊柱 MRI（平扫 + 增强）：胸 4 椎体左侧椎弓根异常强化，考虑转移；L_3/L_4、L_4/L_5 椎间盘突出；C_4/C_5、C_6/C_7 间盘膨隆；颈椎、腰椎退行性改变（图 2-27-1）。

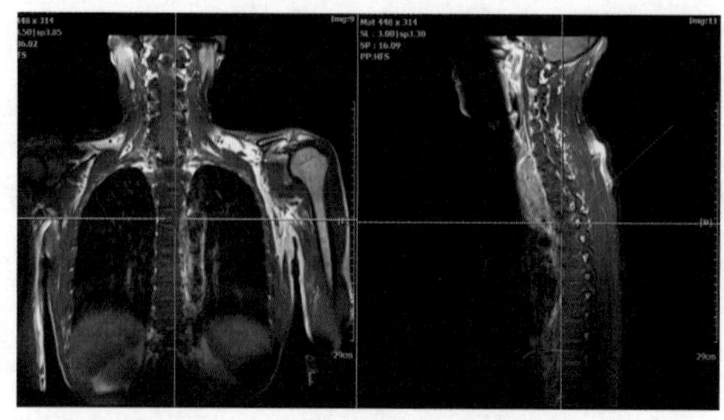

图 2-27-1　全脊柱 MRI（平扫 + 增强）

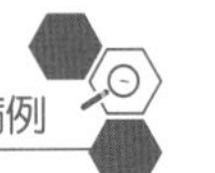

（2）胃镜及食管病理检查（2020-09-16）：食管入口可见菜花状肿物，伴管腔严重狭窄，内镜无法通过，给予活检，病理示鳞状上皮高级别异型增生伴癌变（图 2-27-2）。诊断：食管入口肿物伴狭窄。

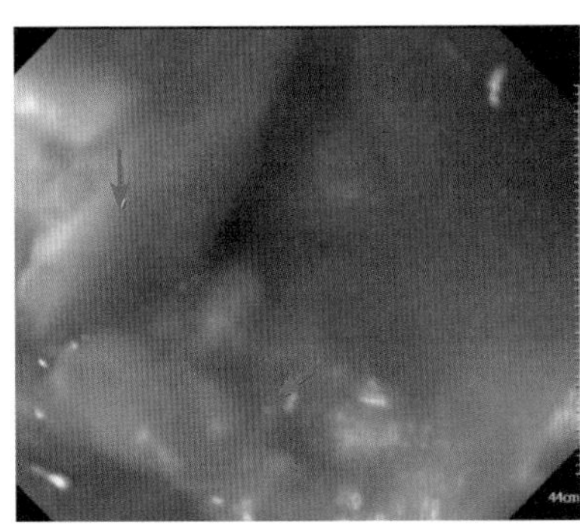

胃镜检查

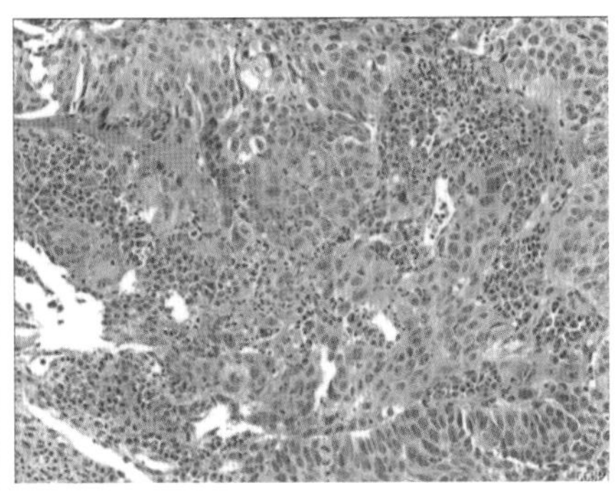

食管病理

图 2-27-2　胃镜及食管病理检查

（3）鼻咽镜及鼻咽黏膜病理检查（2020-09-17）：鼻咽部稍厚，给予活检，咽后壁慢性充血，咽后壁和舌根有少许淋巴滤泡增生，双侧披裂肿胀、充血，双侧声带光滑，运动正常，病理（鼻咽黏膜活检标本）示少量黏膜慢性炎及大量炎性纤维素样物，请结合临床（图 2-27-3）。

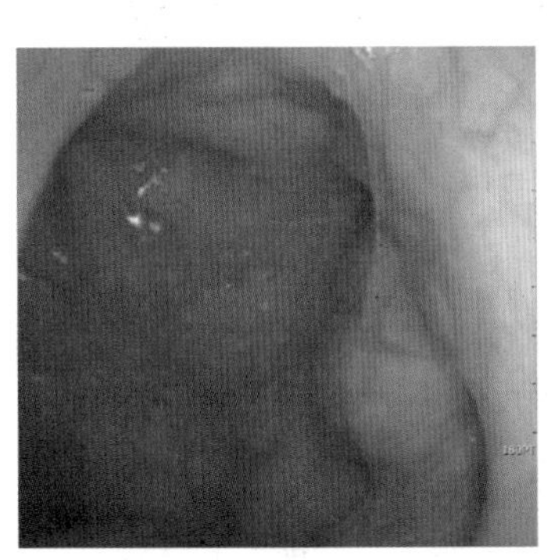

鼻咽镜

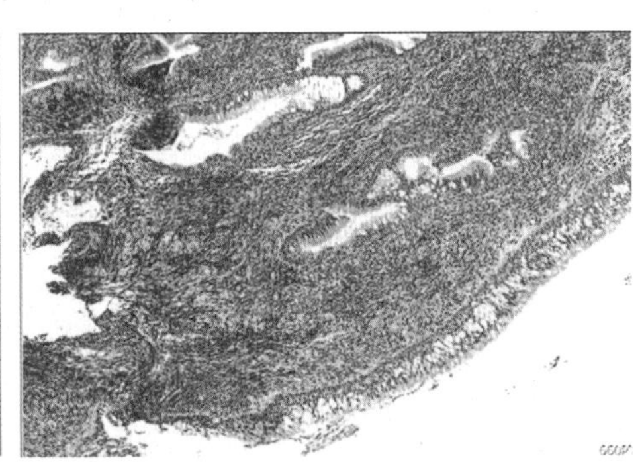

鼻咽黏膜病理

图 2-27-3　鼻咽镜及鼻咽黏膜病理检查

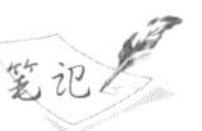

【临床诊断】颈段食管鳞癌伴多发淋巴结转移、骨转移（T4bN2M1，Ⅳb 期）；鼻咽黏膜炎；陈旧性肺结核。

【诊疗经过】

患者确诊为“颈段食管鳞癌伴多发淋巴结转移、骨转移（T4bN2M1 Ⅳb 期）”。于 2020-09-24、2020-10-14、2020-11-06 给予“白蛋白结合型紫杉醇 300 mg d1 + 奈达铂 100 mg d1 + 卡瑞利珠单抗 200 mg d1 q21d”化疗 3 周期，过程顺利。2 周期疗效评价为 PR。2020-12-08 给予同步放化疗，采用 6MV-X/IMRT：GTV 包括影像学所见的食管病灶及转移淋巴结，95% PGTV 剂量为 60.2 Gy/28 f。其间，给予“奈达铂 + 卡瑞利珠单抗 /q21d”同步化疗 2 周期，治疗过程顺利。疗效评价为 PR（图 2-27-4）。此后于 2021-02-04 开始规律给予“卡瑞利珠单抗”免疫维持治疗至 2021 年 9 月。

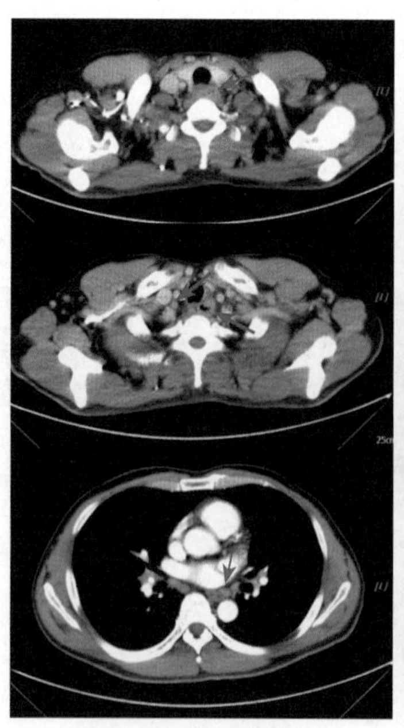
2 周期化疗后复查

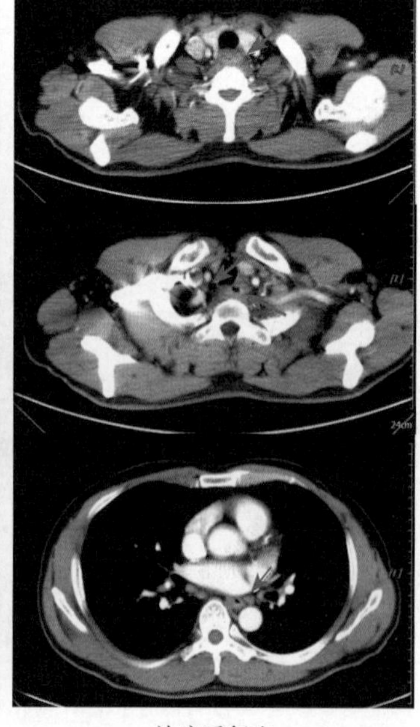
放疗后复查

图 2-27-4　2 周期化疗后及放疗后复查

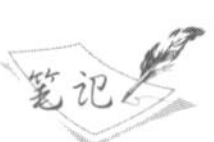

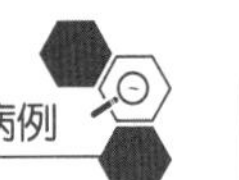

病例点评

食管癌已是全球范围内常见的恶性肿瘤之一，据统计，我国每年新发食管癌病例达24.6万，部分患者发现时已出现远处转移。近年来随着免疫治疗的进展，对于晚期食管癌免疫治疗的相关研究层出不穷。该例患者首诊明确为Ⅳ期食管癌，根据2020年NCCN指南及CSCO指南治疗首选全身姑息化疗，二线考虑单药免疫治疗或单药化疗，但该治疗模式下并不能得到很好的OS或PFS。

KEYNOTE-590是一项全球多中心、随机、双盲对照的Ⅲ期临床研究，纳入了全球26个国家168个研究中心共749例患者，其中中国患者人群占14.2%，研究结果显示，在ITT人群中，帕博利珠单抗联合化疗一线治疗在OS、PFS、ORR、DOR数据上都显示了相比单纯化疗一线治疗更显著的优越性，安全性数据则与标准化疗相当。ESCORT-1st研究同样是比较卡瑞利珠单抗联合化疗和单纯化疗一线治疗转移性或进展期食管鳞癌的疗效，研究结果显示，卡瑞利珠单抗联合化疗组显著改善了患者的OS（15.3个月 *vs.* 12.0个月，*HR*=0.70，95% *CI*：0.56～0.88，*P*=0.0010）和PFS（6.9个月 *vs.* 5.6个月，*HR*=0.56，95% *CI*：0.56～0.68，*P*＜0.0001），卡瑞利珠单抗联合化疗和化疗联合安慰剂组的ORR分别为72.1%和62.1%，中位应答时间分别为7.0个月和4.6个月，安全性可控。

该例患者首诊明确为Ⅳ期食管癌，一线选择卡瑞利珠单抗联合化疗3周期后，吞咽症状明显改善，病灶退缩。此时该患者可选择继续原方案治疗，但患者仅存在单发骨转移，且转移病灶负

荷小，因此，可在肿瘤退缩环境良好情况下增加肿瘤病灶的放疗以提高局部控制率，从而获得更高的PFS。

在过去，放疗是肿瘤免疫治疗的“三驾马车”之一。传统认为放疗可杀伤免疫细胞、具有免疫抑制作用；而实际上，经大量研究证实并获得肿瘤学家普遍认同的一种观点是免疫治疗和放射治疗具有协同作用。关于其机制的阐述是，大剂量的放疗可以诱导免疫原性细胞死亡，释放大量的肿瘤相关抗原，肿瘤相关抗原的种类和数量使得抗原呈递细胞和树突状细胞激活，进而激活整个免疫系统；另外，放疗对肿瘤基质点的破坏也能增强免疫识别。因此，免疫联合放疗理论上是可以协同增强抗肿瘤疗效的。

该患者化疗后行局部病灶放疗联合免疫治疗及化疗，疗效喜人，后续行卡瑞利珠单抗单药免疫维持治疗10个周期，无免疫治疗不良反应，至今已有长达18个月的PFS，其安全性及有效性得到了验证。

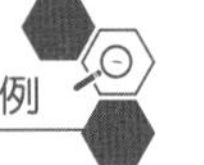

病例 28　术后淋巴结伴椎体转移晚期食管癌：卡瑞利珠单抗加替吉奥化疗联合放疗二线治疗

病例介绍

患者，男性，72 岁，因“进行性吞咽困难 2 月余”就诊。

【现病史】2017 年 5 月出现进食干饭后吞咽困难，开水送服后好转，未重视。后梗阻感进行性加重，不能进食干饭，偶有反酸、恶心，无呕吐，无发热，无声嘶、后背疼痛，无上腹部闷胀、疼痛不适，无黑便、血便。2017-03-18 于医院就诊，查胃镜示距门齿 28 ～ 33 cm 处可见肿物，病理示癌变（图 2-28-1）。患者自发病以来，精神及睡眠尚可，食欲食量一般，体重无明显变化，大小便未见明显异常。

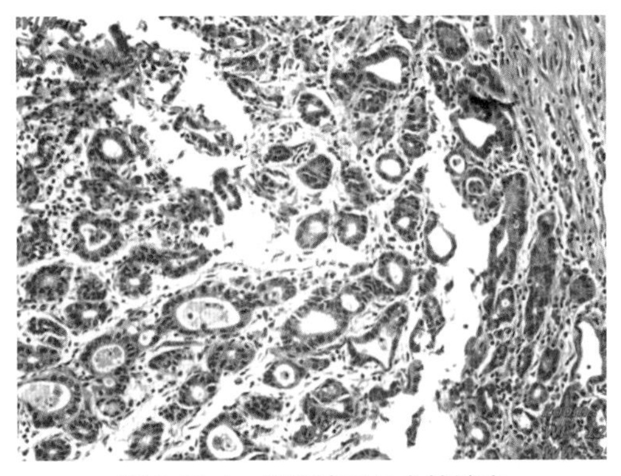

图 2-28-1　胃镜病理示食管鳞癌

【既往史】否认传染病病史，否认慢性病病史，否认外伤史，否认输血史。

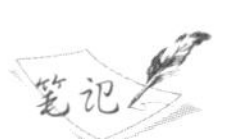

【个人史】有吸烟史 40 余年，40 支 / 日；有饮酒史 40 余年，5 两 / 日。

【家族史】否认家族肿瘤病史。

【体格检查】KPS：80 分。全身浅表淋巴结未触及肿大，双肺呼吸音清，未闻及明显干湿啰音，心率 82 次 / 分，律齐，未闻及病理性杂音，腹软，无压痛、反跳痛、肌紧张，肝脾肋下未触及，神经系统未见异常。

【辅助检查】

1. 实验室检查

白细胞计数 7.73×10^{9}/L、红细胞计数 4.58×10^{12}/L、血红蛋白 139.0 g/L、肌酐（比色法）69.0 μmol/L、葡萄糖（己糖激酶法）8.1 mmol/L ↑、白蛋白（溴甲酚绿法）46.2 g/L、谷丙转氨酶（IFCC 法）12.9 U/L、谷草转氨酶（IFCC 法）16.3 U/L。

2. 影像学检查

（1）颈部 + 胸部 + 上腹部 CT（2017-03-23）：颈部未见明显异常；食管中下段管壁增厚，建议行上消化道钡餐检查；双上肺轻度肺气肿；主动脉弓及左冠状动脉钙化；肝左叶囊肿；右肾囊肿。

（2）食管钡餐（2017-03-24）：食管中下段见长约 7.3 cm 不规则充盈缺损影，管腔变窄，边缘毛糙，并见腔内龛影，黏膜破坏，管壁僵直，造影剂通过受限，余所见胃及十二指肠无明显异常。

（3）ECT（2017-03-24）：全身骨扫描未见异常。

【临床诊断】食管中下段鳞癌（cT2N0M0，Ⅱ a 期）；双肺肺气肿；主动脉及冠状动脉钙化；肝囊肿；肾囊肿。

【诊疗经过】

第一阶段：根治性手术

2017-03-31 在全麻下行“胸腹腔镜下食管癌切除术 + 胸腔闭式引流术（三切口）”，术后病理示进展期浸润型高分化鳞状细胞癌，癌组织累及肌层（接近穿透固有肌层）；另于部分胃组织中见一溃疡型管状腺癌，Lauren 分型为肠型癌；癌组织累及肌层，见神经侵犯；上、下切缘及吻合器切缘阴性；食管旁淋巴结（2 个）、胃周围淋巴结（11 个）、左喉返神经旁淋巴结（4 个）、右喉返神经旁淋巴结（4 个）、“第 2 组、第 4 组淋巴结”（8 个）及第 7 组淋巴结（7 个）均未见癌转移；于胃周围见一副脾组织（直径 0.5 cm）。TNM 分期：T2N0M0。免疫组化提示食管癌未见脉管内癌栓。免疫组化提示胃癌未见脉管内癌栓。

术后诊断：食管中下段鳞癌（pT2N0M0，Ⅱ a 期）；胃溃疡型管状腺癌；术后未行辅助治疗，定期随访未见复发转移（图 2-28-2）。

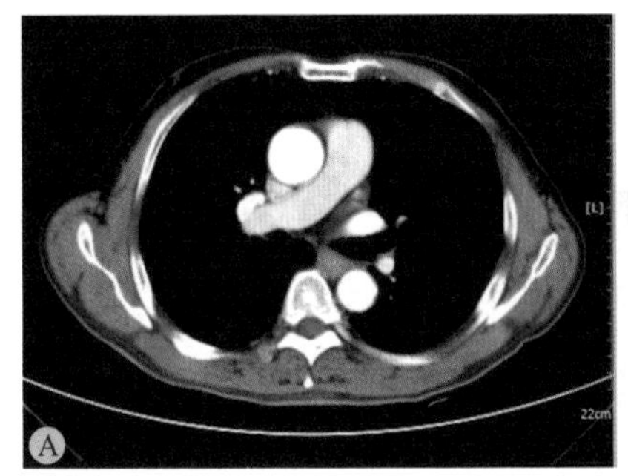

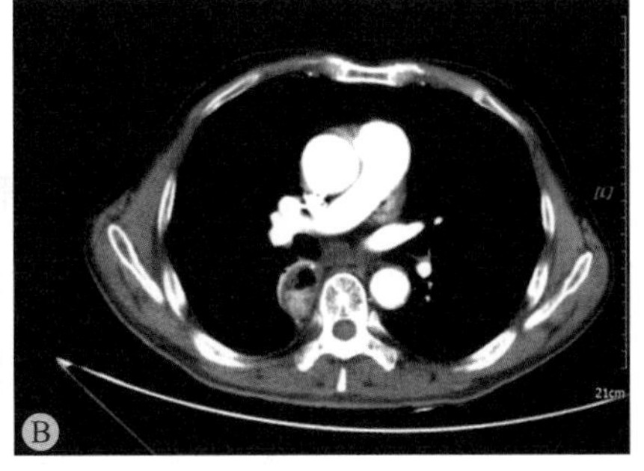

A. 2017 年 3 月；B. 2017 年 5 月。

图 2-28-2　复查 CT 未见复发

第二阶段：寡转移姑息放疗

2018-08-15 复查胸部 CT 发现肝门胰头区软组织影，上腹部

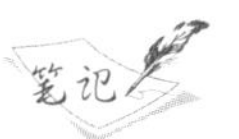

MRI 示考虑淋巴结转移。2018-09-03 开始针对肝门胰头区转移性淋巴结行姑息放疗，采用 6MV-X/IMRT，95% 体积肿瘤剂量 54 Gy/30 f。放疗同时配合替吉奥同步化疗。放疗后复查，疗效评价为 CR（图 2-28-3），后续定期复查未见肿瘤复发（图 2-29-4）。

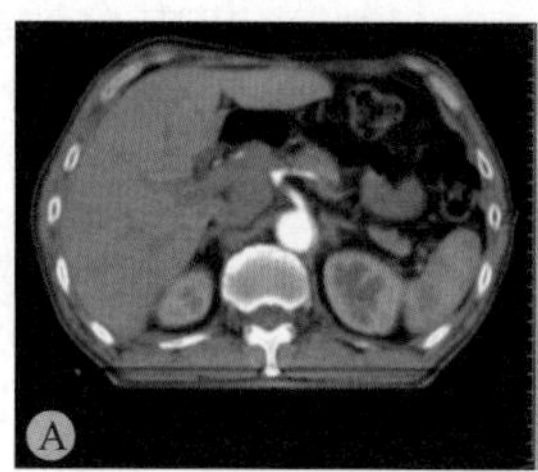
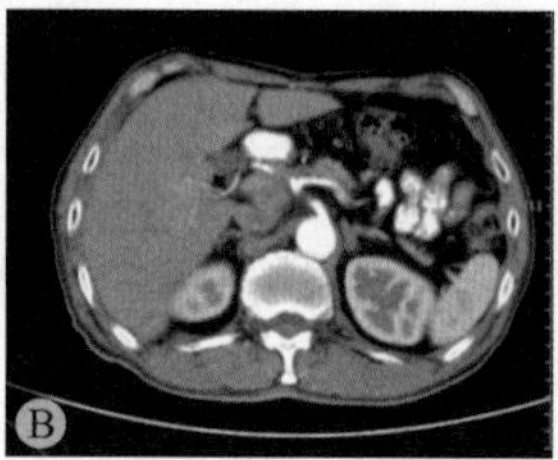
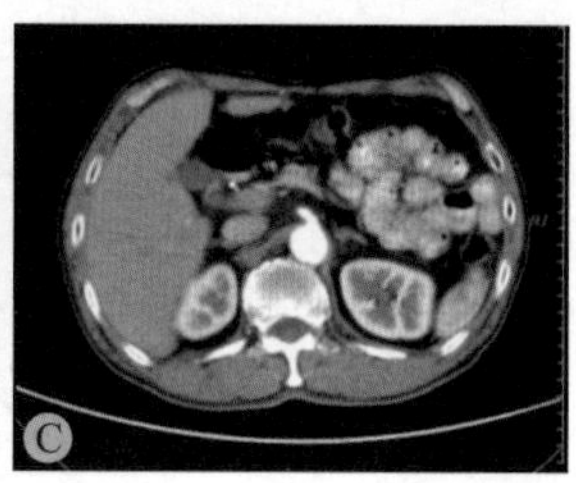

A. 治疗前；B. 治疗结束；C. 治疗结束后 8 个月。

图 2-28-3 治疗过程中 CT 检查结果

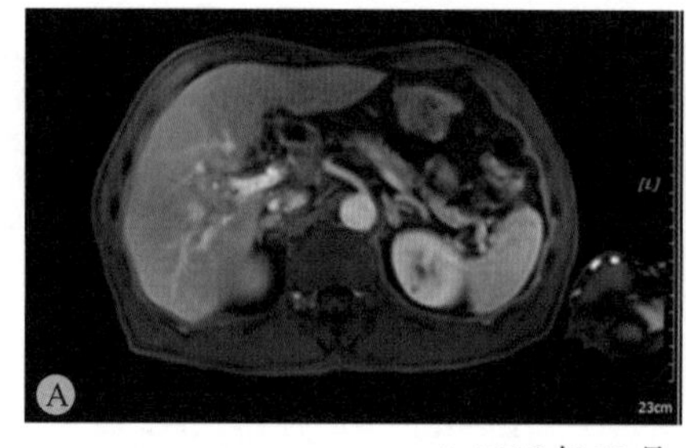
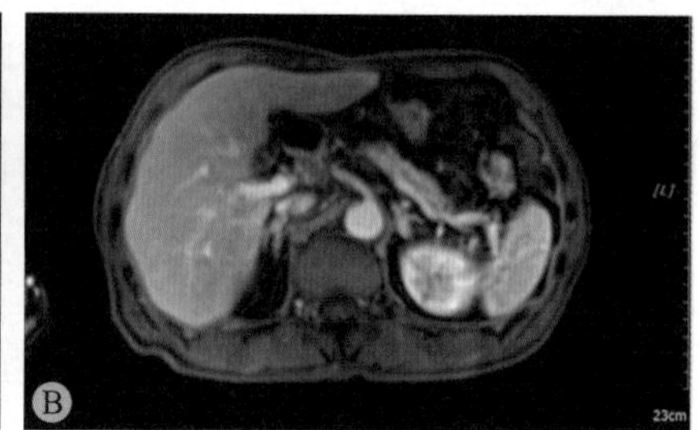

A. 2018 年 12 月；B. 2019 年 3 月。

图 2-28-4 治疗结束后 MR 随访结果

第三阶段：卡瑞利珠单抗 + 替吉奥口服化疗 + 局部放疗

2019 年 6 月复查发现侧胸廓入口处肿大淋巴结影，未行特殊治疗。2020 年 4 月开始出现吞咽梗阻感，伴右上臂疼痛，于当地医院复查胸部 CT 示右侧胸廓入口处淋巴结较前明显增大，再次于我院就诊，复查胸部 CT 示右侧胸廓入口处软组织肿块并侵犯颈 6 胸 1 椎体，考虑肿瘤转移（图 2-28-5B）。2020-06-01 开始针对右侧胸廓入口处转移淋巴结行姑息放疗，采用 6MV-X/IMRT：95% 体积肿瘤剂量 60 Gy/30 f。放疗同时配合替吉奥同

步化疗。2020-07-14 至今给予“卡瑞利珠单抗 200 mg d1/ q3w”方案免疫治疗，过程顺利，其间定期复查，右侧胸廓入口处淋巴结较前明显好转，疗效评价为 PR（图 2-28-5），后续定期复查未见肿瘤复发（图 2-28-6）。

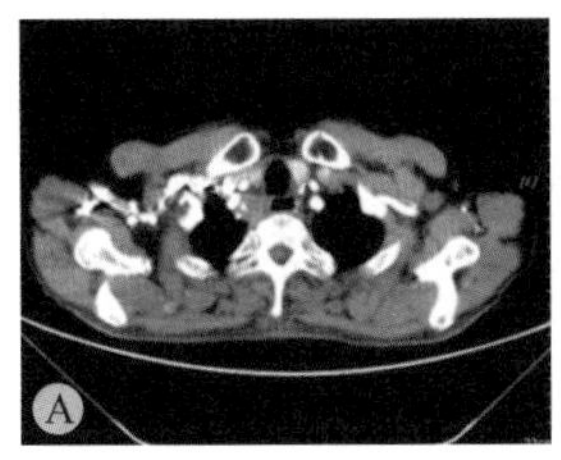
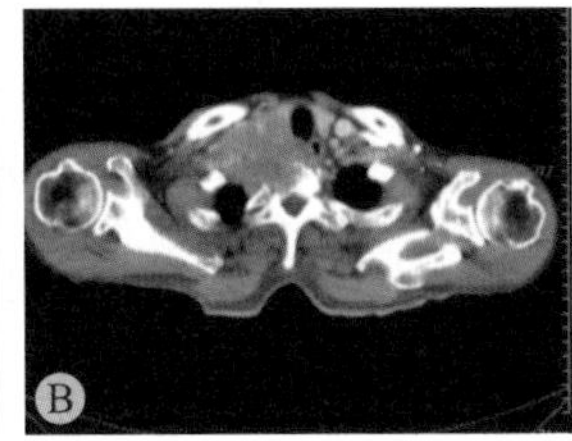
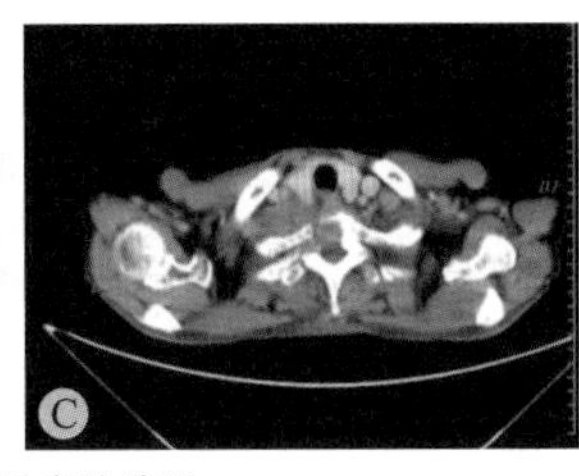

A. 治疗前未复发；B. 治疗前复发；C. 治疗后病灶消退。

图 2-28-5　CT 检查显示治疗过程变化

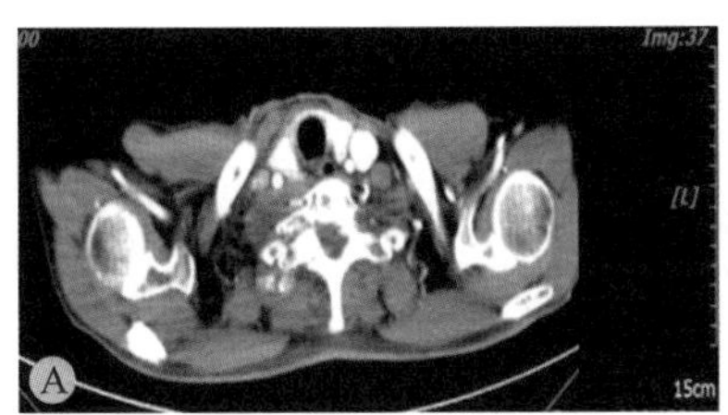
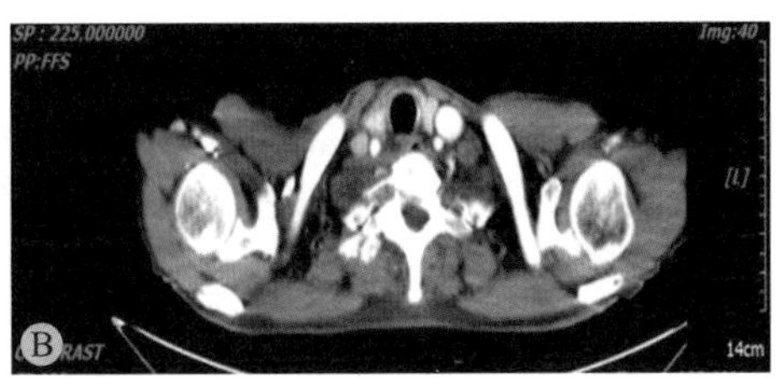

A. 2021 年 2 月；B. 2022 年 3 月。

图 2-28-6　长期 CT 检查随访显示复发病灶控制良好

病例点评

中国是食管癌高发国家，发病率与死亡率均占世界的一半以上。食管癌有 2 种主要类型：鳞癌和腺癌。世界范围内食管鳞癌是食管癌的主要类型，占 90%。食管癌在年轻人中罕见，发生率随年龄增长而增长，发病高峰年龄为 70 ～ 80 岁。食管腺癌男性高发，是女性的 3 ～ 4 倍，食管鳞癌男女没有差别。

众所周知，晚期食管癌一线治疗失败后的二线治疗方案，往

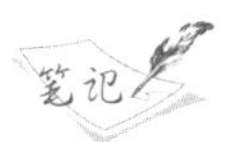

往直接影响患者的生存期。目前，食管癌现有的一线治疗手段以化疗为主，但其治疗效果却不尽人意。二线及二线后治疗选择有限。KEYNOTE-181 是一项随机、开放标签的Ⅲ期临床研究，旨在评估帕博利珠单抗二线治疗晚期或转移性食管或食管胃交界癌的疗效和安全性。研究表明，帕博利珠单抗二线治疗可显著改善 PD-L1 CPS ≥ 10 分的晚期食管癌患者的 OS，且安全性更好。

PD-1 抗体在晚期食管鳞癌中的探索，包括Ⅰ期、Ⅱ期、Ⅲ期临床研究。抗 PD-1 抗体包括帕博利珠单抗和纳武利尤单抗，都已经在食管鳞癌中进行了前瞻性研究。这些研究的结果显示，纳武利尤单抗在治疗非筛选人群、独立评估的有效率约为 17%，帕博利珠单抗在 PD-L1 阳性患者中有效率为 29%。恒瑞和君实药业也分别报道了 PD-1 抗体在鳞癌后线治疗中的结果，恒瑞及君实公司生产的 PD-1 抗体治疗晚期食管癌的有效率与进口药物疗效相当。综合来看，国内和国外 PD-1 抗体治疗食管鳞癌的有效率都在 20% 左右。KEYNOTE-181 研究，在食管癌二线治疗中对比帕博利珠单抗与化疗，主要研究终点为 PD-L1 CPS ≥ 10 分的人群、食管鳞癌及 ITT 群体的 OS。结果显示 PD-L1 表达 CPS ≥ 10 分患者中帕博利珠单抗治疗的总生存期显著优于化疗；但在食管鳞癌、ITT 人群中分别都没有得到优效性结果。食管鳞癌在二线或后线的 PD-1 抗体治疗使得部分患者从 PD-1 抗体治疗中获益，且安全性良好，因而该药可作为 PD-L1 阳性转移性食管癌新的二线标准治疗。免疫治疗在晚期食管癌患者中取得了有前景的研究进展，开启了晚期食管癌免疫治疗新时代。

该患者食管癌术后 1 年肝门胰头区淋巴结转移，给予转移淋

巴结局部放疗，放疗同时配合替吉奥同步化疗，放疗后复查，疗效评价为 CR。2 年后再次出现胸廓入口处淋巴结转移，并侵犯 C_6 和 T_1 椎体，针对转移病灶再次给予局部放疗，放疗同时配合替吉奥同步化疗，放疗结束后疗效评价为 PR。患者食管癌术后 3 年内出现多处淋巴结转移，经局部治疗后疗效尚可，考虑后续可能再次出现淋巴结转移，给予卡瑞利珠单抗免疫维持治疗。目前影像学复查提示病情稳定，患者疼痛缓解，生活质量高，进一步证实了免疫治疗是晚期食管癌的首选治疗方案。

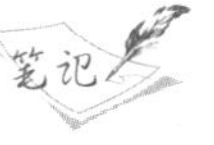

病例 29　免疫治疗后寡进展食管癌：替雷利珠单抗加化疗联合溶瘤病毒逆转Ⅳ期免疫治疗

病例介绍

患者，男性，58 岁，因“发现淋巴结肿大 2 周”就诊。

【现病史】患者 2020 年 7 月无明显诱因发现右颈部淋巴结肿大，大小约 2 cm × 3 cm，质硬，活动度差，表面皮肤无红肿、破溃。

【既往史】否认肝炎、结核、高血压、糖尿病、心脏病、自身免疫疾病等病史。

【个人史】吸烟史 30 年，每日 2 包；无饮酒史。

【家族史】否认家族遗传病病史。

【体格检查】生命体征平稳，右颈部可触及 2 cm × 3 cm 肿大淋巴结，质硬，固定，与周围组织无明显粘连；左侧腋窝可触及融合淋巴结，大小约 3.5 cm × 2 cm，质硬，固定，与周围组织无明显粘连；双肺呼吸音清，未闻及干湿啰音；心率 77 次 / 分，律齐，各瓣膜区未闻及杂音；腹软，无压痛及反跳痛，肝脾肋下未触及；双下肢无水肿，神经系统未见异常。

【辅助检查】

1. 实验室检查

白细胞计数 5.96×10^9/L、粒细胞计数 3.62×10^9/L、红细胞计数 5.12×10^{12}/L、血红蛋白 152.0 g/L、血小板计数 225.0×10^9/L、

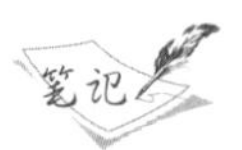

尿素 4.4 mmol/L、肌酐 75.6 μmol/L、总蛋白 70.9 g/L、白蛋白 41.7 g/L、总胆红素 0.9 μmol/L、直接胆红素（重氮法）2.6 μmol/L、间接胆红素 8.3 μmol/L、谷丙转氨酶 11.3 U/L、谷草转氨酶 20.5 U/L。AFP（ECL 法）2.83 ng/mL、CEA 3.91 ng/mL、CA12-5 11.8 U/mL、CA19-9 12.9 U/mL、CA15-3 9.5 U/mL、前列腺特异性抗原 0.646 ng/mL、游离 PSA 0.364 ng/mL、神经元特异性烯醇化酶 35.7 μg/L ↑。

2. 影像学检查

（1）全身 ^{18}F-FDG PET-CT（2020-07-17）：全身多部位、多发肿大淋巴结，呈高代谢，考虑恶性肿瘤。双肺弥漫多发细小点状密度增高影，呈低代谢，结合职业史，考虑尘肺可能；肝右后叶上段稍低密度结节，呈低代谢，建议增强扫描；鼻中隔轻度偏曲；双下鼻甲轻度肥厚（图 2-29-1）。

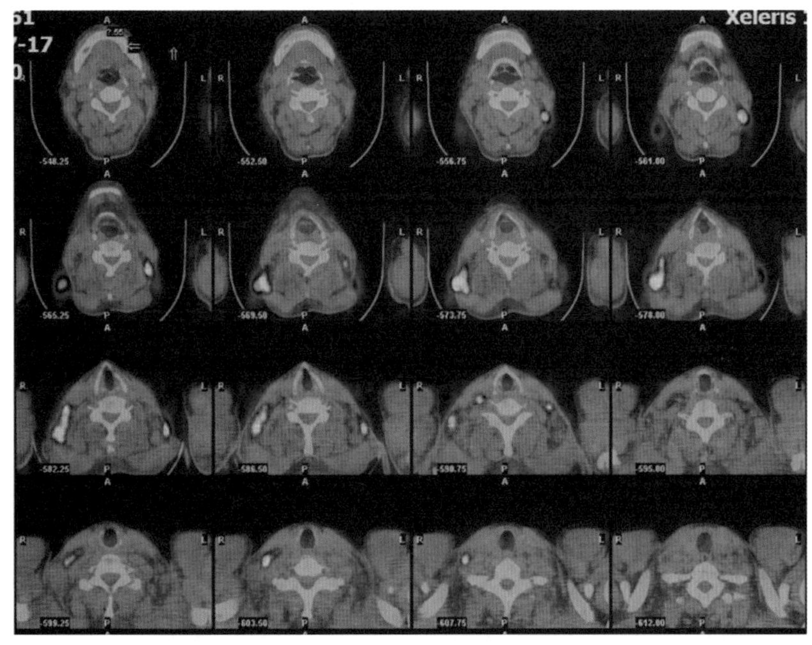

图 2-29-1　全身 ^{18}F-FDG PET-CT

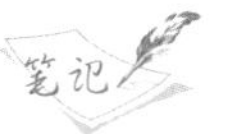

（2）电子胃镜（2020-07-27）：食管肿物；食管静脉瘤？霉菌性食管炎？十二指肠球部多发溃疡伴变形；萎缩性胃炎（轻度C1）。

（3）电子肠镜（2020-07-27）：结肠多发息肉（0-Is/0-Ip，2 枚冷切，1 枚钳除，2 枚钛夹）。

3. 病理检查

（1）腋窝淋巴结病理（2020-07-24）：送检淋巴结标本中见异型上皮样细胞巢，结合免疫组化结果符合鳞状细胞癌（图 2-29-2）。

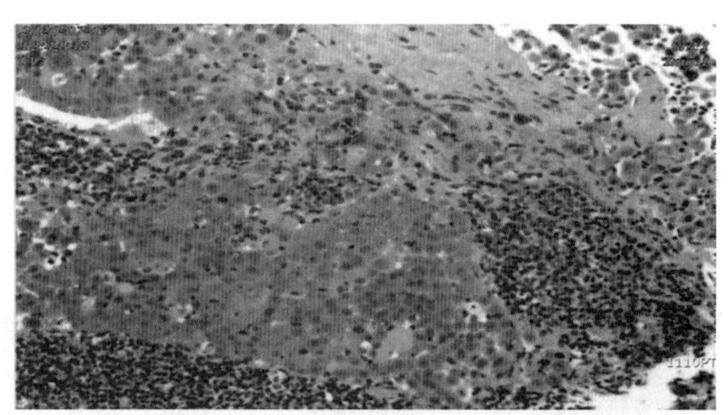

图 2-29-2　病理结果示食管鳞状细胞癌

（2）食管病理：鳞状上皮增生，另见 1 块游离鳞状上皮高级别异型增生，请结合内镜。（胃窦黏膜活检标本）浅层胃黏膜慢性炎症，活动性炎症，伴糜烂，特染幽门螺旋杆菌（++），符合幽门螺杆菌相关胃炎。

【临床诊断】食管恶性肿瘤（鳞状细胞癌，Ⅳ期）。

【诊疗经过】

第一阶段：替雷利珠单抗联合化疗

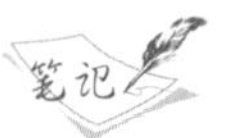

患者诊断为食管恶性肿瘤（鳞状细胞癌，Ⅳ期），于 2020-

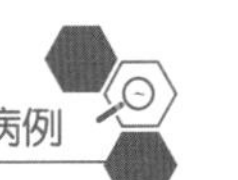

07-28、2020-08-26、2020-09-25、2020-11-07、2020-12-05、2020-12-28 给予 6 周期“替雷利珠单抗 + 白蛋白结合型紫杉醇 + 奈达铂”化疗，毒副反应：疲乏（CTCAE 1 级）；无皮疹、肝功能异常、甲状腺功能异常、肠炎及肺炎等免疫相关不良事件。其间复查 CT，疗效评价为 PR（图 2-29-3）。

2021 年 1 月 21 日至 2021 年 9 月 14 日行 9 周期“替雷利珠单抗 200 mg d1 vd + 卡培他滨 1500 mg bid po d1 ～ d14 q21d”维持治疗。

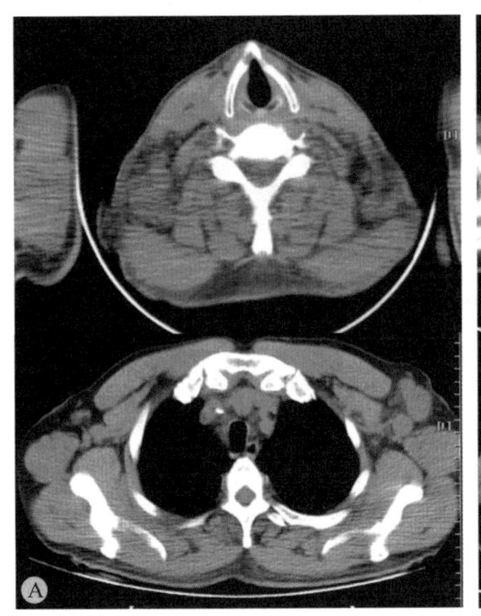

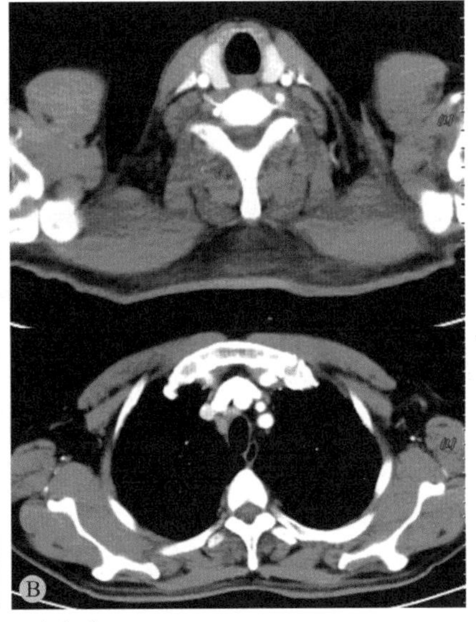

A. 治疗前 2020-07-17；B. 治疗后 2021-01-20。

图 2-29-3 治疗前及治疗后 CT 影像

第二阶段：替雷利珠单抗 + 溶瘤病毒逆转继发性免疫耐药

2021-05-06 复查 CT 示左颈部新增肿大淋巴结，2021-11-15 复查 CT 示左颈部淋巴结明显增大，考虑 PD（图 2-29-4），给予再次穿刺活检，病理回报转移性鳞癌，结合病史符合食管癌转移（图 2-29-5）。

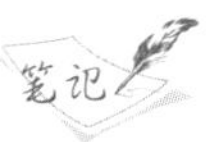

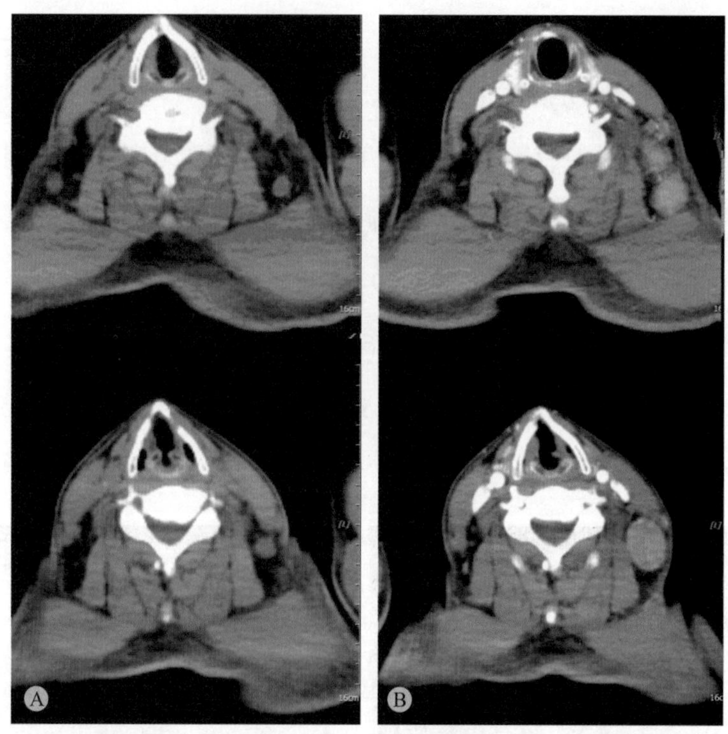

A. 2021-05-06；B. 2021-11-15。

图 2-29-4　复查 CT

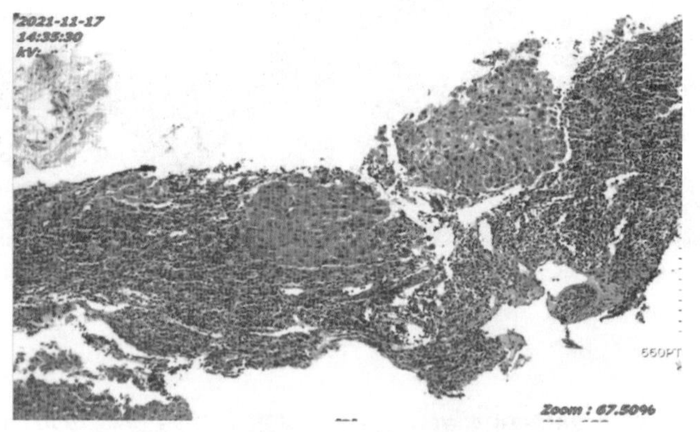

图 2-29-5　穿刺活检病理回报转移性鳞癌

2021-11-23 行左颈部淋巴结瘤内注射溶瘤病毒，于 2021-11-24 给予“替雷利珠单抗 200 mg vd d1 + 白蛋白结合型紫杉醇 300 mg vd d1 q21d”治疗 1 周期。2021-12-06 复查左颈部肿块彩

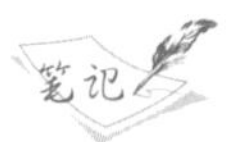

超提示转移灶较前缩小。复查 CT（图 2-29-6），疗效评价为 PR。2021-12-18、2022-01-12 给予第 2、第 3 周期给予“替雷利珠单抗 200 mg vd d1 + 白蛋白结合型紫杉醇 300 mg vd d1 q21d”治疗。2022-03-10 给予“替雷利珠单抗 200 mg vd d1 + 白蛋白结合型紫杉醇 300 mg vd d1 q21d”治疗 1 周期，同时继续给予溶瘤病毒注射 1 支。

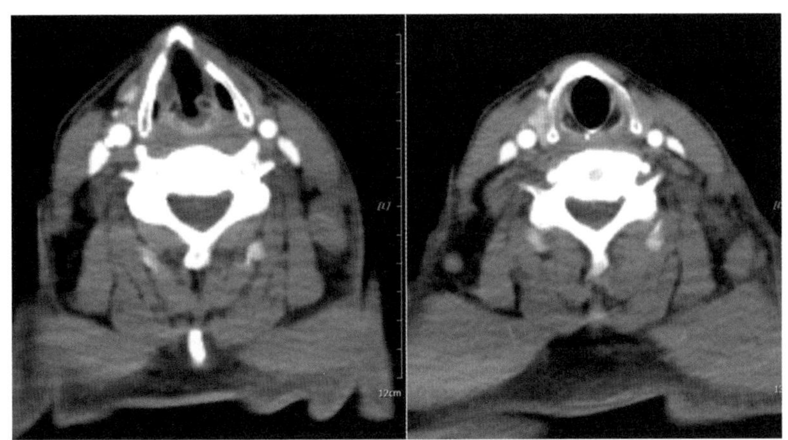

图 2-29-6　2021-12-18 复查 CT

病例点评

食管癌预后差，生存率低，尽管有手术、放疗、化疗等多种标准治疗，但总体预后不理想，5 年生存率仅为 30% ～ 40%。随着 KEYNOTE-181、ATTRACTION-3 和 ESCORT 研究的探索，免疫单药对比二线化疗治疗食管癌取得了成功，开启了免疫治疗食管癌的时代。

替雷利珠单抗是中国自主研发的 PD-1 单抗，其独特的结构优势是疗效和安全性方面的重要保障。替雷利珠单抗的 Fab 段与

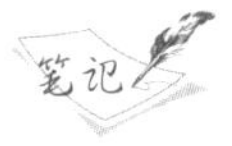

PD-1/PD-L1 的结合面重叠更高，抗肿瘤效应更强；并且其 Fc 段经过改造后去除了与 Fcγ R 的结合，消除了抗体依赖的细胞介导的吞噬作用（ADCP 效应），能够始终保持 T 细胞杀伤作用，显著增强了抗肿瘤活性。RATIONALE 302 的随机、开放性、多中心的全球Ⅲ期临床试验（替雷利珠单抗对比化疗用于晚期二线食管鳞癌）结果显示，该研究的主要终点——ITT 人群的 mOS 达 8.6 个月，降低死亡风险超过 30%，且 ORR 达 20.3% *vs.* 9.4%。相比化疗，替雷利珠单抗的安全性特征较有优势，未出现新的安全性警示。研究结果表明，替雷利珠单抗在食管鳞癌二线单药治疗中的疗效优于化疗，为患者带来了良好的 OS 获益。

随后开展的 RATIONALE 306 针对晚期食管癌一线患者的研究也取得了较好的结果，目前替雷利珠单抗用于治疗既往经系统治疗后不可切除、复发性局部晚期或转移性食管鳞癌患者的新药上市申请已在美国递交，《处方药用户付费法》（PDUFA）日期为 2022 年 7 月 12 日。

该患者为晚期转移性食管癌，使用替雷利珠单抗联合化疗获得 1 年多的 PFS，且副作用轻，耐受性好，在维持阶段选择和副作用小的口服化疗药卡培他滨联合，进一步提高了其 PFS。

近年来，溶瘤病毒在治疗一些恶性肿瘤中取得了进展。通过对自然界存在的一些致病力较弱的病毒进行改造制成特殊的溶瘤病毒，其利用肿瘤中抑癌基因的失活或缺陷从而选择性地感染肿瘤细胞，并在其内大量复制并最终摧毁肿瘤细胞。同时它还能激发免疫反应，吸引更多免疫细胞来继续杀死残余癌细胞。可以说溶瘤病毒是 PD-1 强大的增敏剂。近年来，免疫疗法 PD-1 与溶瘤

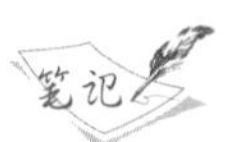

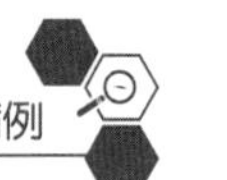

病毒相结合的临床试验均在开展，取得了突出的成果，例如，溶瘤病毒 ONCOS-102 联合 PD-1 的 K 药治疗黑色素瘤疗效强劲，接受两药联合治疗的 9 例患者中，有 3 例临床缓解（1 例完全缓解、2 例部分缓解），总缓解率为 33%。本例患者在进展后联合化疗的同时积极联合溶瘤病毒局部注射治疗，取得了不错的治疗效果，提示我们免疫治疗联合化疗外，也可积极探索联合局部治疗手段或其他新型药物（如放疗、溶瘤病毒），以及其他一些新型治疗手段，从而进一步提高患者疗效，使晚期食管癌患者获益。当然这需要更多的临床数据来验证。

笔记

病例 30　术后多系统转移晚期食管癌：信迪利单抗联合化疗

病例介绍

患者，男性，59 岁，因“食管癌术后 1 年，背部疼痛 3 月余”入院。

【既往史】无特殊。

【家族史】家族中无恶性肿瘤病史及遗传病病史。

【体格检查】神志清，查体合作，全身浅表淋巴结未触及肿大。右侧胸外侧及剑突下可见陈旧性手术瘢痕，胸廓正常，双肺叩诊呈清音，听诊呼吸规整，双肺呼吸音清，未闻及干湿啰音，心前区无隆起，心率 80 次 / 分，律齐，未闻及明显心脏器质性杂音，腹部平软，无压痛，肝脾未触及，双下肢不肿，神经系统未见异常。

【影像学检查】CT 检查（2020-10-16）：食管癌术后复发治疗后复查，右侧胸腔胃，吻合口软组织肿物，两肺多发转移，纵隔内、双肺门多发小淋巴结影，较前相仿，建议随访；双肾、肝内转移瘤，肝门区、腹膜后、肠系膜根部多发淋巴结肿瘤转移。

【临床诊断】食管胸下段鳞癌术后（pT3N2M0，Ⅲ b 期）；多系统继发恶性肿瘤（双肾、双肺、肝脏、肝门区、腹膜后、肠系膜根部多发淋巴结）。

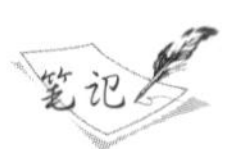

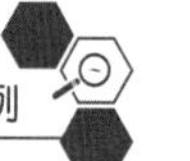

【诊疗经过】

第一阶段：食管癌根治术 + 术后放化疗

（1）食管癌根治术：患者 2019-12-20 于我院心胸外科行食管癌根治术（双切口）。手术过程顺利，术后病理：（食管 + 部分胃根治标本）食管进展期溃疡型中高分化鳞状细胞癌，癌组织累及纤维膜层；上、下切缘及吻合器切缘均阴性；胃小弯淋巴结（1/1 个）及第 7 组淋巴结（3/5 个）见癌转移。肿瘤 TNM 分期：T3N2Mx。

（2）辅助化疗：于 2020-02-04、2020-03-02、2020-03-28 在我院行“多西他赛 + 奈达铂”方案化疗。

（3）辅助同步放化疗：于 2020-04-24 开始行术后辅助放疗，采用 6MV-X/IMRT：设食管周围淋巴结引流区包括原瘤床为 CTV，95% PTV：50 Gy/25 f/5 w，同时给予“洛铂 50 mg d1 q21d”方案同步 1 周期。

第二阶段：信迪利单抗联合化疗

患者 2020 年 10 月感上腹部疼痛，常伴恶心、呕吐，于我院胸外科就诊，完善检查后考虑肿瘤复发；伴肝门区、腹膜后、肠系膜根部多发淋巴结肿瘤转移，伴肝内、双肺、双肾肿瘤转移（图 2-30-1A、图 2-30-1B）。

于 2020-10-25、2020-11-23、2020-12-22、2021-01-21、2021-02-24、2021-03-19 给予“白蛋白结合型紫杉醇 300 mg d1 + 信迪利单抗 200 mg d1 q21d”方案化疗 6 周期，其间每 2 周期化疗后复查，疗效评价（图 2-30-1C ～图 2-30-1E）为 PR。此后行“信迪利单抗 200 mg d1 q21d”单药维持治疗。PFS 为 9 个月。

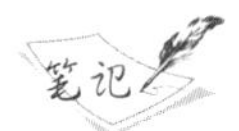

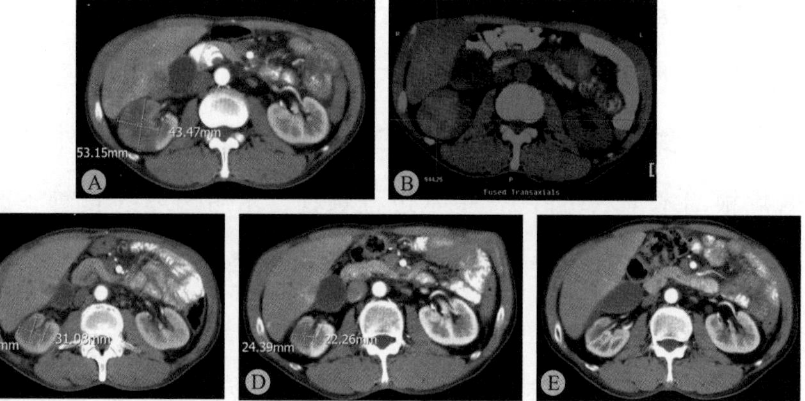

A. 发现进展时患者肾脏转移灶大小；B. 发现进展时肾脏病灶 PET-CT 图像；
C. 2 周期治疗后同层面肾脏病灶大小；D. 4 周期治疗后同层面肾脏病灶大小；
E. 6 周期治疗后同层面肾脏病灶大小。

图 2-30-1　治疗过程中肾脏转移灶影像学变化

病例点评

KEYNOTE-590 是一项随机、双盲、Ⅲ期临床试验，旨在评估帕博利珠单抗联合化疗与安慰剂联合化疗对比用于一线治疗局部晚期或转移性食管癌（鳞癌、腺癌和 Siewert Ⅰ型食管胃结合部腺癌）的疗效。研究主要终点是 OS 和 PFS。次要终点包括客观缓解率、反应持续时间和安全性。本研究将未经治疗的局部晚期 / 不可切除或转移性腺癌、ESCC 或 Siewert Ⅰ型食管胃交界部癌（esophagogastric junction，EGJ）患者按 1 ∶ 1 的比例随机接受帕博利珠单抗 200 mg 或安慰剂治疗，每 3 周为 1 个周期，最多 35 个周期，联合化疗（5-FU 800 mg/m^2 d1 ～ d5 q3w + 顺铂 80 mg/m^2 q3w）。随机化按亚洲和非亚洲地区、ESCC 和腺癌、ECOG-PS 评分 0 分和 1 分进行分层。主要终点为双终点，PD-L1 CPS ≥ 10 分的 ESCC 患者的 OS，ESCC、PD-L1 CPS ≥ 10 分

及所有患者的 OS 和 PFS。次要终点为所有患者的 ORR。研究中位随访 10.8 个月，OS 方面，帕博利珠单抗联合化疗在 ESCC PD-L1 CPS ≥ 10 分（mOS 分别为 13.9 个月 *vs.*8.8 个月，*HR*=0.57，95% *CI*：0.43 ～ 0.75，*P* < 0.0001）、ESCC（mOS 分别为 12.6 个月 *vs.*9.8 个月，*HR*=0.72，95% *CI*：0.60 ～ 0.88，*P*=0.0006）、PD-L1 CPS ≥ 10 分（mOS 分别为 13.5 个月 *vs.*9.4 个月，*HR*=0.62，95% *CI*：0.49 ～ 0.78，*P* < 0.0001）和所有患者（mOS 分别为 12.4 个月 *vs.*9.8 个月，*HR*=0.73，95% *CI*：0.62 ～ 0.86，*P* < 0.0001）中均优于化疗组。PFS 方面，帕博利珠单抗联合化疗组在 ESCC（mPFS 为 6.3 个月 *vs.*5.8 个月，*HR*=0.65，95% *CI*：0.54 ～ 0.78，*P* < 0.0001）、PD-L1 CPS ≥ 10 分（mPFS 为 7.5 个月 *vs.*5.5 个月，*HR*=0.51，95% *CI*：0.41 ～ 0.65，*P* < 0.0001）和所有患者（mPFS 为 6.3 个月 *vs.*5.8 个月，*HR*=0.65，95% *CI*：0.55 ～ 0.76，*P* < 0.0001）中明显优于化疗组。在所有患者中，联合治疗组对比化疗组的 ORR 分别为 45.0% *vs.*29.3%（*P* < 0.0001），DOR 为 8.3 个月 *vs.*6.0 个月。联合治疗组和化疗组 3 ～ 5 级药物相关不良事件发生率为 72% *vs.*68%，因药物相关不良事件而停药的发生率分别为 19% *vs.*12%。研究结论为：对于未经治疗的晚期食管癌和 EGJ 患者，帕博利珠单抗联合化疗较化疗显著提高了 OS、PFS 和 ORR，且安全性可控。参照 KEYNOTE-590 研究结果，2022 版 CSCO 食管癌诊疗指南将帕博利珠单抗联合化疗一线治疗方案的专家推荐等级从 2021 年的Ⅱ级 1A 类推荐更新为Ⅰ级 1A 类推荐。

该患者术后分期为 pT3N2M0，术后 6 个月复查提示出现肝门区、腹膜后、肠系膜根部多发淋巴结肿瘤转移及肝内、双肺、双

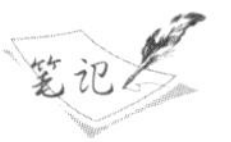

肾肿瘤转移。食管癌患者最常见的远处转移部位是肝、肺、骨和肾上腺，极少发生肾脏转移。该患者病理类型为中高分化鳞癌，辅助治疗后仅半年出现转移且转移部位罕见，考虑可能在初诊阶段。参考 KEYNOTE-590 研究结果及 CSCO 指南，该患者先后进行了 6 周期白蛋白结合型紫杉醇 + 信迪利单抗联合治疗，此后信迪利单抗单药维持 9 周期最佳疗效为 PR，PFS 时间长达 9 个月，超出 KEYNOTE-590 研究中对照组 mPFS 的 2.7 个月，给患者带来了更多的获益。

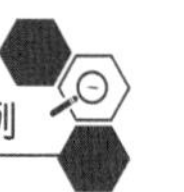

病例 31　根治放化疗后复发食管癌：帕博利珠单抗联合化疗

病例介绍

患者，男性，64 岁，因“食管癌放化疗后 8 月余，吞咽梗阻 1 周余”就诊。

【现病史】2018 年 10 月患者无明显诱因出现进食后梗阻感，偶伴恶心感、无呕吐，伴胸骨后烧灼感，查胃镜示距门齿 25 cm 处见不规则隆起，质脆、易出血。

【既往史】2013 年行胃大部切除术，术后病理显示为胃腺癌，术后行 4 周期化疗；否认肝炎、结核、高血压、糖尿病、心脏病、自身免疫疾病等病史。

【个人史】无吸烟饮酒史。

【家族史】否认家族遗传病病史。

【体格检查】生命体征平稳，浅表未触及肿大淋巴结，双肺呼吸音清，未闻及干湿啰音；心率 76 次 / 分，律齐，各瓣膜未闻及杂音；腹软，无压痛及反跳痛，肝脾肋下未触及；双下肢无水肿，神经系统未见异常。

【辅助检查】

1. 实验室检查

白细胞计数 6.84×10^9/L、粒细胞计数 4.17×10^9/L、红细胞计数 3.70×10^{12}/L ↓、血红蛋白 122.0 g/L ↓、血小板计数 374.0×10^9/L ↑、

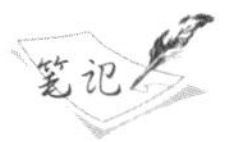

AFP 3.06 ng/mL、CEA 1.78 ng/mL、CA12-5 10.1 U/mL、CA19-9 6.0 U/mL、CA15-3 5.8 U/mL、尿素氮 2.9 mmol/L、肌酐 77.0 μmol/L、白蛋白 37.7 g/L ↓、总胆红素 5.4 μmol/L、直接胆红素 2.6 μmol/L、间接胆红素 2.8 μmol/L、谷丙转氨酶 10.4 U/L、谷草转氨酶 16.0 U/L。

2. 影像学检查

（1）食管镜（2019-01-05）：距门齿 25 cm 处见不规则隆起，质脆、易出血。

（2）胃肠钡餐（2019-01-11）：食管中段占位，管腔变窄，边缘毛糙，并见腔内龛影，黏膜连续性中断、破坏，管壁僵直，造影剂通过受限，累及长度约为 3.6 cm，考虑食管癌。胃呈术后改变，残胃与空肠毕Ⅱ式吻合，吻合口未见明显异常。胃肠钡餐检查（2023-03-19）：原食管中段癌放疗后复查，现病灶较前进展。

（3）胸部 CT（2019-01-11）：食管中上段占位，结合钡餐，考虑食管癌；双肺多发结节影，建议密切随访；双肺尖肺大疱。全腹部 CT 示左肾囊肿。胸部 CT 检查（2020-03-18）：原食管癌放疗后复查，食管中上段（近气管分叉处）局部管壁增厚，边缘欠光滑，较前 2019-12-23 CT 片增厚，增强扫描可见轻度边缘强化，较前进展。

（4）骨关节 ECT：全身骨显像未见明显异常。

3. 病理检查

活检病理示（食管黏膜）鳞状细胞癌。

【临床诊断】食管恶性肿瘤（鳞状细胞癌，T3N0M0，Ⅱ期）；胃癌术后。

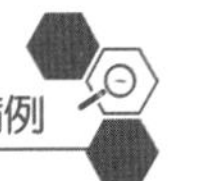

【诊疗经过】

第一阶段：根治性同步放化疗

患者诊断为食管恶性肿瘤（鳞状细胞癌，T3N0M0，Ⅱ期，AJCC 8th）放疗后复发。

2019-01-18 给予三维适形调强放射治疗，食管病灶为 GTV，外放上下 3 cm 为 CTV 靶区，包括下颈部及纵隔淋巴引流区（2 区、4 区、5 区、7 区），外放 0.5 cm 为 PCTV，肿瘤剂量 40 Gy/20 f/4 w。放疗同时给予“洛铂 50 mg d1 q21d”同步化疗 1 周期。手术难以完整切除，2019-04-09 行补量放疗，食管癌病灶行三维适形调强补量放疗，靶区 PGTV：原发病灶，肿瘤剂量 DT 24 Gy/12 f/2 w +，靶区 PCTV：为 GTV 靶区头足方向外扩 3 cm，侧界外扩 1 cm，肿瘤剂量 DT 14 Gy/7 f/1 w +。行后装食管腔内放疗 4 Gy/f。放疗期间行“白蛋白结合型紫杉醇 400 mg d1 + 洛铂 40 mg d2”同步化疗 1 周期。2019-05-27 复查胸部 CT 提示食管中上段病灶较前相仿，增强扫描可见强化。2019-05-29、2019-07-02、2019-08-05 行“白蛋白结合型紫杉醇 400 mg d1 + 洛铂 40 mg d2”辅助化疗 3 周期，疗效评价为 PR。2019-08-02 因食管狭窄给予胃镜下食管扩张术。2020-03-01 患者出现进食稍硬食物困难，2020-03-18 复查 CT 提示食管中上段病灶，较前进展。行上消化钡餐检查提示病灶较前进展。

第二阶段：帕博利珠单抗联合化疗

2020-03-24 给予“帕博利珠单抗 200 mg d1 + 顺铂 60 mg d1 ～ d2 + 氟尿嘧啶 500 mg ivgtt d1 + 氟尿嘧啶 4000 mg 泵入持续 48 h”化疗 1 周期。2020-04-16 因患者出现胸部闷痛不适，心电图提示 ST 段轻度抬高，考虑氟尿嘧啶心脏毒性可能，改用“顺铂

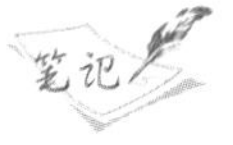

40 mg d1 ～ d3 + 雷替曲塞 4 mg d1 + 帕博利珠单抗 200 mg d1”化疗 1 周期。2 周期后复查，疗效评价为 PR。2020-05-12、2020-06-10、2020-07-09、2020-08-03 行“顺铂 40 mg d1 ～ d3 + 雷替曲塞 4 mg d1 + 帕博利珠单抗 200 mg d1”化疗 + 免疫治疗 4 周期。化疗后疗效评价为 PR（图 2-31-1、图 2-31-2）。2020-08-28 行电子胃镜检查提示食管放疗后狭窄；食管瘘。2020-09-03 行食管内支架置入（图 2-31-3）。后给予“帕博利珠单抗 200 mg d1”维持免疫治疗。2020-11-27、2021-01-06 行“雷替曲塞 4 mg d1 + 帕博利珠单抗注射液 200 mg d1”治疗 2 周期。

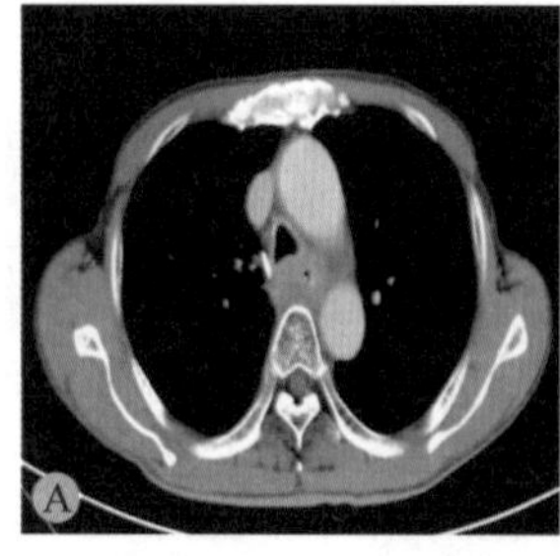

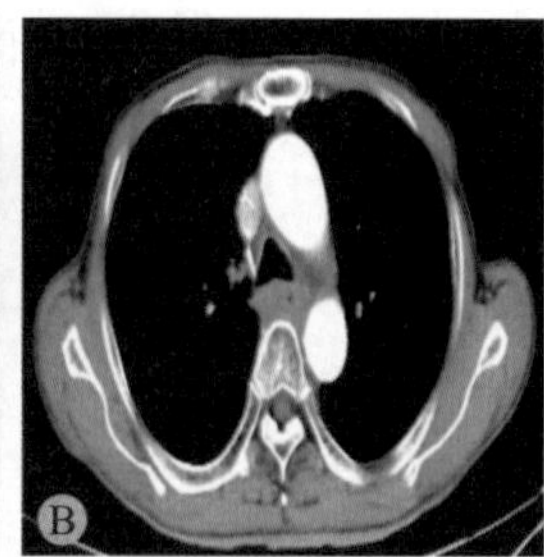

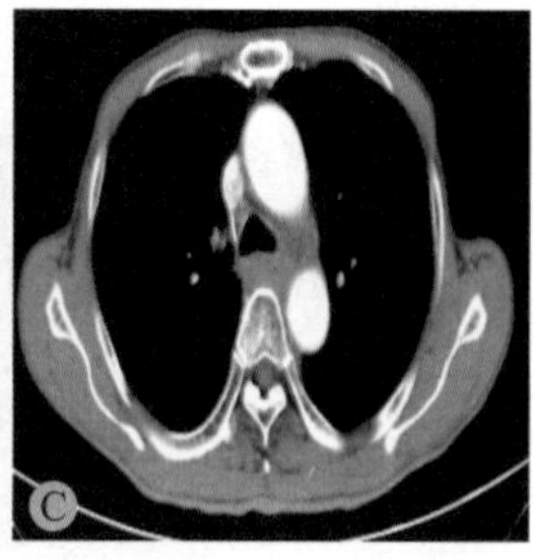

A. 2020-03-18 复查；B. 2020-05-11 复查；C. 2020-07-08 复查。

图 2-31-1　免疫联合化疗前后胸部 CT 疗效评价

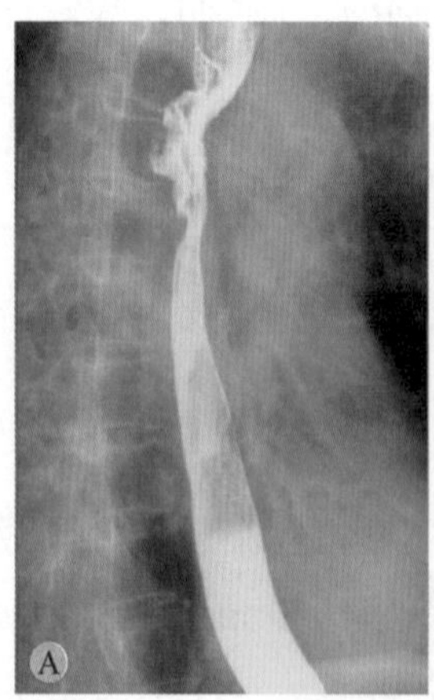

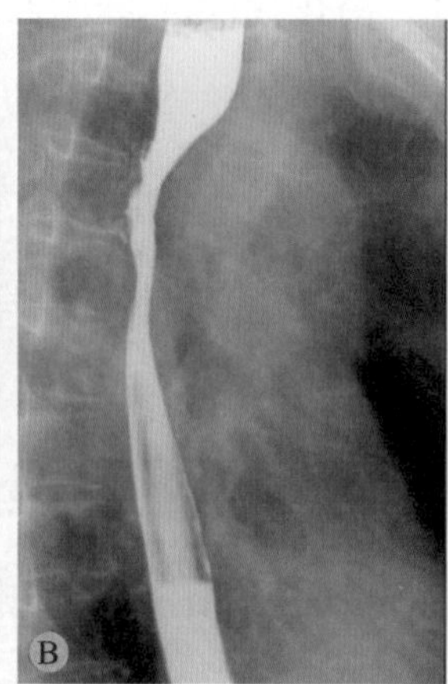

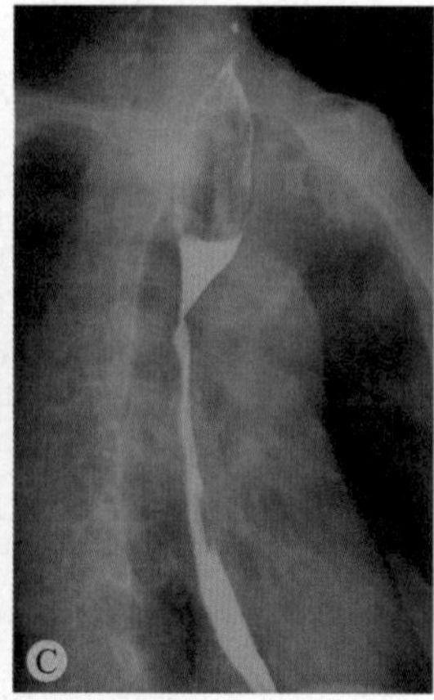

A. 2020-03-18 复查；B. 2020-05-11 复查；C. 2020-07-08 复查。

图 2-31-2　免疫联合化疗前后食管钡餐疗效评价

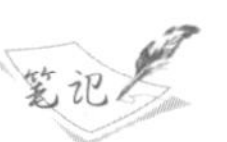

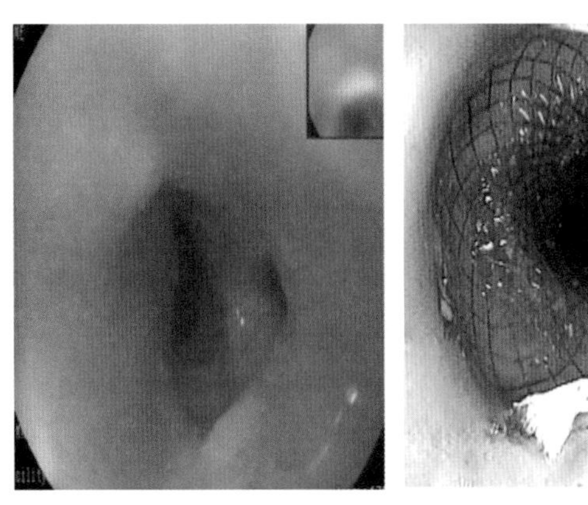

图 2-31-3　食管瘘行食管覆膜支架置入术

毒副反应：疲乏（CTCAE 1 级）；骨髓抑制（CTCAE 2 级），食管瘘。无皮疹、肝功能异常、甲状腺功能异常、肠炎及肺炎等免疫相关不良事件。

病例点评

我国食管癌发病率和死亡率都居世界首位，2018 年 9 月发布的全球癌症报告的统计数据显示，我国食管癌新发患者和死亡人数占全球的 55%。2012—2015 年，我国食管癌 5 年生存率仅为 30.3%。

对于无法切除的食管癌患者、不适合手术的患者和拒绝手术的患者，均应考虑根治性放化疗。RTOG 85-01 试验是唯一一项使用足量放疗剂量同步化疗的随机试验，这项里程碑试验结果显示，与单用放疗相比，常规分割放疗 + 以顺铂为基础的同步化疗为患者带来了显著的生存获益，5 年生存率从单纯放疗的 0 提高到 27%。但是目前根治性放疗的剂量仍有争议，国际推荐根治性放疗剂量为 50.0 ～ 50.4 Gy，但中国食管癌与西方国家在病理类型、生物学行为等方面大有不同，行根治性放疗剂量仍倾向于 60 Gy。增加放疗剂量能否为患者带来生存获益成为临床亟待解决的问题。

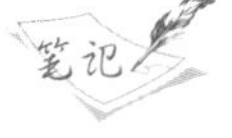

复发转移性食管癌一线治疗仍以氟尿嘧啶或紫杉醇联合含铂方案化疗为主，总体有效率低，进展缓慢。2020 年 9 月 22 日在 ESMO 年会上，K 药联合化疗（顺铂和氟尿嘧啶）一线治疗不可切除局部晚期或转移性食管癌疗效和安全性的Ⅲ期临床研究 KEYNOTE-590 发布随访 10.8 个月的中期分析结果。分析结果显示，无论是在 ITT 人群、ESCC 人群、PD-L1 CPS ≥ 10 分的人群，还是 PD-L1 CPS ≥ 10 分的 ESCC 人群中，K 药（帕博利珠单抗）联合化疗相比单纯含铂化疗一线治疗均能带来具有统计学意义的 OS 获益。K 药 + 化疗方案的研究者评估的 ORR（RECIST 1.1）达到 45.0%，比化疗组的 ORR（29.3%）提高了 54%（P ＜ 0.0001）。显著改善了患者生存时间（10.5 个月 *vs.* 8.0 个月，*HR*=0.51，95% *CI*：0.32 ～ 0.81）、无进展生存时间（6.2 个月 *vs.* 4.6 个月，*HR*=0.60，95% *CI*：0.39 ～ 0.92）。

该患者食管癌同步放化疗后 + 巩固化疗后 7 个月出现肿瘤局部进展，在 KEYNOTE-590 结果公布前尝试一线选择顺铂联合氟尿嘧啶联合 K 药治疗，获得了长达 10 个月的 PFS，这也在真实世界中印证了 KEYNOTE-590 的研究结果。这是在 KEYNOTE-181、ATTRACTION-3 和 ESCORT 等研究探索了免疫单药治疗对比化疗二线治疗的疗效后，在一线治疗局部晚期食管癌和转移性食管癌的重大突破，切实改善了晚期食管癌患者的生存情况。

该患者使用 K 药免疫治疗比较安全，虽然出现心脏毒性，但证实是氟尿嘧啶的副作用，更换为雷替曲赛后未再出现胸闷、胸痛并顺利完成治疗，这也提示我们在免疫治疗联合氟尿嘧啶化疗时，应重视心脏毒副反应。故中国食管癌放射治疗指南（2019 版）中也推荐有心脏高危因素者氟尿嘧啶可换用雷替曲赛。

病例 32　放化疗后局部进展食管鳞癌：帕博利珠单抗联合化疗加再程放疗二线治疗

病例介绍

患者，男性，58 岁，因“进行性吞咽困难 3 个月”就诊。

【现病史】患者于 2017 年 2 月出现吞咽困难，呈进行性加重，无呕血、黑便，无恶心、呕吐，无反酸等不适。2017-05-08 于医院就诊，查电子胃镜提示距门齿 19 ～ 23 cm 处可见肿物。活检病理回报：鳞状细胞癌。

【既往史】否认高血压、糖尿病、心脏病病史。

【个人史】无吸烟史，无饮酒史。

【家族史】否认家族遗传病病史。

【体格检查】无明显异常。

【辅助检查】

1. 实验室检查

血常规、血生化、肿瘤标志物未见明显异常。

2. 影像学检查

（1）胸部 CT（平扫 + 增强）：食管上段管壁明显增厚，管腔狭窄，管壁最厚处厚度约 1.6 cm，增强扫描可见强化，考虑食管癌（图 2-32-1）。

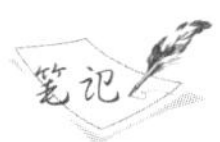

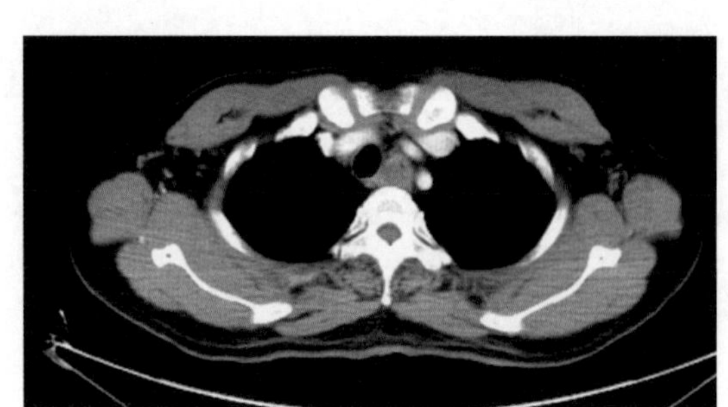

图 2-32-1　胸部 CT（平扫＋增强）

（2）食管钡餐（图 2-32-2）：食管上段可见充盈缺损，黏膜中断破坏，径约 3.6 cm。

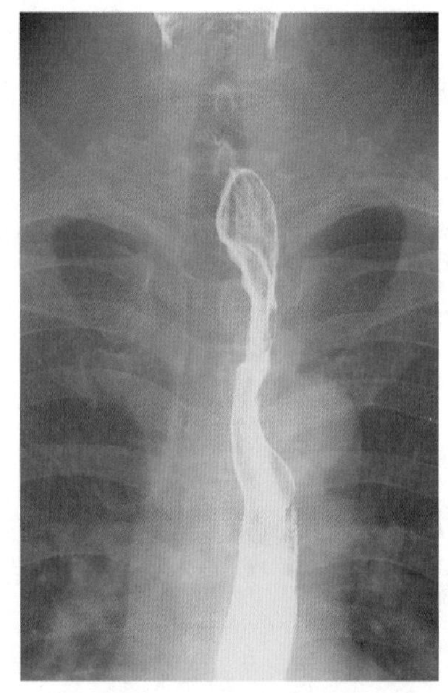

图 2-32-2　食管钡餐

【临床诊断】食管恶性肿瘤（cT2N0M0，Ⅱ a 期）。

【诊疗经过】

第一阶段：尼妥珠单抗联合根治性同步放化疗

患者于 2017 年 5 月 22 日至 2017 年 6 月给予 1 个疗程的根治性同步放化疗，采用 6MV-X/IMRT，GTV 为食管病灶，95%

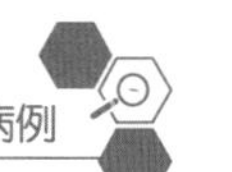

PGTV 剂量：GTVnx 为上段食管病灶，95% PGTVnx 剂量：63 Gy/30 f/6 w，GTVnd 为肿大淋巴结转移灶，95% PGTVnd 剂量：63 Gy/30 f/6 w，CTV 为纵隔淋巴结引流区包括淋巴结引流区（1 区、2 区、4 区、7 区），95% PCTV 剂量：51 Gy/30 f/6 w，放疗过程中同步给予“紫杉醇 210 mg d1 + 奈达铂 40 mg d2 ～ d4 q21d”化疗 3 周期，同步给予“尼妥珠单抗 200 mg，每周 1 次”靶向治疗 6 周，2017-06-17 复查食管钡餐示食管上段癌放疗后复查，现病灶较前片（2017-05-12）明显好转（图 2-32-3）。于 2017 年 7 月 5 日至 2017 年 9 月 6 日给予“紫杉醇 210 mg d1 + 奈达铂 40 mg d2 ～ d4”辅助化疗 4 周期，过程顺利。辅助化疗期间继续辅以“尼妥珠单抗 200 mg，每周 1 次”靶向治疗 4 周，2017-09-05 复查胸部 CT（平扫 + 增强）示食管上段癌放化疗后复查，较 2017-07-25 CT 片好转（图 2-32-4）。评价疗效为 PR。后定期复查未见明显转移及复发。

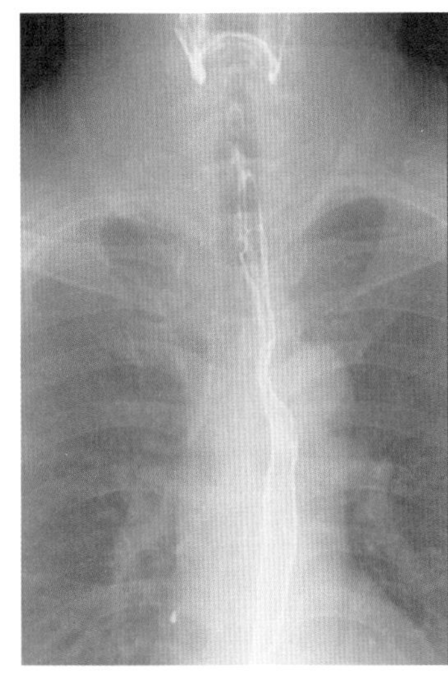

图 2-32-3　2017-06-17 食管钡餐示肿瘤明显消退

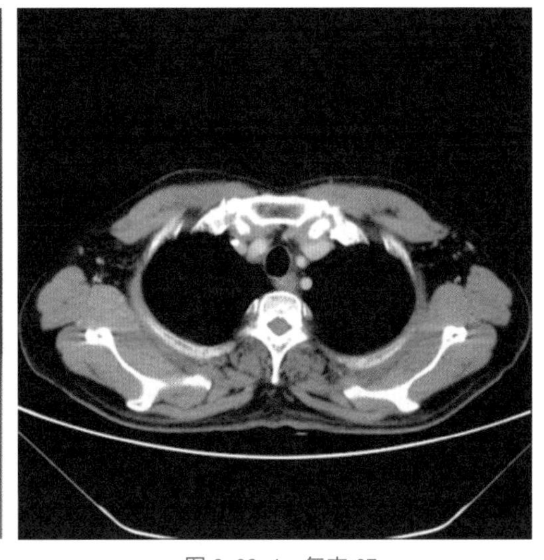

图 2-32-4　复查 CT

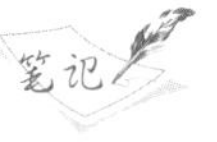

第二阶段：帕博利珠单抗联合化疗一线治疗 + 局部放疗寡进展病灶

2018-11-09 发现右侧锁骨上淋巴结转移，2018-11-29 复查 PET-CT（图 2-32-5）：食管癌放化疗后复查，食管上段管壁稍厚，呈稍高代谢，考虑肿瘤仍有少许活性；食管前方（胸廓入口区）软组织密度结节，大小约 2.0 cm × 2.0 cm，考虑肿瘤转移（伴甲状腺左叶下极肿瘤侵犯可能）。2018-12-18 给予"多西他赛 120 mg d1 + 奈达铂 40 mg d2 ～ d4 + 帕博利珠单抗 100 mg q21d"方案化疗 1 周期，过程顺利。2019-01-14、2019-02-11、2019-03-04、2019-03-25 给予"多西他赛 100 mg d1 + 奈达铂 40 mg d2，30 mg d3 ～ d4 + 帕博利珠单抗 100 mg q21d"方案化疗 4 周期，过程顺利。化疗 2 周期后于 2019-01-31 复查胸部 CT（平扫 + 增强）：食管上段癌放化疗后复查，现食管癌灶较前大致相仿；胸廓入口处气管左侧旁肿大淋巴结影，大小约 1.2 cm × 1.0 cm，较前减小（图 2-32-6）；评价疗效为 PR。2019-04-19 开始给予局部放疗，采用 6MV-X/IMRT：靶区 GTV1：胸廓入口处肿大淋巴结转移淋巴结，95% PGTV1：60 Gy/30 f/6 w，靶区 CTV1：为 GTV1 靶区头足方向外扩 1 cm，侧界外扩 0.5 cm，95% PCTV1：51 Gy/30 f/6 w。其间给予"奈达铂 40 mg d1、30 mg d2 ～ d3 q21d"同步化疗 2 周期。2019-07-02 复查胸部 CT（平扫 + 增强）：食管癌放疗后复查，食管较前片明显好转。后定期复查未见明显肿瘤转移复发。

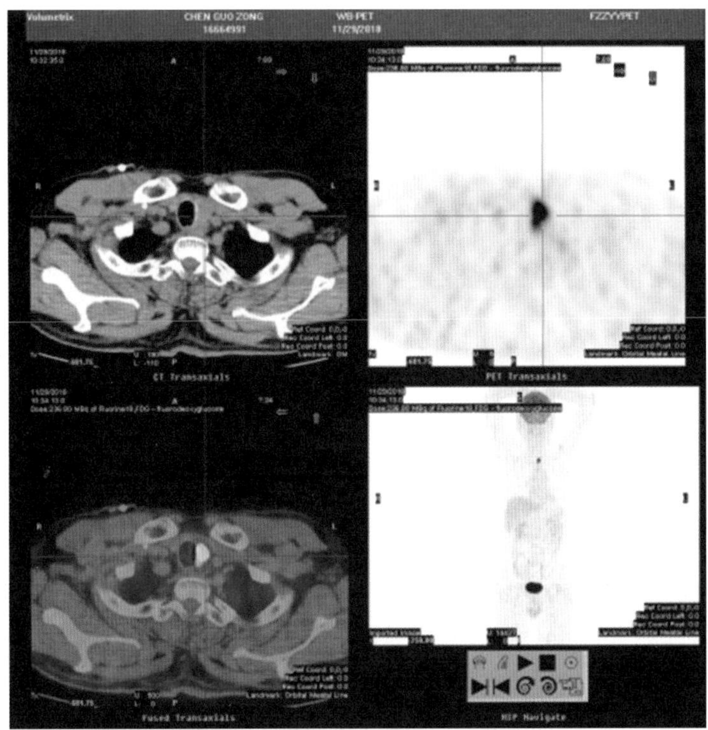

图 2-32-5　2018-11-29 复查 PET 示淋巴结复发

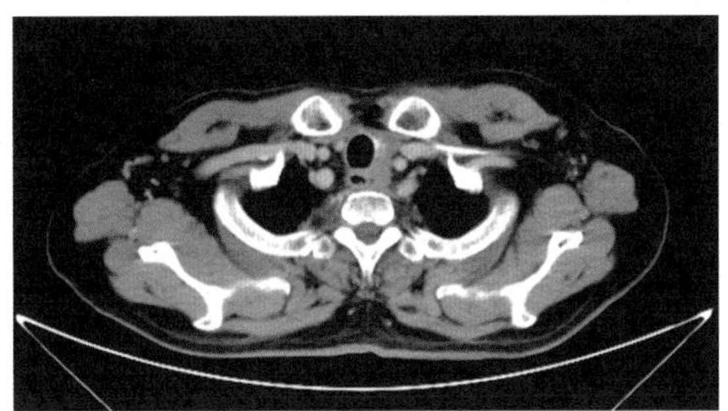

图 2-32-6　复查胸部 CT 示病灶明显缩小

第三阶段：卡瑞利珠单抗联合化疗二线治疗 + 卡瑞利珠单抗维持治疗

2020-03-27 复查胸部 CT 示食管呈放疗后改变，较前 2019-11-26 CT 片有所进展；查胃镜示食管中上段肿物，考虑复发可能性大，行 2 次活检均未检出肿瘤组织。查胸部 MRI：食管上段左侧

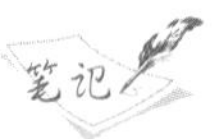

旁异常信号，大小约 2.5 cm × 1.6 cm，考虑肿瘤转移。与患者及家属充分沟通后同意行进一步抗肿瘤治疗，遂于 2020-04-12 开始行“白蛋白紫杉醇 400 mg d1 + 奈达铂 40 mg d2 ～ d4 q21d”方案化疗 1 周期。2020-05-06、2020-05-27、2020-06-17、2020-07-08、2020-07-29 开始行“白蛋白紫杉醇 400 mg d1 + 奈达铂 40 mg d2 ～ d4 + 卡瑞利珠单抗 200 mg d1 q21d”方案化疗 5 周期，过程顺利。其间每 2 周期复查 1 次，疗效评价为 PR（图 2-32-7）。此后定期行“卡瑞利珠单抗 200 mg d1 q21d”维持治疗至今。期间定期复查颈胸上腹部 CT 均提示病灶稳定。

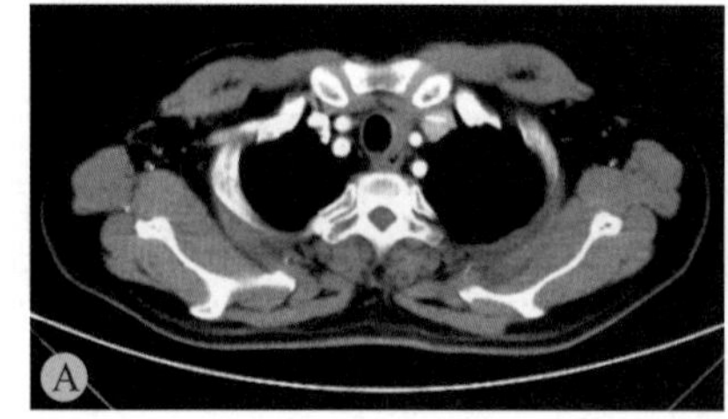

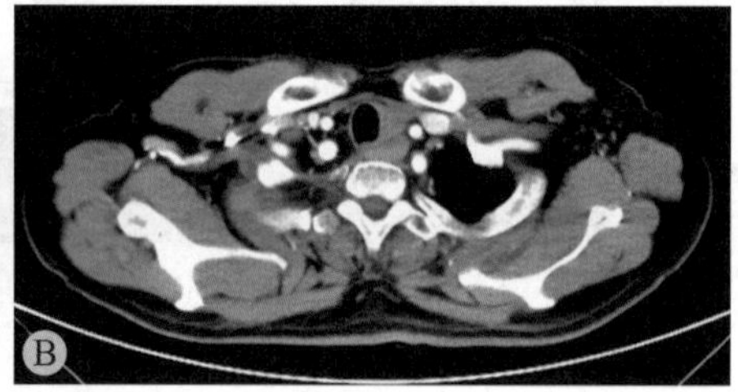

A. 2020-03-27 CT 检查；B. 2020-06-17 CT 检查。

图 2-32-7　复查 CT

病例点评

食管上段癌一直是临床上比较棘手的问题。因为这部分患者即使是早期，未出现转移，但大多存在手术入路问题，无法达到根治性手术的标准，仅能选择传统放射治疗为主的综合治疗，虽然加入了尼妥珠单抗试图增加疾病的控制率，但本例 T2N0M0 的食管上段鳞癌患者在接受综合治疗后 1 年出现进展，PFS 仅为 12 月，远低于中下段早期食管癌的 PFS，如何选择更优的方案是目前研究的重点和难点。

食管癌二线治疗方案受转移病灶位置、转移病灶个数、转移病灶大小等影响，大多选择以化疗为基础的综合治疗，但总体预后欠佳。本例患者虽然在一线治疗后出现进展，但根据转移灶的特点，依然采用局部放射治疗手段，也取得近 8 个月的 PFS，为后续三线新药治疗的选择提供了缓冲期。传统的观点认为，食管癌一线进展后仅能依靠内科全身治疗，往往忽视局部治疗的重要性。目前，越来越多的研究证实，局部治疗对于晚期实体瘤可以有效改善症状并延长生存时间。当然，如何选择最佳的局部治疗在各个医院仍存在不一致，本例患者接受过 2 个疗程放射治疗，但在整个随访期间内并未出现放射性肺炎或者放射性心脏损伤等并发症，说明采用调强放射治疗技术，对各个重要器官进行严格剂量限制，把握放射治疗的质量控制和质量保证，完全可以作为食管癌有效的局部治疗手段之一。

免疫治疗是近年实体瘤治疗的热点，免疫治疗与化疗联合、免疫治疗与放疗联合、免疫治疗维持等治疗策略仍在研究中，但迄今为止，最有效的治疗模式仍存在争议。本例患者在经历 2 次治疗后出现进展，接受 5 周期化疗后，予以“卡瑞利珠单抗 200 mg d1 q21d”维持治疗近 2 年时间，得到很好的长期生存控制，PFS 时间还未达到。

总之，对于食管上段癌患者的初始治疗方案选择尤为重要，在疾病的任何阶段应重视局部治疗的重要性，包括对转移灶的控制。现代放疗技术已日趋精准化，对于重要器官的保护已达到量化水平。免疫治疗在二线，甚至三线中仍能取得较好的临床疗效，最佳的使用时机和维持时间尚不明确。

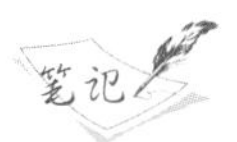

病例 33　术后多发转移食管癌：信迪利单抗联合化疗

病例介绍

患者，男性，初诊年龄 65 岁，因“无明显诱因出现吞咽困难”就诊。

【现病史】患者于 2017 年 11 月无明显诱因出现吞咽困难，伴吞咽时轻微疼痛，进食流食尚可，无发热、咳嗽、咳痰，无胸闷、胸痛，无心悸、气促、呼吸困难，无头晕、头痛等不适，呈进行性加重。2017-12-07 行电子胃镜示食管癌；病理示中分化鳞癌。为进一步检查和治疗，门诊拟以“食管癌”收住我科。无恶心、呕吐、呕血，无声音嘶哑，无头晕、头痛，无视物模糊、听力下降，无咳嗽、咳痰、咯血，无胸闷、气喘、胸痛。

【既往史】5 个月前因冠状动脉粥样硬化性心脏病（不稳定型心绞痛）于我院住院治疗，经治疗后病情好转出院，发现脑梗死病史 5 个月，目前无特殊不适。2 型糖尿病病史 4 年，目前运动饮食疗法，未监测血糖。2013 年 9 月于我院确诊为甲状腺功能亢进、甲状腺功能亢进性心脏病，经药物治疗后好转，目前未服用药物。否认肝炎、结核、疟疾等传染病病史，否认高血压、精神疾病病史，否认手术史、外伤史、输血史，否认药物、食物过敏史，预防接种史不详。

【个人史】无化学性物质、放射物、毒物、毒品接触史，吸烟史 40 年，20 支 / 日；否认饮酒史。

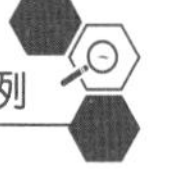

【家族史】父母已故，去世原因不详，否认家族肿瘤病史及遗传病病史。

【体格检查】ECOG 评分：1 分。身高：162 cm，体重：73 kg，体表面积：1.77 m^2。营养中等，全身浅表淋巴结未触及肿大及压痛。胸廓对称，胸骨无压痛，双肺呼吸运动正常，触诊语颤正常，无胸膜摩擦感，叩诊呈清音，听诊呼吸规整，右呼吸音弱，未闻及干湿啰音。心率 77 次 / 分，律齐，各瓣膜听诊区未闻及杂音。腹平坦，腹部柔软，无压痛、反跳痛，腹部无包块。四肢肌力、肌张力未见异常，双侧肱二、三头肌腱反射正常，双侧膝、跟腱反射正常，双侧 Babinski 征阴性。

【辅助检查】

1. 实验室检查

（1）血常规、尿常规、大便常规、血生化无明显异常。

（2）肿瘤标志物：CEA 正常。

2. 影像学检查

（1）骨关节 ECT（2017-12-13）：全身骨显像未见明显异常。

（2）胸部 CT（平扫 + 增强 + 三维重建）（2017-12-13）：食管中段占位，考虑恶性肿瘤，建议进一步行上消化道钡餐检查；左肺及右肺中叶条索影，考虑慢性炎症；纵隔内多发淋巴结影，建议随访（图 2-33-1）。上腹部 CT[平扫 + 增强（三期）+ 三维重建]：左侧肾上腺外支结节影，考虑腺瘤；腹膜后腹主动脉旁及肝胃间隙多发淋巴结影，建议随访。

（3）心脏彩超（2017-12-14）：左室壁运动轻度不协调，室间隔增厚，左房饱满，二尖瓣轻度反流，心动过缓，左室松弛性降低。

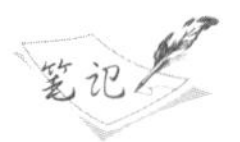

（4）胃肠钡餐检查（2017-12-15）：食管中段癌。胸腹联合透视未见明显异常（图 2-33-2）。

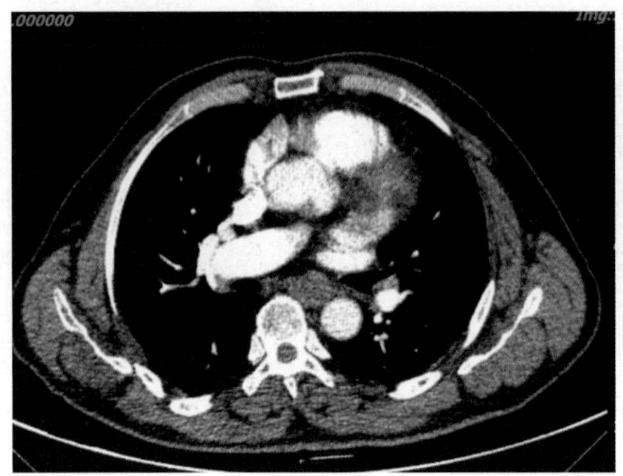
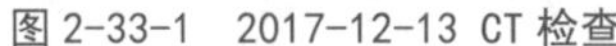
图 2-33-1　2017-12-13 CT 检查

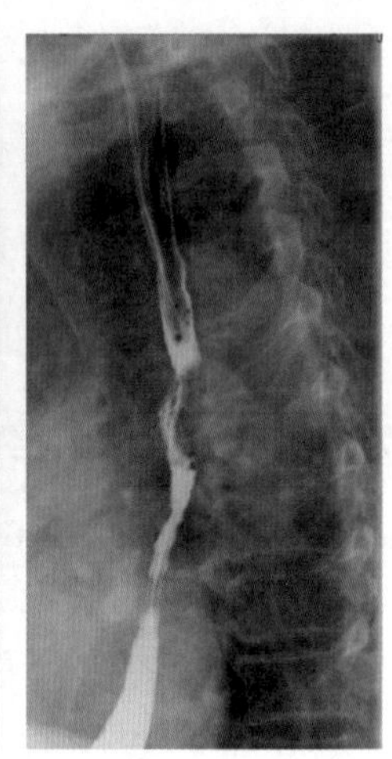
图 2-33-2　2017-12-15 胃肠钡餐检查

3. 其他检查

（1）心电图（2017-12-12）：窦性心动过缓。

（2）肺功能（2017-12-13）：通气功能基本正常，伴小气道功能损害。IOS：总气道阻力、中心气道阻力和周边弹性气道阻力正常。

【临床诊断】食管中段癌；冠状动脉粥样硬化性心脏病：不稳定型心绞痛；脑梗死；2 型糖尿病；甲状腺功能亢进症；窦性心动过缓；左侧肾上腺腺瘤。

【诊疗经过】

第一阶段：手术及术后辅助化疗

2017-12-19 在全麻下行食管癌切除 + 胸腔闭式引流术（二切口），2017-12-25 行病理（普通病理）检查提示（食管癌根治标本）进展期髓质型高中分化鳞状细胞癌；癌组织累及纤维膜层；两段标本上、下切缘及食管残端（钉座）阴性；胃周淋巴

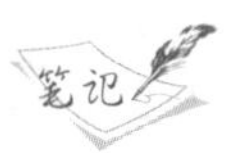

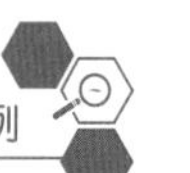

结（5 个）及食管旁淋巴结（2 个）未见癌转移。肿瘤 TNM 分期：T3N0Mx。2017-12-27 行病理（特殊病理）检查提示（食管癌根治标本）免疫组化支持进展期髓质型高中分化鳞状细胞癌，可见脉管侵犯。治疗前基线、术后胸部 CT 及食管钡餐见图 2-33-3。

2018-01-31、2018-03-07、2018-04-10 行“多西他赛 + 顺铂”方案化疗。毒副反应：疲乏（CTCAE 1 级）、外周神经毒性（CTCAE 1 级）、骨髓抑制（CTCAE 1 级）。

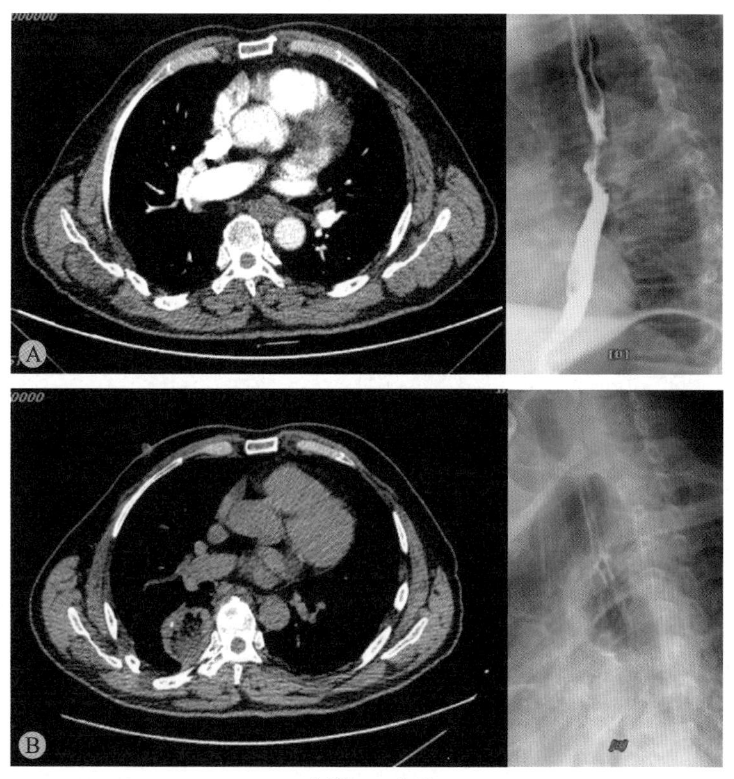

A. 基线；B. 术后。

图 2-33-3 基线、术后胸部 CT 及食管钡餐

第二阶段：肝转移化疗联合靶向及免疫治疗

2019-03-15 复查上腹部 MRI 示肝内多发异常强化灶，考虑转移瘤。

2019-03-15、2019-04-12 于我院给予“左亚叶酸钙 100 mg d1 ～ d3 + 氟尿嘧啶 750 mg d1 ～ d3 + 奥沙利铂 150 mg d1”方案化疗 2 周期，疗效评价为 PD。2019-05-16 更改为“多西他赛 + 顺铂”化疗 1 周期。2019 年 6 月 17 日至 2019 年 10 月 23 日更改为“白蛋白结合型紫杉醇 + 奈达铂”化疗 6 周期，疗效评价为 PR。2019-12-05 口服“阿帕替尼 + 替吉奥”维持治疗，疗效评价为 PD。2020-04-14 更改为“信迪利单抗 + 伊立替康 + 顺铂”方案化疗 1 周期，过程顺利，疗效评定为 SD；2020 年 5 月 15 日至 2020 年 8 月 14 日继续给予“信迪利单抗 200 mg d1 + 伊立替康 150 mg d1 + 顺铂 30 mg d1 ～ d3 q21d”方案治疗 4 周期。毒副反应：疲乏（CTCAE 1 级）；无皮疹、肝功能异常、甲状腺功能异常、肠炎及肺炎等免疫相关不良事件。疗效评价：SD 后进展（图 2-33-4）。

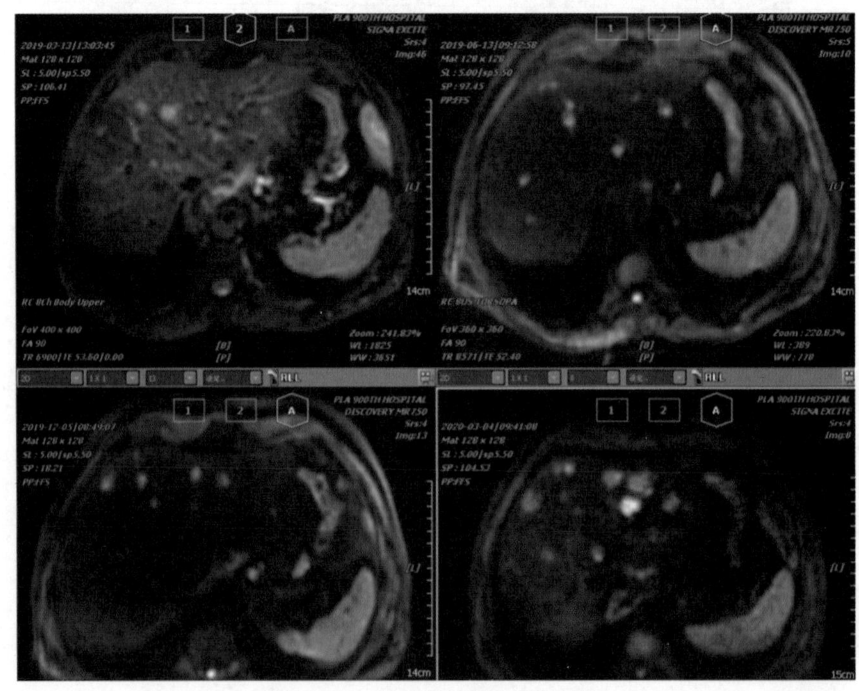

图 2-33-4　多次化疗稳定后再进展

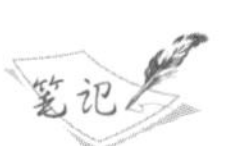

【治疗小结】

治疗小结如表 2-33-1 所示。

表 2-33-1　治疗小结

日期	治疗方案	毒副反应	疗效评价
2017-12-19	全麻下行食管癌切除 + 胸腔闭式引流术（二切口）		CR
2018-01 至 2018-04	多西他赛 + 顺铂	疲乏（CTCAE 1 级）、外周神经毒性（CTCAE 1 级）、骨髓抑制（CTCAE 1 级）	术后辅助治疗
2019-03 至 2019-04	“左亚叶酸钙 + 氟尿嘧啶 + 奥沙利铂” ×2 周期		PD
2019-05-16	“多西他赛 + 顺铂” ×1 周期		无法评价
2019-06-17 至 2019-10-23	“白蛋白结合型紫杉醇+奈达铂” ×6 周期	无特殊不适	PR
2019-12-05	阿帕替尼 + 替吉奥		PD
2020-04-14	“信迪利单抗+伊立替康+顺铂” ×1 周期		SD
2020-05-15 至 2020-08-14	“信迪利单抗+伊立替康+顺铂” ×4 周期	疲乏（CTCAT 1 级）	SD

病例点评

根治性手术切除是食管癌的主要治疗手段，胸中段、胸下段食管癌适合手术切除。而颈段和胸上段食管癌由于病变部位较高，常位于主动脉弓水平和隆突上，手术完全切除难度大，给予放射治疗效果较好，可首选根治性放射治疗或放化疗综合治疗，总的治疗原则是要提高肿瘤局部控制率，进而改善长期生存。根治性手术切除是食管癌患者长期生存和生存质量的保障。

2019 年 KEYNOTE-181 研究表明 CPS ≥ 10 分的鳞癌患者中，中国人群较全球人群肿瘤缓解明显（ORR=25%），抗肿瘤活性较

化疗更佳，但有效率仍较低。KEYNOTE-590 研究表明联合化疗能显著提高客观缓解率达 45%。该患者术后 1 年出现肝内多发转移，运用化疗 + 免疫治疗合理规范，但仍有 55% 的患者疾病进展（此患者属于进展人群）。转移复发食管癌未来仍需继续探索。

在晚期食管鳞癌患者缺乏二线治疗标准方案、患者大多无法耐受化疗的现状下，新一代小分子 VEGFR 2 酪氨酸激酶抑制剂阿帕替尼进入临床视线。该药可竞争性结合 VEGFR 胞内酪氨酸 ATP 结合位点，高度选择性地抑制 VEGFR 2 酪氨酸激酶活性，阻断 VEGF 结合后的信号传导，从而强效抑制肿瘤血管生成。因此抗血管靶向治疗在晚期食管癌值得进一步探索。

在肿瘤微环境中，VEGF 驱动的血管生成是肿瘤相关免疫抑制的关键驱动因素。大量临床前和临床数据支持血管生成在肿瘤微环境免疫调节中发挥的关键作用。随机Ⅲ期研究表明，与肾癌、NSCLC 和原发性肝癌的标准治疗相比，抗血管生成药物与 PD-（L）1 抗体联合治疗显著提高了生存率，但在食管癌中的作用仍需进一步研究。探索和了解抗血管生成联合 PD-（L）1 抑制剂抗肿瘤的协同机制和临床研究显得重要与及时，同时还应关注 VEGF 和 PD-（L）1 通路双重靶向治疗相关的机遇和挑战。

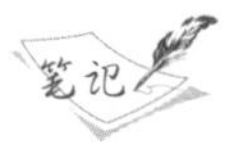

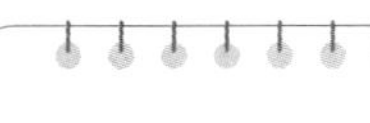

病例 34　伴有肺结核局部晚期食管癌：特瑞普利单抗联合化疗

病例介绍

患者，男性，64 岁，因“进行性吞咽困难 1 月余”就诊。

【现病史】患者于 2019 年 7 月无明显诱因出现吞咽梗阻感，进行性加重，无胸痛、声音嘶哑等不适。2019-08-05 就诊于当地医院，查钡餐检查示食管中下段狭窄，考虑 MT？2019-08-07 转诊我院消化内科门诊，查电子胃镜示距门齿 30 cm 处见一菜花状肿物，表面糜烂，环腔 1/2 周，组织硬脆，活检时易出血，给予活检 4 块。局部管腔狭窄，无法通过胃镜。活检病理示鳞状上皮增生，局灶鳞状上皮呈高级别上皮内病变，取材表浅，癌变不能除外。患者及家属拒绝再次行胃镜病理活检。

【既往史】2019 年 2 月诊断为肺结核、矽肺，规律抗结核治疗中；否认高血压、糖尿病、心脏病病史。

【个人史】吸烟 1 包 / 日，约 30 余年，无饮酒史。

【家族史】否认家族遗传病病史。

【体格检查】神志清，精神可，全身浅表淋巴结无肿大及压痛，双肺呼吸音清，未闻及干湿啰音及胸膜摩擦音，律齐，未闻及明显病理性杂音，腹软，无压痛、反跳痛、肌紧张，肝脾肋下未触及，无移动性浊音。

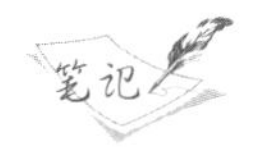

【辅助检查】

1. 实验室检查

CA12-5：46.3 ng/mL，血常规、血生化未见明显异常。

2. 影像学检查

（1）颈部、胸部（图 2-34-1）、上腹部 CT（平扫 + 增强）（2019-08-12）：食管中段管壁不均匀增厚，较厚处约 2.1 cm，累及长度约 5 cm，与周围组织界限不清，脂肪间隙消失，病变以近食管可见扩张，增强后病灶明显强化，考虑食管癌（进展期）；双肺陈旧性肺结核伴纵隔及双肺门淋巴结结核。

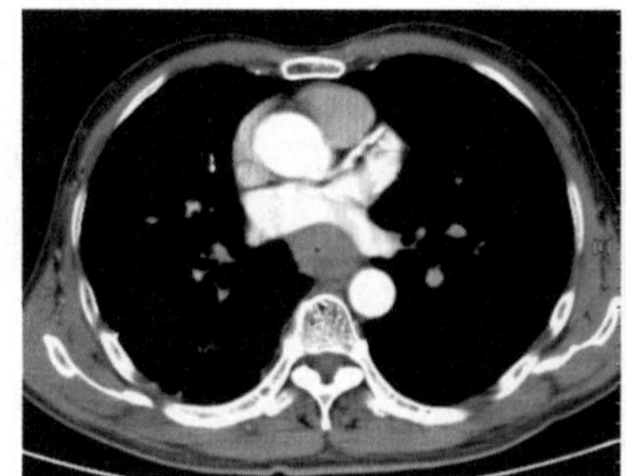
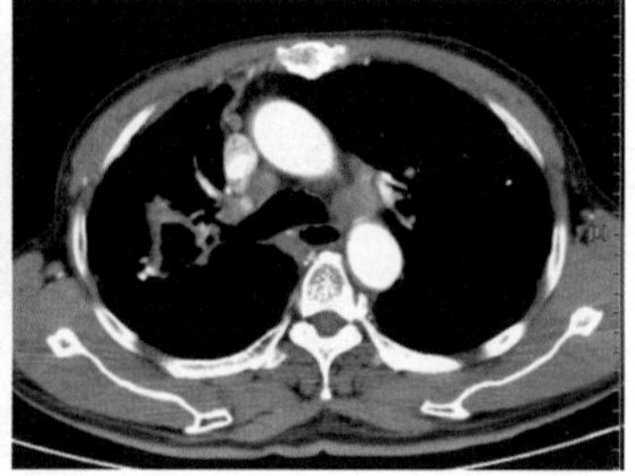

图 2-34-1　胸部 CT

（2）ECT 未见明显异常。

3. 病理检查

2019-08-09 门诊胃镜下取食管肿物活检病理示鳞状上皮增生，局灶鳞状上皮呈高级别上皮内病变，取材表浅，癌变不能除外。

【临床诊断】下段食管恶性肿瘤（cT4N0M0）。

【诊疗经过】

2019-08-15 经我院食管肿瘤多学科联合门诊会诊建议“完善结核相关化验、排除活动性结核；待结核病情稳定后再考虑外科手术治疗”。经抗结核治疗后，于 2019-08-30、2019-09-23、

2019-10-15、2019-11-07、2019-12-02 给予“氟尿嘧啶 500 mg d1 ～ d4 + 顺铂 30 mg d1 ～ d3 + 特瑞普利单抗 240 mg d1 q21d”化疗联合免疫治疗 5 周期，过程顺利。治疗 3 周期后于 2019-10-17 复查胸部 CT：食管中段管壁不均匀增厚，较前（2019-08-12）大致相仿（图 2-34-2）。评价疗效为 SD。

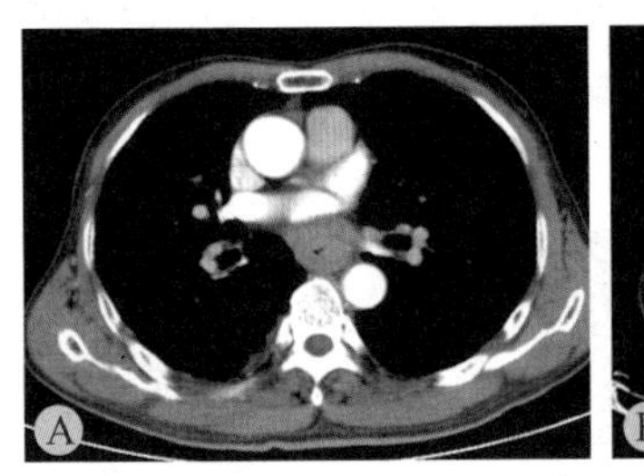
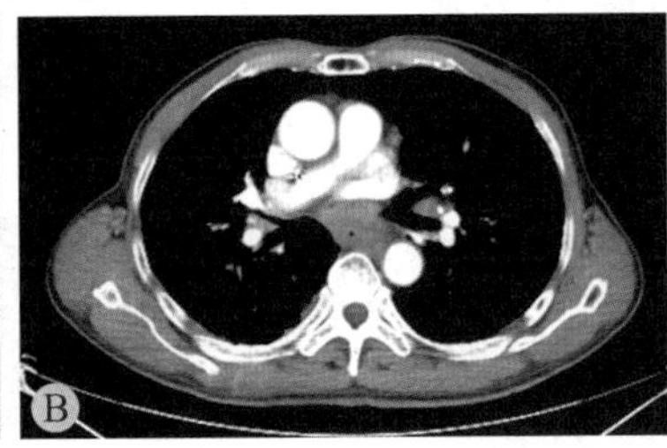

A. 2019-08-12 CT 检查；B. 2019-10-17 CT 检查。

图 2-34-2 治疗 3 周期后复查 CT

2019-12-22 患者出现进食后呛咳，查胃肠造影示食管中段病灶较前片进展伴病灶局部穿孔形成。于 2019-12-23 行“电子胃镜下支架置入术”，手术顺利，术后患者恢复可，现患者可进食半流质食物。2020-01-07 复查胸部 CT（平扫 + 增强）：食管中段病灶较前片（2019-12-01）稍好转，食管支架在位，纵隔积气；双肺陈旧性肺结核伴纵隔及双肺门淋巴结结核，较前相仿（图 2-34-3）。因患者体质情况差，患者及家属拒绝静脉化疗，2020-01-09 开始给予“替吉奥 40 mg po bid d1 ～ d14 q21d”，过程顺利。后未按医嘱继续治疗。2020-11-16 颈部、胸部、全腹部 CT（平扫 + 增强）：食管支架在位，食管中段病灶较前 CT 片进展；双肺结节影，部分较前明显增大，考虑转移；肝内多发低密度影，考虑转移，左肾上腺结节影，较前新增，考虑转移；纵隔、肝胃间隙及腹膜后多发肿大淋巴结影，较前新增，考虑转移；双肺陈旧性肺结核伴纵隔

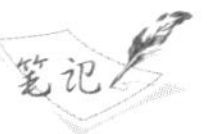

及双肺门淋巴结结核，两侧胸膜局限性增厚，双肺肺气肿，较前相仿（图 2-34-4）。考虑肿瘤晚期，患者及家属拒绝继续治疗。

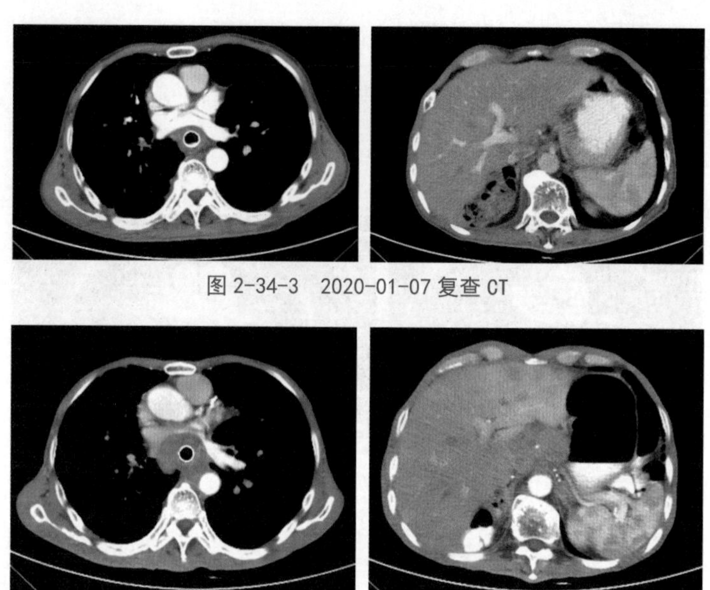

图 2-34-3　2020-01-07 复查 CT

图 2-34-4　2020-11-16 复查 CT

病例点评

食管癌是福建省常见的消化道恶性肿瘤之一，呈地域性高发，受基层医疗条件限制，70% 的患者就诊时已到中晚期。本例患者以进食梗阻感为主要症状，符合食管癌的临床症状特征，临床分期 T4，肿瘤负荷大，虽然经外科评估后有根治性手术指征，但不排除活动性肺结核，予以抗结核治疗后再予以抗肿瘤治疗。

手术、放疗和化疗是食管癌标准的治疗方法。精准治疗、个体化治疗和综合治疗等模式的开展为患者治疗方案的制定提供了更加科学的方向。本例患者经过多学科 MDT 后因患者拒绝采取手术治疗，故采用化疗联合免疫治疗作为一线治疗方案，但受细

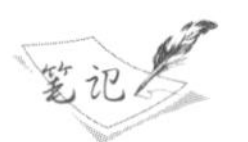

胞生物学特性影响，食管癌大多对化疗敏感度差，仅存在特殊类型的食管癌对化疗敏感，尚需分子水平的监测来进一步明确。免疫治疗是近些年的明星抗癌药，在多数实体瘤的治疗中已初见成效，但评价免疫治疗疗效的生物指标物尚不明确。免疫治疗与化疗联合从理论上可以起到协同抗癌作用，提高 T 淋巴细胞的表达和呈递，达到增强消灭癌细胞的效果。但本例患者经过 5 周期 PF 方案联合特瑞普利单抗后，疗效评价为 SD，并未达到预期效果。药物、机体、肿瘤细胞等各个环节都可能是影响疗效的因素。选择紫杉醇等药物联合特瑞普利单抗是否可以提高效果？联合其他 PD-1 或者 PD-L1 药物是否可以提升疗效？待肿瘤细胞数量最少的时候予以免疫治疗是否可以提高效果？总之，目前对于免疫治疗在食管癌中的应用，仅仅是“冰山一角”，仍然有很多疑问需要临床研究进一步回答。

食管穿孔、食管气管瘘、出血等是食管癌最严重的并发症，严重时可直接导致患者死亡。有研究证实，食管肿瘤负荷大、患者年龄大、营养状态差等是这些并发症的预后不良因素。临床上针对存在不良因素的患者应采取加强营养、提高机体创面修复能力等措施。本例患者存在高龄、食管病灶负荷大、基础疾病多等不良因素，在治疗过程中即出现了食管瘘，这是肿瘤进展的自然结果，也警示临床医生在治疗食管癌过程中尤其要积极预防食管瘘、出血等并发症并积极干预，最大限度地降低风险。

综上所述，食管癌大多对化疗敏感度差，何时选择联合免疫治疗，尚不明确。对于肿瘤负荷大、免疫力差、基础疾病多的患者尤其要注意对其营养状态进行评估，以减少食管穿孔等并发症。

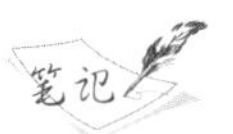

病例35　Ⅳb期食管癌：卡瑞利珠单抗联合化疗加脑转移局部放疗

病例介绍

患者，男性，初诊年龄64岁，2020-06-04因“吞咽梗阻感2月余”就诊。

【现病史】患者2020-06-04查胃镜示距门齿25～30 cm处见不规则新生物，凸向腔内，表面凹凸不平；病理示（距门齿25～30 cm）分化差的癌。免疫组化示鳞状区域：CK5/6（部分+）、P40（部分+）；腺样区域：CAM5.2（灶+）、CK7（小灶+）、CDX-2（部分+）、CD56（少许+）、CK20及Syn阴性，结合形态及免疫组化结果，考虑腺鳞癌。胸部CT示双肺多发结节影，右肺上叶钙化灶，食管胸上中段管壁增厚，建议进一步结合胃镜检查。

【既往史】1年前因右侧腹壁肿物于当地医院行局部切除（具体不详），术后病理提示鳞癌（未见报告单）。无肝炎、结核、高血压、糖尿病、冠心病、自身免疫性疾病等。

【个人史】无化学性物质、放射物、毒物、毒品接触史；吸烟史30年，20支/日，2020年戒烟；否认饮酒史。

【家族史】父母已故，去世原因不详，否认家族肿瘤病史及遗传病病史。

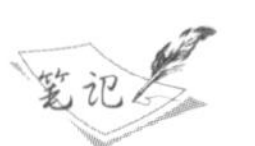

【体格检查】ECOG评分：1分。身高：175 cm，体重：63 kg，

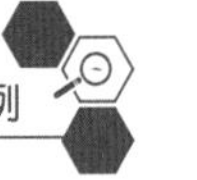

体表面积：1.77 m^2。营养中等，左颈根部、左侧锁骨上窝可触及多个肿大淋巴结，质硬、固定，无压痛，边界尚清，较大者约 1.5 cm × 1.0 cm，余浅表淋巴结未触及肿大及压痛。胸廓对称，胸骨无压痛，双肺呼吸运动正常，触诊语颤正常，无胸膜摩擦感，叩诊呈清音，听诊呼吸规整，右呼吸音弱，未闻及干湿啰音。心率 72 次 / 分，律齐，各瓣膜听诊区未闻及杂音，腹平坦，腹部柔软，无压痛、反跳痛，腹部无包块。四肢肌力、肌张力未见异常，双侧肱二、三头肌腱反射正常，双侧膝、跟腱反射正常，双侧 Babinski 征阴性。

【辅助检查】

1. 实验室检查

（1）血常规、尿常规、大便常规、血生化无明显异常。

（2）肿瘤标志物：CEA、CA12-5、CA15-3、CA19-9 正常。

2. 影像学检查

全身 ^{18}F-FDG PET-CT（2020-06-12）（图 2-35-1）：食管中上段管壁局限性增厚，呈高代谢，考虑食管癌；伴左颈根部、左侧锁骨上窝、双肺门区多发淋巴结肿瘤转移；双肺内多个结节影，部分呈略高代谢，考虑肿瘤转移；伴右额叶、左侧顶枕叶肿瘤转移。右腹壁恶性肿瘤术后改变，术区少许稍高代谢影，考虑慢性炎症；双肺少许陈旧性病灶；肝右叶点状钙化；前列腺轻度肥大；骨质疏松，伴数个胸腰椎椎体轻度压缩性改变。

笔记

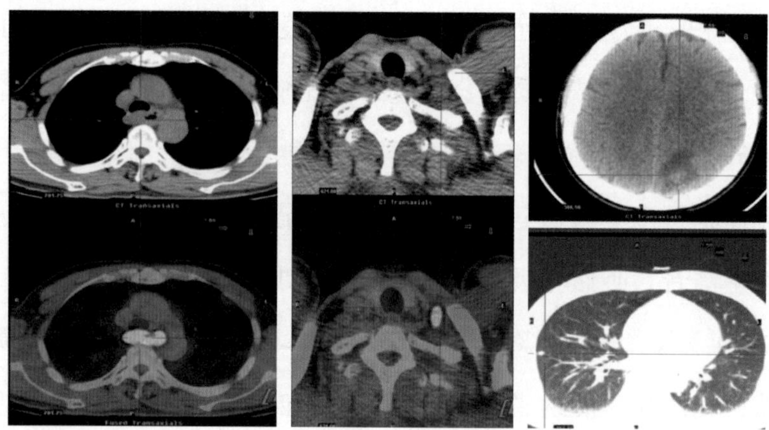

图 2-35-1　2020-06-12 全身 ^{18}F-FDG PET-CT

3. 病理检查

外院胃镜活检标本我院诊断（2020-06-16）:（食管黏膜）鳞状细胞癌。

【临床诊断】胸中上段食管鳞癌伴多发淋巴结、双肺、脑转移（cT3N2M1，Ⅳ期）；腹壁恶性肿瘤术后。

【诊疗经过】

第一阶段：化疗 + 免疫治疗

2020-06-16、2020-07-07 给予“白蛋白结合型紫杉醇 135 mg/m^2+ 洛铂 50 mg d2 + 卡瑞利珠单抗 200 mg d1 q21d”治疗 2 周期。基线和治疗 2 周期后胸部增强 CT 及头颅 MRI 见图 2-35-2。疗效评价为 PR（2020-07-27）。

2020 年 7 月 28 日至 2020 年 10 月 17 日给予“白蛋白结合型紫杉醇 135 mg/m^2 d1 + 洛铂 50 mg d2 + 卡瑞利珠单抗 200 mg d1”治疗 4 周期，2020 年 11 月至 2021 年 3 月给予“卡瑞利珠单抗 200 mg q21d”维持治疗。毒副反应：疲乏（CTCAE 1 级）、外周神经毒性（CTCAE 1 级）、骨髓抑制（CTCAE 2 级）。

患者经化疗及免疫治疗后，吞咽哽噎感明显好转，患者拒绝行食管原发灶放射治疗。

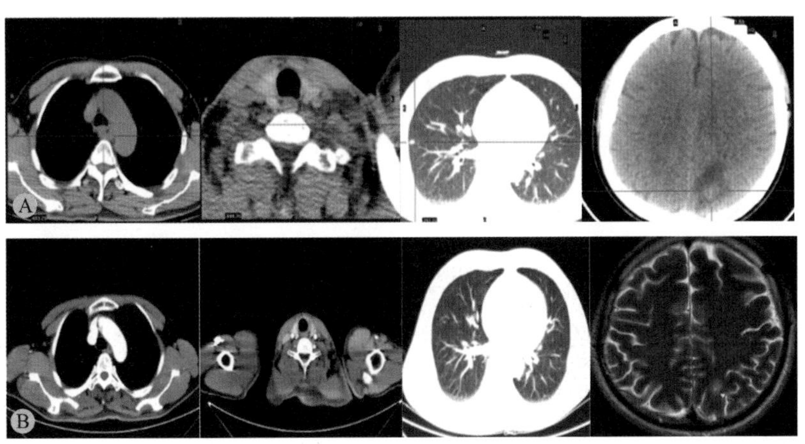

A. 基线；B. 治疗 2 周期后。

图 2-35-2　基线和治疗 2 周期后胸部增强 CT 及头颅 MRI

第二阶段：免疫维持治疗联合脑转移姑息性放疗

2021-03-01 因“记忆力进行性减退 2 周”就诊于当地医院，查颅脑 MRI 提示颅内多发脑转移，提示疾病进展。2021-03-04 就诊于我科，无头晕、头痛，无大小便失禁，无四肢无力、抽搐等不适。

（1）头颅 MRI 增强（2021-03-17）：双侧大脑半球及右侧小脑半球多发占位，考虑转移瘤，较 2020-07-28 MR 增大增多。

（2）颈部 + 胸部 + 上腹部增强 CT、骨关节 ECT、腹部彩超提示颅外病灶维持 PR。

（3）循证依据：ESCORT-1st 研究证实，卡瑞利珠单抗联合紫杉醇和顺铂对比安慰剂联合紫杉醇和顺铂用于晚期食管鳞癌一线治疗，可显著延长患者的 mOS、mPFS，降低 30% 的死亡风险，ORR 率更高，DOR 更长。

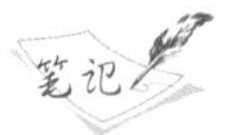

2020 年 3 月至今给予“卡瑞利珠单抗 200 mg q21d”维持治疗；2020 年 3 月至 4 月行全脑姑息性放疗，6MV-X/IMRT：30 Gy/10 f。脑转移放疗前后颅脑 MRI 增强示病灶明显缩小，见图 2-35-3。毒副反应：疲乏（CTCAE 1 级）；无皮疹、肝功能异常、甲状腺功能异常、肠炎及肺炎等免疫相关不良事件。疗效评价为 PR。

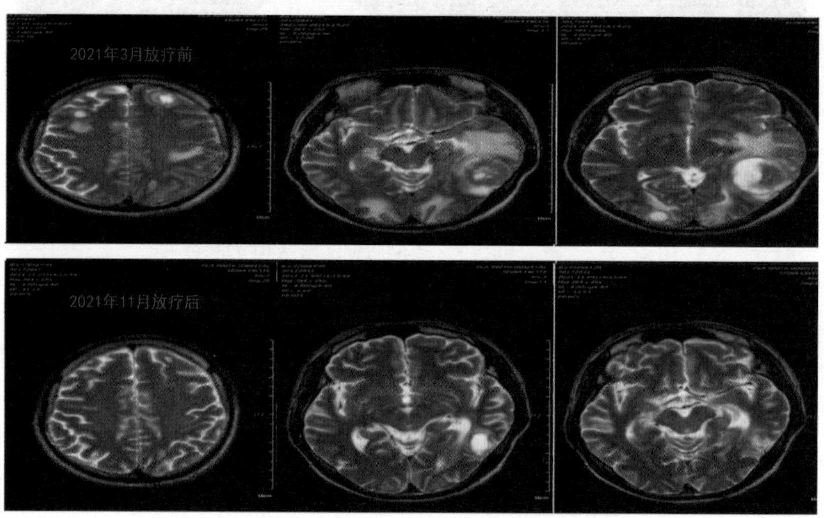

图 2-35-3　脑转移放疗前后颅脑 MRI 增强

【治疗小结】

治疗小结如图 2-35-4 所示。

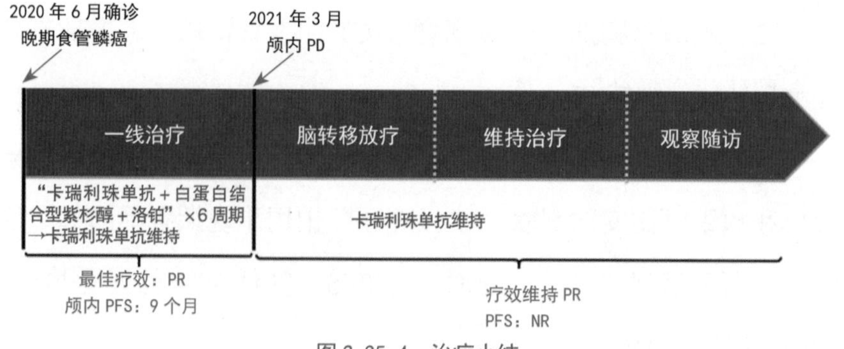

图 2-35-4　治疗小结

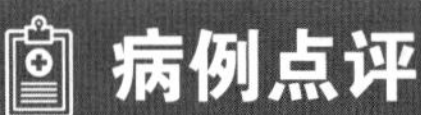

病例点评

食管癌是消化系统中常见的恶性肿瘤之一，发病率在中国呈现升高趋势。食管癌脑转移的发病率较其他肿瘤低，有研究报道，在过去 25 年中，食管癌脑转移发生率为 1.7%，同期食管癌脑转移发生率为 0.77% ～ 1.3%。其治疗方案的选择尚存在争议，对于预期生存期短的肿瘤患者，治疗方案主要以缓解症状和提高生活质量为主；对于预期生存期长的肿瘤患者则主要关注肿瘤控制率和远期不良反应。有效预测食管癌脑转移患者的预后及制定合理的治疗方案是此类患者获得更大生存获益的关键。

对于一线免疫耐药后的二线治疗选择，以及免疫治疗跨线应用的问题，目前认为免疫治疗跨线应用很有必要，但在治疗组合上免疫治疗需要“换伙伴”或者“加帮手”，探索更多联合方案。免疫联合抗血管药物、靶向药物、免疫治疗及局部放疗都可能成为未来解决继发性耐药的重要策略。

该患者于 2020 年诊断为胸中上段食管鳞癌伴多发淋巴结、双肺、脑转移（cT3N2M1，Ⅳ期），经化疗联合免疫治疗、免疫维持治疗及全脑放疗等综合治疗后实现长久 PR 及 PFS 的获益，进一步证实了卡瑞利珠单抗联合化疗在晚期食管鳞癌患者中的有效性及安全性。

笔记

附录　专业术语中英文对照

本书中涉及的专业术语中英文对照见附表 1。

附表 1　专业术语中英文对照

字母排序	英文缩写	中英文全称
A	ASCO	美国临床肿瘤学会（American Society of Clinical Oncology）
	AJCC	美国癌症联合委员会（American Joint Committeeon Cancer）
	AE	不良事件（adverse event）
	AI	人工智能（artificial intelligence）
	ASTRO	美国放射肿瘤学会（American Society for Radiation Oncology）
	APC	抗原呈递细胞（antigen presenting cell）
C	CSCO	中国临床肿瘤学会（Chinese Society of Clinical Oncology）
	CRT	放化疗（chemoradiotherapy）
	CCRT	同步放化疗（concurrent chemoradiotherapy）
	CPS	联合阳性分数（combined positive score）
	CTCAE	常见不良事件评价标准（common terminology criteria for adverse events）
	CTV	临床靶区（clinical target volume）
	CR	完全缓解（complete response）
	CTLA-4	细胞毒性 T 淋巴细胞相关蛋白 - 4（cytotoxic T-lymphocyte-associated protein-4）
	CSF-1	集落刺激因子 -1（colony stimulating factor-1）
	CT	计算机断层扫描（computed tomography）
	CAR-T	嵌合抗原受体 T 细胞（chimeric antigen receptor T-cell）
	CIT	肿瘤免疫治疗（cancer immunotherapy）
D	DFS	无病生存期（disease-free survival）
	DC	树突状细胞（dendritic cells）
	DOR	缓解持续时间（duration of response）
	DAMPs	损伤相关分子模式（damage-associated molecular patterns）
E	EMR	内镜下黏膜切除术（endoscopic mucosal resection）
	ESD	内镜黏膜下剥离术（endoscopic submucosal dissection）
	ESCC	食管鳞状细胞癌（esophageal squamous cell carcinoma）
	ER	内镜切除术（endoscopic resection）
	ESMO	欧洲肿瘤内科学会（European Society for Medical Oncology）
	ECOG	美国东部肿瘤协作组（Eastern Cooperative Oncology Group）
	EUS	超声内镜检查（endoscopic ultrasonography）
	EGFR	表皮生长因子受体（epidermal growth factor receptor）
	EMA	欧洲药品管理局（European Medicines Agency）

（续表）

字母排序	英文缩写	中英文全称
F	FDA	美国食品药品监督管理局（Food and Drug Administration）
G	GTV	肿瘤靶区（gross tumor volume）
	GTVnd	淋巴结肿瘤靶区（gross tumor volume of lymph nodes）
	Gy	戈瑞（Gray）
H	HLA	人类白细胞抗原（human leucocyte antigen）
	HER-2	人表皮生长因子受体 -2（human epidermal growth factor receptor-2）
	HIF-1	低氧诱导因子 -1（hypoxia inducible factor-1）
I	IMRT	调强放射治疗（intensity modulated radiation therapy）
	3D-CRT	三维适形放疗（3-dimensional conformal radiotherapy）
	ICI	免疫检查点抑制剂（immune checkpoint inhibitor）
	irAE	免疫治疗相关不良反应（immunotherapy related adverse reaction）
	iRECIST	免疫实体瘤疗效评价标准（immune response evaluation criteria in solid tumors）
	ITT	意向性分析（intention-to-treat analysis）
	IFN	干扰素（interferon）
	ISG	干扰素刺激基因（interferon-stimulated genes）
K	KPS	卡氏评分（karnofsky performance status)
L	LAG3	淋巴细胞活化基因 3（lymphocyte activation gene 3）
M	MIE	微创食管切除术（minimally invasive esophagectomy）
	MDT	多学科诊治（multidisciplinary treatment）
	MDSC	髓系来源抑制细胞（myeloid-drived suppressor cell）
	mPFS	中位无进展生存期（median progression free survival）
	mDFS	中位无病生存期 (median disease free survival)
	mOS	中位总生存期（median overall survival）
	MSI-H	微卫星高度不稳定性（microsatellite instability-high）
	MMR	错配修复（mismatch repair）
	mPR	主要病理缓解（major pathological remission）
N	NCCN	美国国立综合癌症网络（National Comprehensive Cancer Network）
	nCRT	新辅助放化疗（neoadjuvant chemoradiotherapy）
	NSCLC	非小细胞肺癌（non-small cell lung cancer）
O	OE	开放式食管切除术（open esophagectomy）
	OTE	开胸食管切除术（open thoracic esophagectomy）
	OR	总体缓解（overall response）
	ORR	客观缓解率（objective response rate）
	OS	总生存期（overall survival）
P	PFS	无进展生存期（progression free survival）
	PR	部分缓解（partial response）
	pCR	病理学完全缓解（pathologic complete response）

（续表）

字母排序	英文缩写	中英文全称
P	PD	疾病进展（progressive disease）
	PD-1	程序性死亡受体 1（programmed death-1）
	PD-L1	程序性死亡配体 1（programmed death-ligand 1）
	PTV	计划靶区（planning target volume）
	PGTV	计划肿瘤靶区 (planning gross tumor volume)
R	RAMIE	机器人辅助微创食管切除术（robotic-assisted minimally invasive esophagectomy）
	RECIST	实体瘤疗效评价标准（response evaluation criteria in solid tumors）
	ROS	活性氧（reactive oxygen species）
	RIL	放疗诱导淋巴细胞减少症（radiation-induced lymphopenia）
S	SBRT	立体定向放射治疗（stereotactic body radiotherapy）
	SD	疾病稳定（stable disease）
	SUV_{max}	最大标准摄取值（maximum standard uptake value）
T	TIL	肿瘤浸润性淋巴细胞（tumor infiltrating lymphocyte）
	TAM	肿瘤相关巨噬细胞（tumor-associated macrophage）
	TMB	肿瘤突变负荷（tumor mutation burden）
	TRG	肿瘤退缩分级（tumor regression grade）
	TKI	酪氨酸激酶抑制剂（tyrosine kinase inhibitor）
	TME	肿瘤微环境（tumor microenvironment）
	Treg	调节性 T 细胞（regulatory T cell）
	TRAE	治疗相关不良事件（treatment-related adverse events）
	TIS	替雷利珠单抗（Tislelizumab）
V	VEGFR	血管内皮生长因子受体（vascular endothelial growth factor receptor）